출간을 하면서...

사람들은 모두 제각기 이루고자하는 목표가 있습니다. 그 목표를 이루기 위해서는 좌절도하고, 힘이 들어도 열정적인 도전정신을 가지고 끝까지 그 목표를 이뤄내야 합니다.

전국에 있는 물리치료학과 학생들은 물리치료사의 꿈을 갖고 각 대학에서 목표를 이루기 위해 그 향기를 주변에 풍기고자 합니다. 그러나 그 결실을 맺기 위해서는 넘어야 할 벽이 있습니다. 바로 국가고시입니다. 이 벽을 넘으면 각자 가는 길목에서 그윽한 서로의 향기를 뿜을 수 있을 것입니다. 따라서 물리치료학과 교수로서 해마다 이 벽을 넘고자 하는 학생들에게 무엇을 해야 할 것인가? 심도 있는 고민 끝에 벽을 넘기 위해 막연해하는 국시수험생들에게 도움이 될 수 있도록 교과서 중심의 물리치료사 국가고시 전 과목 요약집을 준비하고자 결심을 하게 되었는데, 마침 평소 지인이신 예당북스 최경락사장님께서 뜻을 같이하자는 제의가 와서 협의 후 전국의 국가고시 출제 및 특강 경험이 있는 물리치료학과 교수님들을 모시고 의견을 규합하여 여러 번 편집회의를 갖고 2년여의 오랜 준비기간을 걸쳐 교열과 교정을 통하여 자습서를 일구어 내게 되었습니다.

해마다 국시과목 중 문제유형이 구용어에서 신용어로, 문제문답 제시가 부정형에서 긍정형으로, 난이도의 깊이, 암기형보다는 해석형위주, 임상사례형과 문제해결형, 실제위주형으로 비중이 높아져 가는 추세로 변해가고 있습니다. 이에 맞춰 단순하면서도 깊이 있는 요약과 경험이 많은 교수님들의 지도와 교정으로 명확하고 간결하게 정리를 하여 어려움과 압박감 속에서 방황하는 수험생들에게 방향을 잡아주는 동반자의 역할을 하게 된 것입니다. 그러나 여러 교수님들이 함께 지적하고 지도했지만 자습서가 처녀작이라 앞으로도 계속적인 수정·보완이 필요하다고 생각됩니다.

본 자습서는 국가고시 기출 및 예상문제 등을 분석하여 구성하였고, 각 문제들의 해설을 제시하여 빠른 이해력을 높이도록 하였으며, 실기위주의 문제중심 해결형에 초점을 맞추고자 하였습니다.

학생들과 물리치료의 이론과 실제를 논하고 틈틈이 준비한 자습서가 출간을 앞두고 모아졌을 때 신기하리만큼 감동에 젖었고, 이 자습서들을 여러 교수님들과 교정을 보면서 언제나 끝날지 속박감에 젖어 안타까웠지만 국가고시를 준비하는 물리치료학과 학생들에게 조금이라도 도움이 된다면 그 동안의 고생은 보람으로 돌리고 싶습니다.

끝으로 이 자습서가 나올 수 있도록 지도·교정을 돌봐주신 **광양보건대 최은영, 광주보건대 한상완, 광주여대 윤세원, 경북전문대 조용호, 구미대 배주한, 남부대 김용남·김용성, 남서울대 이상빈, 대구가톨릭대 김중휘, 대구과학대 최석주·최유림, 대구보건대 김병곤·김상수·송준찬, 동신대 남기원, 목포과학대 윤희종, 서남대 박장성, 서영대 심재환, 세한대 강정일·이준희, 순천청암대 유영대, 영남이공대 권용현, 원광보건대 송명수, 전남과학대 황태연, 포항대 임상완, 한려대 조남정, 호남대 이현민 교수님** (대학교 생략, 가, 나, 다순)들과 뒤에서 묵묵히 작업한 대학원생과 전국물리치료학과 학생학술연구회 여러분께 고개숙여 감사드리며, 이 자습서가 출판될 수 있도록 끝까지 도움을 주신 예당북스 최경락사장님 그리고 편집부 직원여러분께 감사를 드립니다.

2013년 2월
김 용 남 교수

★★물리치료사 국가고시 대비★★

2013년 신판!

Power Manual of 운동치료학 ② Physical Therapy

측정 및 평가

전국물리치료학과 학생학술연구회 엮음

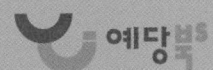

물리치료사 국가시험 대비 Power Manual 물리치료학을 내면서...

　물리치료사로서 그리고 물리치료학과를 다니는 학생을 대표하는 모임으로서 저희가 이 책을 만들게 된 계기는 후배들이 보다 멋진 물리치료사로 성장하기를 바라는 마음에서 출발하였습니다. 지금까지 물리치료사 국가시험을 대비하기 위해 기존의 몇몇 문제집을 보거나 선배들이 보던 책을 물려받던 것이 대부분 이었습니다. 하지만 이는 시험을 위한 준비 일뿐 실제로 임상에 나가서는 새롭게 다른 지식을 배워야 하고 습득해야 했습니다. 현재 보건분야는 빠르게 변화하고 있으며, 무한경쟁 시대로 돌입하고 있습니다. 우리 물리치료사도 그 시대의 변화에 따라 기존의 물리치료 지식을 바탕으로 더 많은 것을 배우고 실력을 갖추어야 경쟁력이 생기는 시대가 되었습니다. 이 책이 조금이나마 후배들에게 지식을 넓히는데 도움이 되고 임상에 후배들이 진출하였을 때 소통의 연결고리가 될 수 있는 책이 되었으면 하는 바람입니다.

　이 책에서는 기존의 국가고시 유형을 반영하여 편집을 하였고, 국가고시시험에 필요한 이론 뿐만 아니라 기본적으로 임상에서 필요한 이론들을 추가적으로 포함하고 있습니다. 또한 이 책에서는 다른 문제집과 비교하여 많은 수의 문제를 포함하고 있으므로 학습한 이론을 문제 풀기를 통하여 이론확립과 문제 유형 대비를 한 번에 할 수 있는 장점이 있습니다. 그리고 각 문제에는 문제해설을 통해 보다 편하고 쉽게 개념을 한 번 더 확인할 수 있도록 하였고, 어떠한 문제가 중요하게 여겨지는 지 스스로 판단할 수 있도록 하였습니다. 오답을 줄이고 올바른 개념정리를 위하여 계속되는 검토작업을 진행하였습니다. 비록 방대한 양이지만 시간을 두고 차근차근 준비를 한다면 국가고시 합격은 물론 자신의 실력을 한층 올릴 수 있는 계기가 될 것입니다.

　후배들을 위하는 마음으로 전국물리치료학과 학생학술연구회에서 이 책을 2년 동안 성심성의껏 만들었고, 전국에 계신 **광양보건대 최은영**, **광주보건대 한상완**, **광주여대 윤세원**, **경북전문대 조용호**, **구미대 배주한**, **남부대 김용남·김용성**, **남서울대 이상빈**, **대구가톨릭대 김중휘**, **대구과학대 최석주·최유림**, **대구보건대 김병곤·김상수·송준찬**, **동신대 남기원**, **목포과학대 윤희종**, **서남대 박장성**, **서영대 심재환**, **세한대 강정일·이준희**, **순천청암대 유영대**, **영남이공대 권용현**, **원광보건대 송명수**, **전남과학대 황태연**, **포항대 임상완**, **한려대 조남정**, **호남대 이현민** 교수님들께서 직접 지도·교정을 해주셨습니다.

　이 책이 나오기까지 고생하신 전국물리치료학과 학생학술연구회 21대 위원진과 교수님들께 감사의 말씀을 전하며, 물리치료의 발전적인 방향으로의 성장을 위해 다 함께 노력했으면 하는 마음으로 이 책을 바칩니다.

2013년 2월
전국물리치료학과 학생학술연구회

CONTENTS

출간을 하면서
Power Manual 물리치료학을 내면서

01 총론   13
    1. 총론 *14*
    ■ 단원정리문제 *16*

02 관절운동 범위(Range Of Motion ; ROM)   19
    1. 관절운동 범위 *20*
    ■ 단원정리문제 *23*

03 도수 근력검사(Manual Muscle Testing ; MMT)   31
    1. 도수 근력검사 *32*
    ■ 단원정리문제 *46*

04 신경학적 평가   61
    1. 감각 평가 *62*
    2. 협조성 및 균형 평가 *64*
    ■ 단원정리문제 *66*

05 운동 발달 평가   71
    1. 운동 발달 평가 *72*
    ■ 단원정리문제 *79*

06 심호흡계 평가   89
    1. 심호흡계 평가 *90*
    ■ 단원정리문제 *93*

| CONTENTS |

07 특수검사　97

1. 특수검사 *98*
- 단원정리문제 *107*

08 자세 평가　119

1. 자세 평가 *120*
- 단원정리문제 *122*

09 보행 기능평가　125

1. 보행 기능평가 *126*
- 단원정리문제 *129*

10 ADL 평가　133

1. ADL 평가 *134*
- 단원정리문제 *136*

참고문헌 *138*

| CONTENTS |

01 운동형상학(Kinematics) 13

    1. 뼈 운동학 *14*
    2. 관절운동학 *16*
    ■ 단원정리문제 *18*

02 운동 역학(Knietics) 25

    1. 운동 역학 *26*
    ■ 단원정리문제 *29*

03 신경 생리와 근육의 운동 생리 33

    1. 신경 생리 *34*
    2. 근육운동 생리 *35*
    ■ 단원정리문제 *38*

04 어깨관절 복합체 47

    1. 구성 *48*
    2. 근육 *49*
    3. 운동학 *51*
    4. 근육마비로 인한 운동장애 *52*
    ■ 단원정리문제 *53*

05 팔꿉관절과 아래팔 61

    1. 구성 *62*
    2. 근육 *63*
    3. 운동학 *64*
    ■ 단원정리문제 *66*

06 손목관절과 손 73

    1. 구성 *74*
    2. 근육 *75*
    3. 운동학 *76*
    4. 손의 운동신경 지배 *79*
    ■ 단원정리문제 *80*

| CONTENTS |

07 골반과 엉덩관절　　　　　　　　　　　　　　　　　　87

　　1. 구성 *88*
　　2. 근육 *90*
　　3. 운동학 *91*
　　4. 엉덩관절의 임상적 문제 *92*
　　■ 단원정리문제 *93*

08 무릎관절　　　　　　　　　　　　　　　　　　　　　101

　　1. 구성 *102*
　　2. 근육 *103*
　　3. 운동학 *104*
　　■ 단원정리문제 *106*

09 발목관절과 발　　　　　　　　　　　　　　　　　　113

　　1. 구성 *114*
　　2. 근육 *115*
　　3. 운동학 *116*
　　■ 단원정리문제 *118*

10 머리와 목, 몸통　　　　　　　　　　　　　　　　　125

　　1. 구성 *126*
　　2. 근육 *127*
　　3. 운동학 *128*
　　■ 단원정리문제 *130*

11 보행　　　　　　　　　　　　　　　　　　　　　　133

　　1. 보행주기 *134*
　　2. 보행의 운동학 *135*
　　3. 보행 시 근육작용 *135*
　　■ 단원정리문제 *137*

참고문헌 *141*
인덱스 *142*

Chapter 1

총론

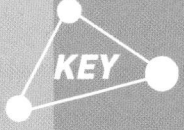

- 이번 chapter에서는 모든 책의 첫 파트가 중요하듯이 측정 및 평가에 대한 내용을 공부하기 위해서 가장 기본적이고 필수적인 내용을 다룹니다.
- 평가의 정의, 초기·중간·최종 평가로 나누어진 평가의 시기, 환자의 정보수집부터 치료 평가까지의 평가의 과정, 환자를 검사할 때 기본적으로 알아두어야 하는 검사의 원리에 대해 잘 숙지하고 환자를 평가하여야 합니다.
- 그리고 Subject(주관적 정보), Object(객관적 정보), Assessment(분석 및 평가), Plan(계획)으로 이루어진 SOAP 노트에 대해서 알고, 환자의 차트를 정리할 때 이를 사용하여야 합니다. SOAP 노트의 경우 환자의 초기 평가부터 퇴원할 때까지의 모든 치료 과정과 경과가 기록되어야 하므로 특히 잘 숙지하기를 바랍니다.

꼭! 알 아 두 기

1. 각 평가 시기의 특징
2. 평가의 과정
3. SOAP 노트

CHAPTER 01 총론

1 평가의 정의
- 관찰, 검사, 측정, 정보 수집 → 환자의 장애 정도 및 문제점 파악 → 목표 설정, 물리치료 계획 설정, 치료 효과 및 종료 판정 등을 위한 수단

2 평가 시기
(1) 초기 평가
  ① 환자의 질병이나 장애의 정도, 잔존 능력 파악
  ② 치료 계획 · 목표 설정
  ③ 회복 단계 설정
  ④ 비교를 위한 기록

(2) 중간 평가
  ① 치료 계획과 회복 과정의 파악
  ② 치료 계획의 수정과 변경에 대한 필요성 유무 판정
  ③ 회복 단계의 예측
  ④ 비교를 위한 기록

(3) 최종 평가
  ① 회복의 정도 파악
  ② 치료의 계속 및 퇴원 결정의 자료
  ③ 통원 시기 및 기간 등 결정

3 평가 과정
- 환자 정보 수집 → 검사 및 측정 → 물리치료 적용 결정 → 목표 설정 → 치료 계획 작성 → 물리치료 실시 → 치료 평가

4 검사의 원리
(1) 정상쪽 먼저 검사
(2) 능동 (Active) 운동 → 수동 (Passive) 운동 → 등척성 저항 (Resisted isometric) 운동 순서로 검사
(3) 통증이 있는 운동은 마지막에 시행
(4) 등척성 저항운동은 안정 자세에서 실시

5 SOAP 노트

(1) Subjective (주관적 정보)
　① 환자나 그 가족이 치료사에게 말하거나 보고하는 내용
　② 병력, 기능·활동 수준, 고용 상태, 삶의 환경, 건강·심리적 상태, 환자의 목표, 불만족 요소, 치료에 대한 반응 등

(2) Objective (객관적 정보)
　① 물리치료사의 객관적인 측정이나 관찰이 기록되는 과정
　② 관절 가동범위, 근력, 근긴장도, 감각, 기능평가, 균형, 부종, 보행 분석, 자세, 피부 상태 등

(3) Assessment (분석 및 평가)
　- 문제 목록 작성과 장·단기 목표 설정

(4) Plan (계획)
　- 치료 기록 (치료 종류, 부위, 도구, 시간, 강도, 자세, 장소 등), 재평가 계획, 환자와 보호자 교육, Home Program 등

단원정리문제

단원정리문제 해설

01 중간 평가에 관한 설명으로 맞는 것은?

> 가. 환자의 질병이나 장애의 정도, 잔존 능력 파악
> 나. 치료 계획의 수정과 변경에 대한 필요성 유무 판정
> 다. 치료의 계속 및 퇴원 결정의 자료
> 라. 치료 계획과 회복 과정의 파악

① 가, 나, 다　② 가, 다　③ 나, 라
④ 라　⑤ 가, 나, 다, 라

▶ 평가 시기
- 초기 평가 : 환자의 질병이나 장애의 정도, 잔존 능력 파악, 치료 계획·목표 설정, 회복 단계 설정, 비교를 위한 기록
- 중간 평가 : 치료 계획과 회복 과정의 파악, 치료 계획의 수정과 변경에 대한 필요성 유무 판정, 회복 단계의 예측, 비교를 위한 기록
- 최종 평가 : 회복의 정도 파악, 치료의 계속 및 퇴원 결정의 자료, 통원 시기 및 기간 등 결정

02 다음 중 검사의 원리로 맞지 않는 것은?

> 가. 수동운동, 능동운동, 등척성 저항운동 순서로 검사
> 나. 안정 자세에서 등척성 저항운동을 실시
> 다. 통증이 있는 운동은 처음에 실시
> 라. 정상쪽을 먼저 검사

① 가, 나, 다　② 가, 다　③ 나, 라
④ 라　⑤ 가, 나, 다, 라

▶ 검사의 원리
- 정상쪽 먼저 검사
- 능동(Active) 운동 → 수동(Passive) 운동 → 등척성 저항(Resisted isometric) 운동 순서로 검사
- 통증이 있는 운동은 마지막에 시행
- 등척성 저항운동은 안정 자세에서 실시

정답 : 1_③　2_②

03 다음 중 평가 과정의 순서로 맞는 것은?

가. 목표 설정	나. 치료 실시
다. 치료 평가	라. 환자 정보 수집
마. 검사 및 측정	

① 가 – 나 – 다 – 라 – 마 ② 나 – 다 – 라 – 가 – 마
③ 다 – 가 – 마 – 나 – 라 ④ 라 – 마 – 가 – 나 – 마
⑤ 마 – 라 – 다 – 나 – 가

04 SOAP에서 주관적 정보(Subjective)의 구성 요소로 맞는 것은?

가. 생활 양식	나. 관절 가동범위
다. 병력	라. 치료 목표

① 가, 나, 다 ② 가, 다 ③ 나, 라
④ 라 ⑤ 가, 나, 다, 라

05 SOAP에서 객관적 정보(Objective)에 해당하지 않는 것은?

① 감각검사 ② 보행 분석
③ 자세 ④ 도수 근력검사
⑤ 장·단기 목표

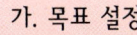 단원정리문제 해설

▶ 평가 과정
환자 정보 수집 → 검사 및 측정 → 물리치료 적용 결정 → 목표 설정 → 치료 계획 작성 → 물리치료 실시 → 치료 평가

▶ SOAP 노트
- Subjective (주관적 정보) : 병력, 기능 활동 수준, 고용 상태, 삶의 환경, 전반적 건강·심리적 상태, 환자의 목표, 불만족 요소, 치료에 대한 반응 등
- Objective (객관적 정보) : 관절 가동범위, 근력, 근긴장도, 감각, 기능평가, 균형, 부종, 보행 분석, 자세 등
- Assessment (분석 및 평가) : 문제 목록 작성과 장·단기 목표 설정
- Plan (계획) : 치료 기록(치료 종류, 부위, 도구, 시간, 강도, 자세, 장소 등), 재평가 계획, 환자와 보호자 교육, Home Program 등

▶ 4번 해설 참조

정답 : 3.④ 4.② 5.⑤

MEMO

Chapter 2
관절운동 범위

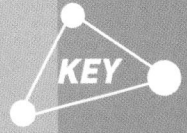

- 이번 chapter에서는 환자를 측정하고 평가하는데 있어서 가장 기본이 되는 관절의 운동 범위에 대해서 다룹니다.
- 우리 몸은 수많은 관절로 이루어져 있고, 각 관절마다 굽힘, 폄, 벌림, 모음, 수평벌림, 수평모음, 바깥돌림, 안쪽돌림 등 많은 운동이 행해집니다.
- 각 관절의 운동에 따라 일어나는 각도가 다르기 때문에 환자를 정확하게 평가하기 위해서는 정상 각도를 잘 숙지하고 있어야 합니다. 각도를 재는 각도계는 가동자, 고정자, 축으로 이루어져 있는데, 각 관절의 운동마다 각도계를 위치시키는 곳이 다르므로 이 또한 정확하게 숙지하고 환자를 측정하여야 합니다.
- 치료사가 수동으로 관절운동 범위를 잴 때의 끝느낌(End-feel)이 있는데, 관절의 구조에 따라 부드러움(Soft), 팽팽함(Firm), 단단함(Hard) 등으로 다룹니다. 정상 끝느낌과 비정상 끝느낌을 알고 어떤 관절에서 어떤 구조의 문제 때문인지를 잘 숙지해 놓도록 합니다.

꼭! 알아두기

1. 관절운동 범위를 결정하는 3요소
2. 관절운동 범위를 측정할 때 꼭 알아야 할 원칙
3. 끝느낌 (End-feel)
4. 팔관절운동의 ROM 범위, 가동자, 고정자, 축의 위치
5. 다리관절운동의 ROM 범위, 가동자, 고정자, 축의 위치
6. 목관절운동의 ROM 범위, 가동자, 고정자, 축의 위치

CHAPTER 02 관절운동 범위 (Range Of Motion ; ROM)

1 관절운동 범위 측정 목적
(1) 치료사에게 환자의 정보 (objective)를 제공
(2) 객관적인 치료 목표 설정·재설정 가능
(3) 환자에게 동기 부여

2 관절운동 범위 결정 요소
(1) 구축학적 결함 (통증, 경련성 구축, 반흔조직, 해부학적 제한, 근긴장도 등)이 없을 것
(2) 주동근의 수축력
(3) 대항근의 폄성

3 관절운동 범위 측정 원칙
(1) 해부학적 자세가 기본
(2) 각도계는 팔다리의 가쪽 긴축에 평행
(3) 신체 몸쪽부분을 고정
(4) 대상작용과 강직을 제거하기 위해 수동적으로 운동 시행
(5) 통증이 없는 최대 운동 범위에서 측정
(6) 측정하는 관절운동은 과격해서는 안 됨(통증이 있을 경우 천천히 운동).
(7) 수동운동 범위와 능동운동 범위 비교
(8) 측정 전에 근 약화, 단축, 구축 등을 확인
(9) 0°에서 시작하여 180°쪽으로 읽음.
(10) 굽힘은 180°에 접근하고, 폄은 0°에 접근

4 끝느낌 (End-feel)

분류	End-feel	구조	예시
정상	부드러움 (Soft)	연부조직 간 접촉	팔꿈관절 굽힘
	팽팽함 (Firm)	근육조직의 운동 제한	무릎 펴고 엉덩관절 굽힘
		관절주머니의 운동 제한	손허리손가락 관절 폄
		인대의 운동 제한	아래팔 뒤침
	단단함 (Hard)	뼈에 부딪치는 느낌	팔꿈관절 폄

분류	End-feel	구조	예시
비정상	텅빈 느낌 (Empty)	저항이 느껴지지 않고 통증 호소	골절
	용수철 느낌 (Springy)	관절 내에 걸리는 느낌	반달판막, 관절연골 손상

신용어(구용어) 가나다순 : 관절주머니(관절낭), 굽힘(굴곡), 반달판막(반월판), 손허리손가락관절(중수지절관절), 팔꿈관절(주관절), 폄(신전)

5 팔 ROM

관절	운동 방향	범위	가동자	고정자	축
어깨뼈	굽힘	0~20°	어깨뼈 봉우리를 지나는 전액면의 선	마루와 어깨뼈 봉우리를 연결한 선	머리중앙
	폄	0~20°			
	올림	0~20°	어깨뼈 봉우리와 연결되는 수평선	어깨뼈 봉우리와 복장뼈 위부분 연결한 선	복장뼈 위부분
	내림	0~10°			
어깨관절	굽힘	0~180°	위팔 가쪽 긴축	겨드랑 중심선에 평행	어깨뼈 봉우리 1inch 아래
	폄	0~50°			
	벌림	0~180°	위팔 중심선	어깨뼈 봉우리 통과하는 척추와 평행한 수직선	어깨뼈 봉우리
	모음	0°			
	수평벌림	0~30°	벌림 90°에서 수평면 이동한 위팔뼈 가로축	어깨뼈 봉우리를 지나는 전액면 투영선	
	수평모음	0~135°			
	바깥돌림	0~90°	자뼈의 중심선	지면과 수직	팔꿈치 머리
	안쪽돌림	0~70°			
팔꿈관절	굽힘	0~150°	노뼈의 가쪽 중심선	위팔 가쪽 중심선	가쪽위관절융기
	폄	0~5°			
아래팔	엎침	0~80°	손목 가쪽 붓돌기	지면과 수직	붓돌기
	뒤침	0~80°	손목 안쪽 붓돌기		
손목관절	굽힘	0~80°	2번째 손허리뼈	노뼈 가쪽 중심선	붓돌기
	폄	0~70°			
	자쪽굽힘	0~30°	3번째 손허리뼈	아래팔 중심선	알머리뼈
	노쪽굽힘	0~20°			
MP 관절	굽힘	0~90°	첫마디뼈	손허리뼈	MP관절

신용어(구용어) 가나다순 : 가쪽위관절융기(외측상과), 겨드랑(액와), 내림(하강), 노뼈(요골), 노쪽굽힘(요측굴곡), 뒤침(회외), 마루(두정), 모음(내전), 바깥돌림(외회전), 벌림(외전), 복장뼈(흉골), 붓돌기(경상돌기), 손목관절(수근관절), 손허리뼈(중수골), 아래팔(전완), 안쪽돌림(내회전), 앞머리뼈(유두골), 어깨뼈(견갑골), 어깨뼈 봉우리(견봉), 엎침(회내), 올림(거상), 가쪽(외측), 위팔(상완), 자뼈(척골), 자쪽굽힘(척측굴곡), 첫마디뼈(기절골), 팔꿈치머리(주두)

6 다리 ROM

관절	운동 방향	범위	가동자	고정자	축
엉덩관절	굽힘	0~120°	넙다리뼈 가쪽 중심선	몸통과 평행	큰돌기
	폄	0~10°			
	벌림	0~45°	넙다리뼈 중앙선	좌우 ASIS에 평행	ASIS
	모음	0~45°			
	바깥돌림	0~45°	정강뼈의 몸통 중간	무릎 90° 굽힘에서 무릎뼈의 수선	무릎뼈
	안쪽돌림	0~45°			
무릎관절	굽힘	0~120°	종아리 가쪽 중앙선	넙다리 가쪽 중앙선	무릎관절 가쪽
	폄	0°			
발목관절	등쪽굽힘	0~20°	5번째 발허리뼈	종아리 가쪽 중앙선	가쪽 복사뼈
	바닥쪽굽힘	0~50°			
	안쪽번짐	0~35°	발등의 중심선		발목관절
	가쪽번짐	0~25°			

7 목 ROM

관절	운동 방향	범위	가동자	고정자	축
목	굽힘	0~45°	코 끝과 평행	지면과 평행	바깥귀길
	폄	0~45°			
	옆굽힘	0~45°	마루와 C7 가시돌기 연결선	등뼈 가시돌기와 평행	C7 가시돌기
	돌림	0~60°	코 끝과 평행	등면	마루

신용어(구용어) 가나다순 : 가시돌기(극돌기), 가쪽(외측), 가쪽 번짐(외반), 굽힘(굴곡), 넙다리(대퇴), 넙다리뼈(대퇴골), 돌림(회전), 등면(배면), 등뼈(흉추), 등쪽굽힘(배측굴곡), 벌림(외전), 마루(두정), 모음(내전), 목(경부), 무릎관절(슬관절), 무릎뼈(슬개골), 바닥쪽 굽힘(저측굴곡), 바깥귀길(외이도), 바깥돌림(외회전), 발허리뼈(중족골), 안쪽돌림(내회전), 안쪽번짐(내반), 엉덩관절(고관절), 옆굽힘(측방굴곡), 정강뼈(경골), 종아리(하퇴), 큰돌기(대전자), 폄(신전)

단원정리문제

01 관절운동 범위 측정의 목적으로 맞는 것은?

> 가. 관절의 안정성 검사
> 나. 치료 목표 설정
> 다. 환자에게 동기 부여
> 라. 관절운동 범위의 진전도 파악

① 가, 나, 다 ② 가, 다 ③ 나, 라
④ 라   ⑤ 가, 나, 다, 라

02 관절운동 범위 측정 원칙으로 맞지 않는 것은?

① 각도계는 팔다리의 가쪽 긴축에 평행
② 통증이 있을 때까지 측정
③ 해부학적 자세에서 측정
④ 신체 몸쪽부분을 고정
⑤ 측정 전에 근 약화, 단축, 구축 등을 확인

▶ 관절운동 범위 측정 목적
  - 치료사에게 환자의 정보(objective)를 제공
  - 객관적인 치료 목표 설정·재설정 가능
  - 환자에게 동기 부여

▶ 관절운동 범위 측정 원칙
  - 해부학적 자세가 기본
  - 각도계는 팔다리의 가쪽 긴축에 평행
  - 신체 몸쪽부분을 고정
  - 대상작용과 강직을 제거하기 위해 수동적으로 운동 시행
  - 통증이 없는 최대 운동 범위에서 측정
  - 측정하는 관절운동은 과격해서는 안 됨 (통증이 있을 경우 천천히 운동).
  - 수동운동 범위와 능동운동 범위 비교
  - 측정 전에 근 약화, 단축, 구축 등을 확인
  - 0°에서 시작하여 180°쪽으로 읽음.
  - 굽힘은 180°에 접근하고, 폄은 0°에 접근

정답 : 1_⑤ 2_②

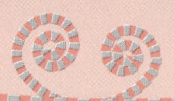

03 관절운동 범위의 결정 요소로 맞는 것은?

> 가. 주동근의 수축력
> 나. 통증
> 다. 대항근의 폄성
> 라. 근긴장도

① 가, 나, 다　　② 가, 다　　③ 나, 라
④ 라　　⑤ 가, 나, 다, 라

▶ 관절운동 범위 결정 요소
- 구축학적 결함(통증, 경련성, 구축, 반흔 조직, 해부학적 제한, 근긴장도 등)이 없을 것
- 주동근의 수축력
- 대항근의 폄성

04 관절 각도 측정에 대한 설명으로 맞는 것은?

> 가. 대상작용과 강직을 제거하기 위해 능동적으로 운동 시행
> 나. 환자가 편안함을 느끼는 자세에서 측정
> 다. 신체 먼쪽부분을 고정
> 라. 굽힘은 180°에 접근하고, 폄은 0°에 접근

① 가, 나, 다　　② 가, 다　　③ 나, 라
④ 라　　⑤ 가, 나, 다, 라

▶ 관절운동 범위 측정 원칙
- 해부학적 자세가 기본
- 각도계는 팔다리의 가쪽 긴축에 평행
- 신체 몸쪽부분을 고정
- 대상작용과 강직을 제거하기 위해 수동적으로 운동 시행
- 통증이 없는 최대 운동 범위에서 측정
- 측정하는 관절운동은 과격해서는 안 됨 (통증이 있을 경우 천천히 운동).
- 수동운동 범위와 능동운동 범위 비교
- 측정 전에 근 약화, 단축, 구축 등을 확인
- 0°에서 시작하여 180° 쪽으로 읽음.
- 굽힘은 180°에 접근하고, 폄은 0°에 접근

05 관절 가동범위 측정에서 측정하는 운동 방향과 가동자를 짝지은 것 중 잘못된 것은?

① 어깨관절 굽힘 – 위팔뼈 중심선
② 팔꿉관절 폄 – 자뼈의 중심선
③ 손목관절 자쪽굽힘 – 3번째 손허리뼈
④ 엉덩관절 모음 – 넙다리의 중앙선
⑤ 발목 등쪽굽힘 – 5번째 발허리뼈

▶ 팔꿉관절 폄
- 정상운동 범위 : 0~5°
- 가동자 : 노뼈(요골)의 가쪽(외측) 중심선
- 고정자 : 위팔뼈(상완골)의 가쪽 중심선
- 축 : 가쪽위관절융기(외측상과)

정답 : 3.⑤　4.④　5.②

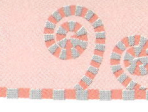

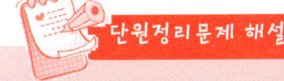

06 다음 중 끝느낌 (End-feel)이 맞게 연결된 것은?

① 골절 – 단단함 (Hard)
② 팔꿉관절 굽힘 – 부드러움 (Soft)
③ 아래팔 엎침 – 용수철 느낌 (Springy)
④ 무릎관절 폄 – 팽팽함 (Firm)
⑤ 반달판막 손상 – 텅빈 느낌 (Empty)

▶ 아래 해설 참조

해설

분류	End-feel	구조	예시
정상	부드러움(Soft)	연부조직 간 접촉	팔꿉관절 굽힘
	팽팽함(Firm)	근육조직의 운동 제한	무릎 펴고 엉덩관절 굽힘
		관절주머니의 운동 제한	손허리손가락 관절 폄
		인대의 운동 제한	아래팔 뒤침
	단단함(Hard)	뼈에 부딪치는 느낌	팔꿉관절 폄
비정상	텅빈 느낌(Empty)	저항이 느껴지지 않고 통증 호소	골절
	용수철 느낌(Springy)	관절 내에 걸리는 느낌	반달판막, 관절연골 손상

07 관절의 운동 범위 측정 시 각도계 축의 위치가 잘못 연결된 것은?

① 어깨관절 굽힘 – 어깨뼈 봉우리
② 어깨관절 안쪽 돌림 – 팔꿈치머리
③ 팔꿉관절 굽힘 – 안쪽위관절융기
④ 엉덩관절 굽힘 – 큰돌기
⑤ 엉덩관절 벌림 – ASIS

▶ 팔꿉관절 굽힘
- 정상운동 범위 : 0~150°
- 가동자 : 노뼈의 가쪽 중심선
- 고정자 : 위팔뼈의 가쪽 중심선
- 축 : 가쪽위관절융기

정답 : 6_② 7_③

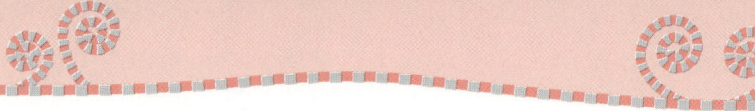

08 관절 가동범위 측정에서 운동 방향과 고정자를 짝지은 것 중 잘못된 것은?

① 아래팔 뒤침 - 지면과 수직
② 어깨뼈 올림 - 어깨뼈 봉우리를 연결한 수평선
③ 어깨관절 폄 - 어깨뼈 봉우리를 통과하는 수직선
④ 엉덩관절 모음 - 좌우 PSIS에 평행
⑤ 무릎관절 굽힘 - 넙다리뼈 가쪽 중심선

▶ 엉덩관절 모음
- 정상운동 범위 : 0~45°
- 가동자 : 넙다리뼈 중앙선
- 고정자 : 좌우 ASIS에 평행
- 축 : ASIS

09 각 관절의 가동자의 배치 위치가 맞지 않는 것은?

① 어깨관절 모음 - 위팔뼈 중심선
② 손목관절 굽힘 - 3번째 손허리뼈
③ 팔꿈관절 폄 - 노뼈의 중심선
④ 엉덩관절 벌림 - 넙다리의 중앙선
⑤ 무릎관절 폄 - 종아리 가쪽 중앙선

▶ 손목관절(수근관절) 굽힘
- 정상운동 범위 : 0~80°
- 가동자 : 2번째 손허리뼈
- 고정자 : 노뼈쪽 중심선
- 축 : 붓돌기(경상돌기)

10 목뼈의 돌림 측정 시 축의 위치는?

① 복장뼈 위부분   ② C7 가시돌기   ③ 어깨관절
④ 마루   ⑤ C1 가시돌기

▶ 목뼈 돌림
- 정상운동 범위 : 0~60°
- 가동자 : 등면(배면)
- 고정자 : 코 끝과 평행
- 축 : 마루(두정)

정답 : 8.④ 9.② 10.④

11 어깨관절 안쪽돌림 가동범위 측정 시 각도계 축의 위치는?

① 어깨뼈 봉우리
② 자뼈 붓돌기
③ 위팔 안쪽위관절융기
④ 위팔 가쪽위관절융기
⑤ 팔꿈치머리

▶ 어깨관절 안쪽돌림
 - 정상운동 범위 : 0~70°
 - 가동자 : 지면과 수직
 - 고정자 : 자뼈(척골)의 중심선
 - 축 : 팔꿈치머리(주두)

12 다음 중 팔의 정상적인 관절 가동범위로 맞는 것은?

① 어깨관절 폄 : 0~90°
② 어깨관절 벌림 : 0~150°
③ 아래팔 엎침 : 0~80°
④ 팔꿈관절 굽힘 : 0~180°
⑤ 손목관절 폄 : 0~30°

▶ - 어깨관절 폄 : 0~50°
 - 어깨관절 벌림 : 0~180°
 - 팔꿈관절 굽힘 : 0~150°
 - 손목관절(수근관절) 폄 : 0~70°

13 손목관절 노쪽굽힘에 대한 설명으로 맞는 것은?

> 가. 운동 범위는 0~20°
> 나. 축은 반달뼈
> 다. 고정자는 아래팔 중심선
> 라. 운동자는 2번째 손허리뼈

① 가, 나, 다　　② 가, 다　　③ 나, 라
④ 라　　　　　⑤ 가, 나, 다, 라

▶ 손목관절 노쪽굽힘
 - 정상 운동 범위 : 0~20°
 - 가동자 : 3번째 손허리뼈(중수골)
 - 고정자 : 아래팔 중심선
 - 축 : 알머리뼈(유두골)

정답 : 11_⑤　12_③　13_②

14 어깨관절 굽힘에 대한 관절운동 범위 측정 방법으로 맞지 않는 것은?

① 축은 팔꿈치머리
② 가동자는 위팔 가쪽 긴축
③ 검사 자세는 무릎을 굽힘하고 바로 누운자세
④ 고정자는 겨드랑 중심선에 평행
⑤ 정상 관절 가동 범위는 0~180°

15 목뼈의 옆굽힘 측정 시 축 위치는?

① 복장뼈 위부분　② C7 가시돌기　③ 어깨관절
④ 마루　　　　　⑤ C1 가시돌기

16 다리의 관절 가동범위 측정 시 각도계 축의 위치로 맞는 것은?

① 엉덩관절 굽힘 – ASIS
② 엉덩관절 모음 – 큰돌기
③ 무릎관절 폄 – 무릎관절 안쪽
④ 발목 등쪽굽힘 – 가쪽 복사뼈
⑤ 엉덩관절 바깥돌림 – 큰돌기

17 엉덩관절의 안쪽돌림을 측정할 때 축이 되는 곳은?

① 큰돌기　　　② ASIS　　　③ PSIS
④ 정강뼈　　　⑤ 무릎뼈

▶ 어깨관절 굽힘
- 정상운동 범위 : 0~180°
- 가동자 : 위팔 가쪽 긴축
- 고정자 : 겨드랑(액와) 중심선에 평행
- 축 : 어깨뼈 봉우리(견봉) 1inch 아래

▶ 목뼈 옆굽힘(경추 측방굴곡)
- 정상운동 범위 : 0~45°
- 가동자 : 마루와 C7 가시돌기와 연결선
- 고정자 : 등뼈 가시돌기와 평행
- 축 : C7 가시돌기

▶ 엉덩관절 굽힘 - 큰돌기(대전자)
- 엉덩관절 모음 - ASIS
- 무릎관절 폄 - 무릎관절 가쪽
- 엉덩관절 바깥돌림 - 무릎뼈

▶ 엉덩관절 안쪽돌림
- 정상운동 범위 : 0~45°
- 가동자 : 정강뼈의 골체 중간
- 고정자 : 무릎 90° 굽힘에서 무릎뼈의 수선
- 축 : 무릎뼈

정답 : 14_① 15_② 16_④ 17_⑤

18 다음 중 다리의 정상적인 관절 가동범위로 맞는 것은?

① 엉덩관절 벌림 : 0~45°
② 무릎관절 굽힘 : 0~150°
③ 발목 바닥쪽 굽힘 : 0~10°
④ 발목 가쪽번짐 : 0~50°
⑤ 엉덩관절 안쪽돌림 : 0~70°

▶ - 무릎관절 굽힘 : 0~120°
- 발목 바닥쪽 굽힘 : 0~50°
- 발목 가쪽번짐 : 0~25°
- 엉덩관절 안쪽돌림 : 0~45°

19 다음 중 다리의 가동자 위치로 맞지 않는 것은?

① 무릎관절 굽힘 : 종아리 가쪽 중앙선
② 엉덩관절 모음 : 넙다리뼈 중앙선
③ 발목관절 등쪽굽힘 : 1번째 발허리뼈
④ 엉덩관절 가쪽돌림 : 정강뼈의 골체 중간
⑤ 발목관절 안쪽번짐 : 발등의 중심선

▶ 발목관절 등쪽굽힘
- 정상 운동 범위 : 0~20°
- 가동자 : 5번째 발허리뼈
- 고정자 : 종아리 가쪽 중앙선
- 축 : 가쪽 복사뼈

20 엉덩관절 안쪽돌림에 대한 설명으로 맞는 것은?

> 가. 축은 큰돌기
> 나. 가동자는 정강뼈의 골체 중간
> 다. 운동 범위는 0~70°
> 라. 걸터 앉은 자세에서 측정

① 가, 나, 다 ② 가, 다 ③ 나, 라
④ 라 ⑤ 가, 나, 다, 라

▶ 엉덩관절 안쪽돌림
- 정상운동 범위 : 0~45°
- 가동자 : 정강뼈의 골체 중간
- 고정자 : 무릎 90° 굽힘에서 무릎뼈의 수선
- 축 : 무릎뼈

정답 : 18_① 19_③ 20_③

MEMO

Chapter 3

도수 근력검사

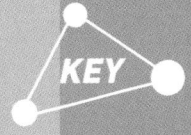

- 이번 chapter에서는 인체의 움직임과 행위에 있어 가장 기본적 요소인 근육의 기능과 근력을 평가하기 위한 방법인 도수 근력검사에 대해서 다룹니다.

- 도수 근력검사를 위한 등급은 정상반응인 5등급(정상, N), 보다 약한 저항을 이기는 4등급(우, G), 중력을 이기면서 모든 관절 범위운동이 가능한 3등급(양, F), 중력을 이길 수 없고 모든 관절 범위운동이 가능한 2등급(가, P), 근수축만 있는 1등급(불가, T), 움직임이 관찰되지 않는 0등급(제로, Z)까지 총 6단계의 등급으로 나누어집니다.

- 예외적으로 얼굴의 도수 근력검사의 경우에는 완전한 움직임이 가능한 등급을 정상(N), 운동이 어려우면 양(F), 최소한의 근수축이 가능하면 불가(T), 근수축이 없으면 제로(Z)의 총 4단계 등급으로 나누어집니다.

- 각 관절의 움직임마다 등급에 따른 검사 자세가 다르고 고정 위치, 저항을 주는 방향이 다르기 때문에 그림을 함께 보며 반드시 숙지하여야 합니다.

- 도수 근력검사는 chapter 2의 운동 가동범위와 함께 측정 및 평가에서 가장 중요한 부분이므로 소홀히 하지 말고 실습과 함께 익혀두길 바랍니다.

꼭! 알아두기

1. 도수 근력검사의 기본 요소
2. 도수 근력검사 시 고정의 중요성
3. 도수 근력검사의 고려사항 중 저항
4. 도수 근력검사의 6단계 등급
5. 체위별 도수 근력검사의 등급에 따른 자세

CHAPTER 03 도수 근력검사 (Manual Muscle Testing ; MMT)

1 목적

(1) 진단의 보조적 수단
(2) 운동계(근골격계, 근육계, 신경계) 예후 판정의 자료
(3) 치료 경과 판정과 치료 효과의 검토 자료
(4) 근재교육과 운동의 기초 설정
(5) 외과적 수술을 위한 자료
(6) 지지기구의 필요성 파악

2 고려사항

(1) 기본 요소
　① 중력 : 환자의 자세에 의해 결정
　② 저항 : 검사자의 손에 의해 결정
　③ 관절의 운동 범위 : 수동검사에서 얻어지는 운동 범위
　④ 근육의 수축력과 촉진
(2) 고정의 중요성
　① 대상운동을 제거
　② 검사에 정확성을 높임.
　③ 검사할 근육을 선별적으로 수축시킬 수 있게 함.
(3) 저항
　① 체지의 수직으로 급격하지 않게 가함.
　② 저항량 : 항상 일정
　③ 방향 : 근육이 만들어내는 염력에 반대
　④ 위치 : 움직이는 분절의 원위쪽으로 다른 관절을 지나지 않게 저항을 줌.
　⑤ 운동 방법 검사 : 운동 전체 범위에 걸쳐서 연속적으로 저항을 가하는 검사 (N, G 등급만 적용)
　⑥ 제동검사(break test) : 운동의 마지막 단계에서 저항을 가하는 검사 (N, G 등급만 적용)

3 등급 (6단계)

5등급	Normal(N)	정상	100%	중력, 최대 저항, full ROM
↕ 저항 정도 차이, 제동검사				
4등급	Good(G)	우	75%	중력, 약한 저항, full ROM
↕ 저항의 유무				
3등급	Fair(F)	양	50%	중력, full ROM
↕ 중력의 유무				
2등급	Poor(P)	가	25%	partial ROM or 중력 X + full ROM(수중)
↕ 관절 가동 범위 차이				
1등급	Trace(T)	불가	10%	근긴장도 촉지
↕ 근수축 차이				
0등급	Zero(O)	제로	0%	근수축 없는 상태

4 체위별 MMT

분류	목뼈 굽힘	목뼈 폄	몸통(체간) 굽힘	몸통 폄
근육 신경 자세	목빗근 (흉쇄유돌근) : 더부신경 (부신경) supine	상부 등세모근 (등모근) : 더부신경 prone	배곧은근 (복직근) (T7~T12) supine * 선행검사 : 목굽힘검사	척추세움근 (척추기립근) prone * 선행검사 : 목폄검사
N			머리 뒤 깍지	
G			팔짱 or 앞으로	
F			몸통 옆 나란히	

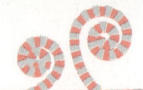
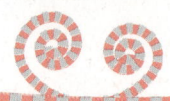

분류	목뼈(경추) 굽힘	목뼈 폄	몸통(체간) 굽힘	몸통 폄
P				
T				기침 시 근수축
Z				

분류	몸통 돌림	골반 올림	어깨뼈 올림	어깨뼈 모음
근육 신경 자세	배바깥빗근 (T7~T12) (외복사근) 배속빗근 (T8~T12) (내복사근) supine (P-sitting) *우측 돌림 시 - 우측 배속빗근 - 좌측 배바깥빗근	허리네모근 (요방형근) (T12~L3) supine *고정 : 가슴우리 (흉곽)	상부 등세모근 (승모근) [부신경] 견갑올림근 (견갑거근) [견갑배신경] NGF : sitting PTZ : prone	중부 등세모근 [더부신경] NGF : prone PTZ : sitting *대상 작용 - 몸통 돌림 - 어깨관절 수평벌림
N	머리 뒤 깍지			
G	팔짱 or 앞으로			

F				A B
	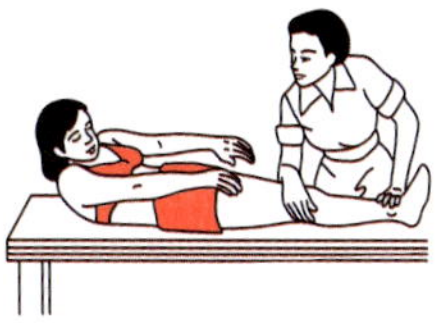 몸통 옆 나란히	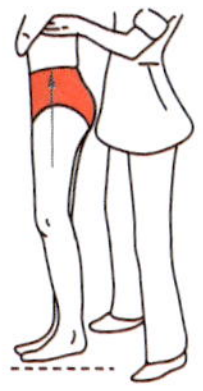 F : 대체 자세	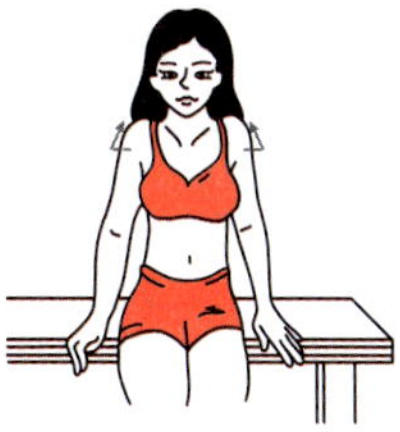	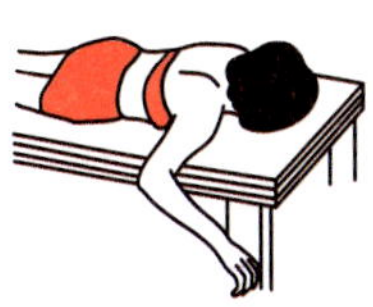
P	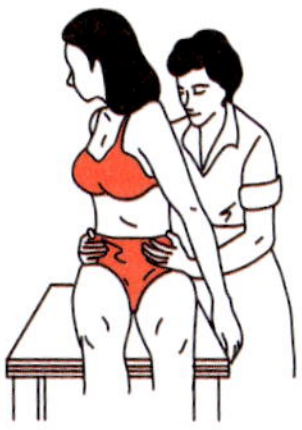		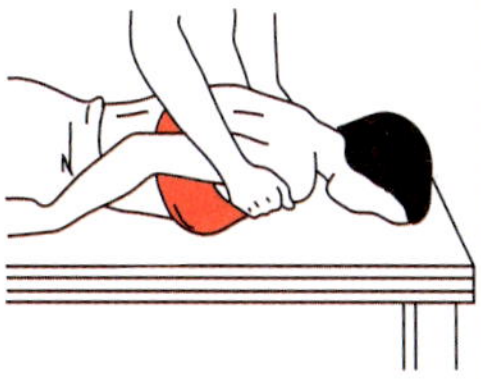	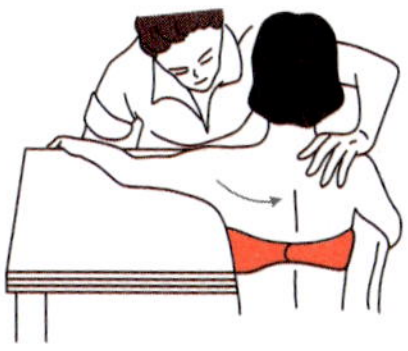
T	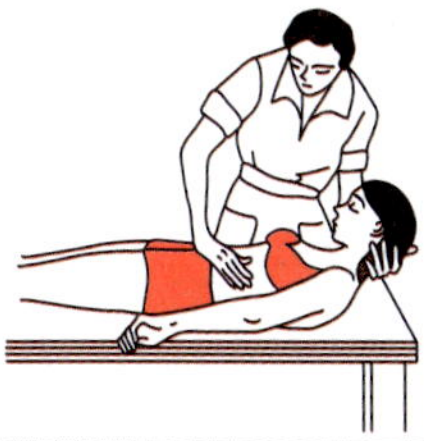	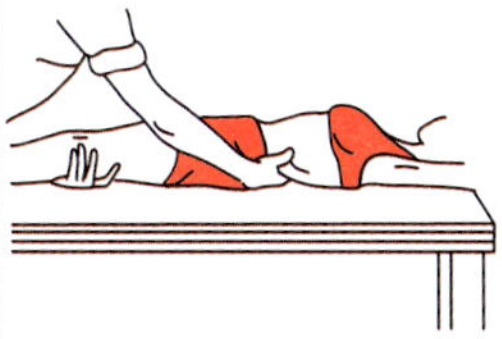	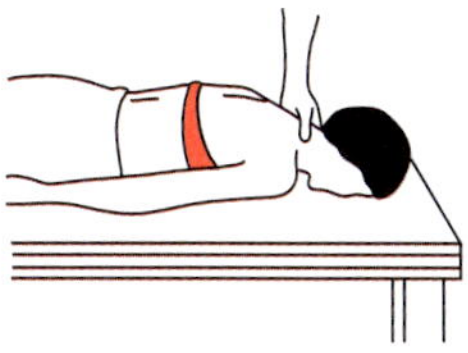	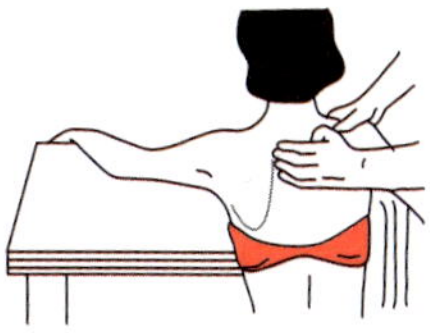
Z	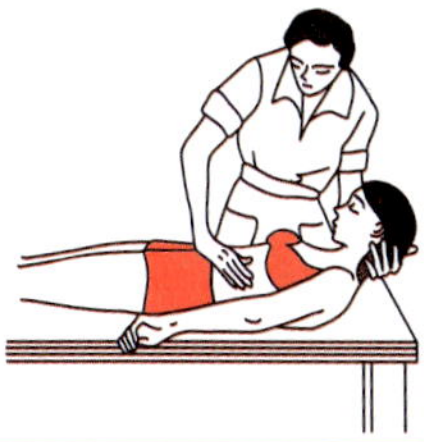	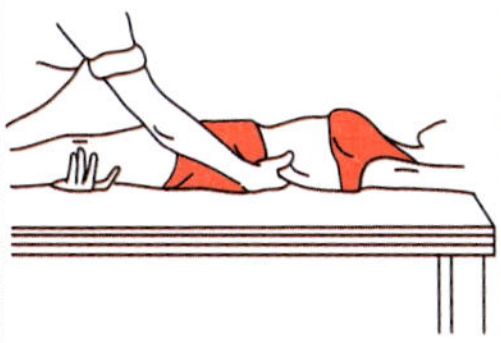	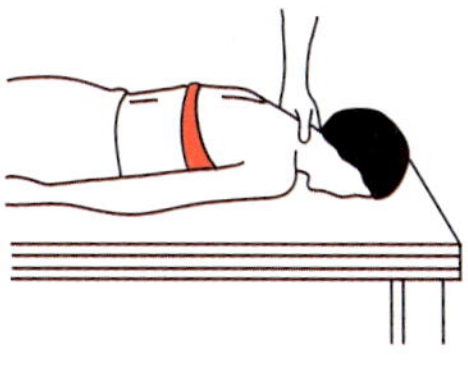	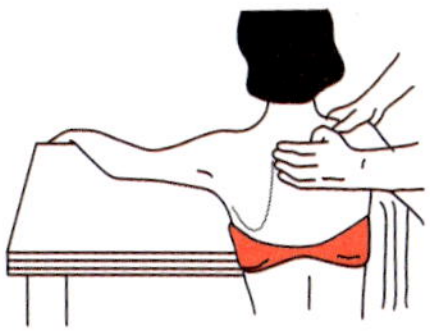

분류	어깨뼈 모음 및 내림	어깨뼈 모음 및 아래돌림	어깨뼈 벌림 및 위돌림	어깨관절 벌림

근육
신경
자세
	하부 등세모근 [더부신경]
	prone (145° 벌림)
	
	*저항 방향
	: 바닥 아래 방향
		큰·작은마름근 (대·소능형근)
		[어깨신경 (견갑신경)]
		
		NGF : prone
		PTZ : sitting
		
		*저항 방향
		: 아래, 가쪽
			앞톱니근 (전거근) [긴가슴
			신경]
			
			NGF : supine
			PTZ : sitting
			
			*저항 방향
			: 아래, 안쪽
				중부 어깨세모근 [겨드랑
				신경]
				가시위근 [어깨위신경]
				극상근 [견갑상신경]
				
				NGF : sitting
				    (손바닥 아래)
				PTZ : supine
				    (아래팔 중립)

N	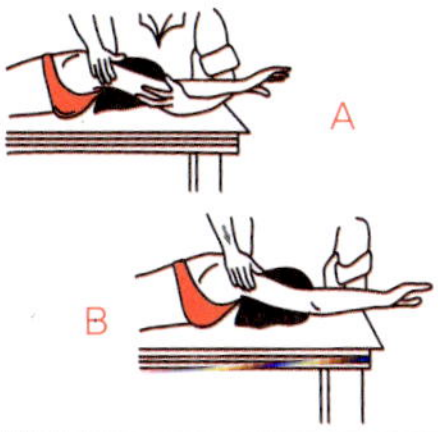 A B	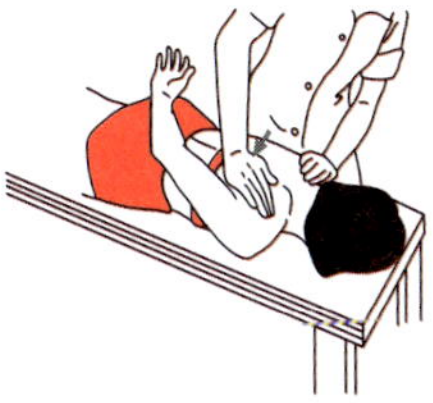	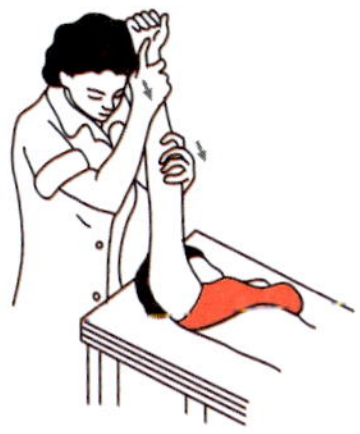	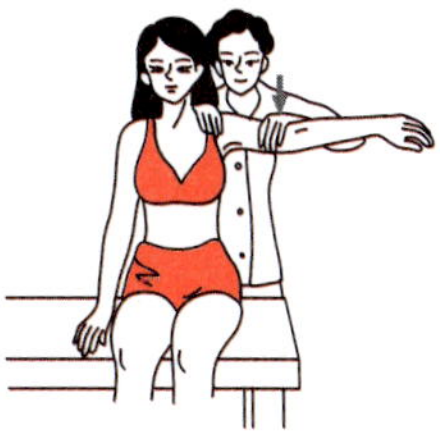

G				
F				
P				
T				
Z				

분류	어깨관절 굽힘	어깨관절 폄	어깨관절 수평벌림	어깨관절 수평모음
근육 신경 자세	전부 어깨세모근 (삼각근) [겨드랑신경] 부리위팔근 (오훼완근) [근육피부신경] sitting (손바닥 아래) *대상 작용 : 위팔두갈래근 (바깥 돌림)	넓은등근 [가슴등신경] 큰원근 [어깨밑신경] prone (어깨관절 안쪽돌림) *넓은등근 분리검사 : 앉아서 손으로 짚고 몸통 들기	후부 어깨세모근 [겨드랑신경] NGF : prone PTZ : sitting *대상 작용 : 위팔 세갈래근 (팔꿉관절 폄)	큰가슴근 [가슴근신경] NGF : supine PTZ : sitting *저항 방향 - 빗장 부분 : 아래, 가쪽 - 복장 부분 : 위, 가쪽
N				
G				
F				
P				
T				
Z				

분류	어깨관절 바깥돌림	어깨관절 안쪽돌림	팔꿉관절 굽힘	팔꿉관절 폄

근육
신경
자세
	가시아래근 (극하근)
	[어깨위신경]
	작은원근 (소원근)
	[겨드랑신경]
	prone
	* 대상 작용 : 아래팔 뒤침
		어깨밑근 [어깨밑신경]
		큰가슴근 [가슴신경]
		넓은등근 [가슴등신경]
		큰원근 [어깨밑신경]
		prone
		* 대상 작용 : 아래팔 엎침
			위팔근 & 두갈래근 [근피신경]
			위팔노근 [노신경]
			NGF : sitting
			* 뒤침 : 두갈래근
			  엎침 : 위팔근
			  중립 : 위팔노근
			PTZ : supine
				위팔세갈래근, 팔꿈치근 [노신경]
				supine

N				
G				
F				
P				
T				
Z				

분류	아래팔 뒤침	아래팔 엎침	손목 굽힘	손목 폄
근육 신경 자세	위팔두갈래근 [근육피부신경] 손뒤침근 [노신경] sitting * 대상 작용 : 어깨관절 바깥돌림, 모음	네모엎침근 [정중신경] 원엎침근 [정중신경] sitting * 대상 작용 : 어깨관절 안쪽돌림, 벌림	노쪽손목굽힘근 (요측수근굴근) [노신경] 자쪽손목굽힘근 (척측수근굴근) [자신경] sitting (NGF : 아래팔 뒤침 PTZ : 아래팔 중립) * 저항 방향 - FCR : 2번째 MP - FCU : 5번째 MP	긴짧은노쪽손목폄근 [노신경] 자쪽손목폄근 [자신경] sitting * 저항 방향 - ECRL·B : 2, 3번째 MP - ECU : 5번째 MP
N				
G				
F				
P				
T				
Z				

Chapter 03 도수 근력검사 (Manual Muscle Testing ; MMT)

분류	엉덩관절 굽힘	엉덩관절 굽힘, 벌림, 바깥돌림, 무릎관절 굽힘	엉덩관절 폄	엉덩관절 벌림
근육 신경 자세	엉덩근 [넙다리신경] 큰허리근 (L2~L4) NGF : sitting P : sidelying TZ : supine * 대상 작용 : 넙다리빗근, 넙다리근막긴장근	넙다리빗근 [넙다리신경] NGF : sitting PTZ : supine * 저항 방향 : 무릎관절 - ext. add. 발목관절 - ext. int.rot.	큰볼기근 [아래볼기신경] 뒤넙다리근 [궁둥신경] prone (P-sidelying) * 큰볼기근 검사 : 무릎 굽힘	중간볼기근, 작은볼기근 [위볼기신경] NGF : sidelying PTZ : supine * 대상 작용 : 허리네모근, 넙다리근막긴장근
N				
G				
F				
P				
T				
Z				

분류	엉덩관절 벌림, 굽힘	엉덩관절 모음	엉덩관절 바깥돌림	엉덩관절 안쪽돌림
근육 신경 자세	넙다리근막긴장근 [위볼기신경] NGF : sidelying 엉덩관절 45° 굽힘 30° 벌림 PTZ : long sitting	긴·짧은 모음근, 두덩정강근 (박근) [닫개신경] 큰모음근 (닫개 + 궁둥) 두덩근 [넙다리신경] NGF : sidelying PTZ : supine	넙다리 네모근 [넙다리네모신경] 바깥돌림근육군 NGF : sitting PTZ : supine *고정 : 무릎 상부(벌림 방지)	작은볼기근 [위볼기신경] 넙다리근막긴장근 [위볼기신경] NGF : sitting PTZ : supine *고정 : 무릎 상부(모음 방지)
N				
G				
F				
P				
T				
Z				

분류	무릎관절 굽힘	무릎관절 폄	발목관절 발바닥쪽 굽힘	발목관절
근육 신경 자세	뒤넙다리근 (슬괵근) [궁둥신경] prone (P-sidelying) * 넙다리 두갈래근 검사 : 종아리 바깥돌림 * 반힘줄·반막모양근 검사 : 종아리 안쪽돌림	넙다리네갈래근 [넙다리신경] NGF : sitting P : sidelying TZ : supine	장딴지근, 가자미근 [정강신경] NGF (P) : standing PTZ : prone * 가자미근 단독검사 : 무릎관절 굽힘	앞정강근 [깊은종아리신경] NGF : sitting PTZ : supine * 대상 작용 : 손가락폄근, 긴엄지폄근
N				
G				
F			가자미근 단독검사	
P				
T			N : 20회 G : 10~19회 F : 1~9회 P : 0회	
Z				

분류	발목관절 발바닥쪽 굽힘, 안쪽번짐	가쪽번짐
근육 신경 자세	뒤정강근 [정강신경] NGF : sidelying PTZ : supine	긴·짧은 종아리근 [얕은 종아리신경] NGF : sidelying PTZ : supine
N		
G		
F		
P		
T		
Z		

5 얼굴

(1) 등급 (4단계)
① 정상 (Normal) : 완전한 움직임 가능
② 양 (Fair) : 운동이 어려움
③ 불가 (Trace) : 최소한의 근수축
④ 제로 (Zero) : 근수축 없음
   *저항을 주지 않음(씹기근육(저작근) 제외).

(2) Forehead and Nose

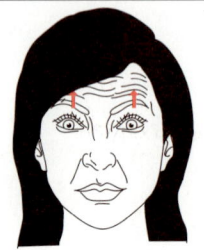
뒤통수 이마근 (전후두근 ;
Occipitofrontalis)
놀라는 표정

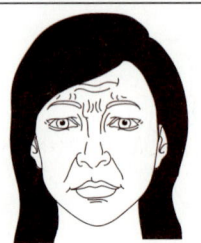
눈썹 주름근 (추미근 ;
Corrugator Supercilis)
눈살 찌푸린 표정

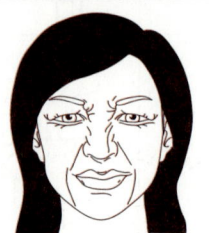
눈살근 (비근근 ;
Procerus)
싫어하는 표정

(3) Eye

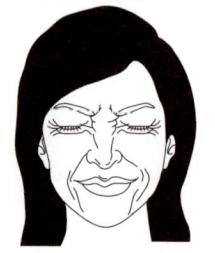
눈둘레근 (안륜근 ;
Orbicularis Oculi)
눈을 꼭 감게 함

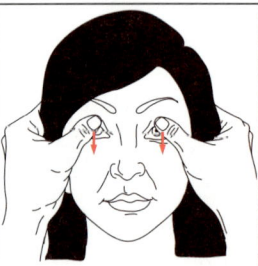
눈꺼풀 올림근 (상안검거근 ;
Levator Palpebrae)
눈꺼풀을 위로 들어 올림

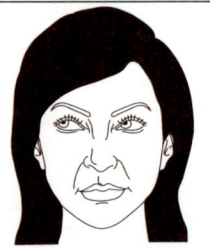
우위곧은근과 좌아래빗근
(우상직근과 좌하사근 ; Right
sup. rectus and
Left inf. oblique)
안구를 위, 오른쪽

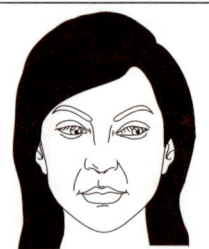
우위빗근과 좌아래곧은근
(우상사근과 좌하직근 ;
Right sup. oblique and
Left inf. rectus)
안구를 아래, 왼쪽

(4) Mouth

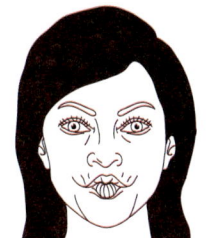	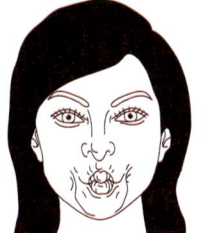	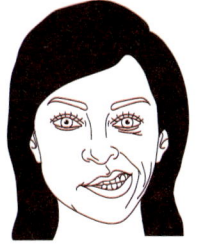	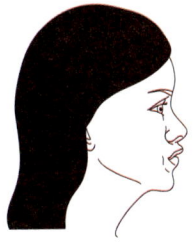
입둘레근 (구륜근 ; Orbiculairs oris) 휘파람 부는 표정	볼근 (협근 ; Buccinator) 트럼펫 부는 표정	입꼬리 올림근 (구각거근 ; Levator anguli oris) 입꼬리를 한쪽 올림	위입술 올림근 (상순거근 ; Levator labii sup.) 윗 입술을 들어 올림
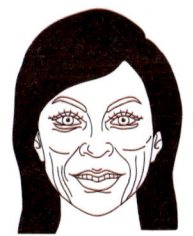	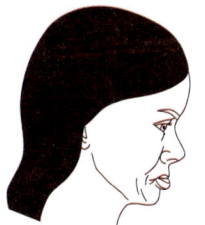	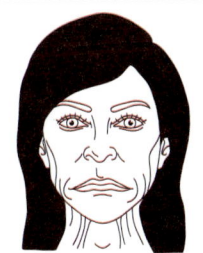	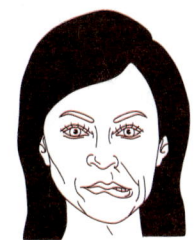
큰광대근 (대관골근 ; Zygomaticus major) 미소짓는 표정	턱끝근 (이근 ; Mentalis) 입을 삐죽이거나 빨기	입꼬리내림근과 넓은목근 (구각하제근과 광경근 ; Depressor anguli oris and Platysma) 목의 피부가 당겨짐	아래입술내림근 (하순하제근 ; Depressor labii inf.) 우울할 때나 비꼴 때

(5) Mastication

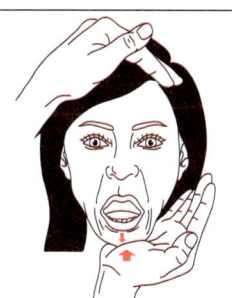	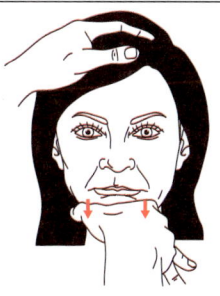	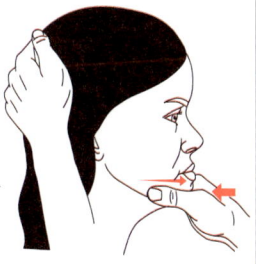	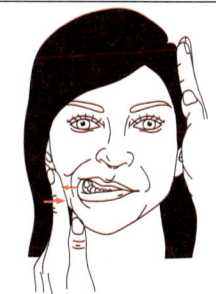
가쪽날개근, 목뼈위근육 (가쪽익돌근, 설골상근 ; Pterygoid lat. and Suprahyoid) 입을 벌리게 함	깨물근, 관자근, 안쪽날개근 (교근, 측두근, 안쪽익돌근 ; Temporalis, Masseter, Pterygoid med.) 입 다물기	가쪽 안쪽 날개근 (외내측 익돌근 ; Pterygoid lat. and med.) 턱 내밀기	가쪽 안쪽 날개근 (외내측 익돌근 ; Pterygoid lat. and med.) 가쪽편위

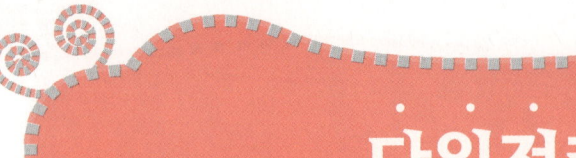

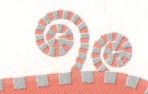 단원정리문제 해설

01 맨손 근력검사의 목적으로 맞는 것은?

> 가. 근재교육 처방 나. 진단 보조
> 다. 보조기 필요성 파악 라. 운동 예후 판정

① 가, 나, 다 ② 가, 다 ③ 나, 라
④ 라 ⑤ 가, 나, 다, 라

▶ 맨손 근력검사의 목적
- 진단의 보조적 수단
- 운동계(골격계, 근육계, 신경계) 예후 판정의 자료
- 치료 경과 판정과 치료 효과의 검토 자료
- 근재교육과 운동의 기초 설정
- 외과적 수술을 위한 자료
- 지지기구의 필요성 파악

02 도수 근력검사의 기본 요소로 맞는 것은?

> 가. 관절 가동범위 나. 저항
> 다. 근육의 수축력 라. 중력

① 가, 나, 다 ② 가, 다 ③ 나, 라
④ 라 ⑤ 가, 나, 다, 라

▶ 기본요소
- 중력 : 환자의 자세에 의해 결정
- 저항 : 검사자의 손에 의해 결정
- 관절의 운동 범위 : 수동검사에서 얻어지는 운동 범위
- 근육의 수축력과 촉진

03 근력 평가 시 고정을 하는 이유로 맞는 것은?

> 가. 선별적 근 수축을 위해
> 나. 검사에 정확성을 높이기 위해
> 다. 대상운동 제거하기 위해
> 라. 근육을 이완시키기 위해

① 가, 나, 다 ② 가, 다 ③ 나, 라
④ 라 ⑤ 가, 나, 다, 라

▶ 고정의 중요성
- 대상운동을 제거
- 검사에 정확성을 높임.
- 검사할 근육을 선별적으로 수축시킬 수 있게 함.

정답 : 1.⑤ 2.⑤ 3.①

46 | 운동치료학 2 / 측정 및 평가

04 근력 평가 시 저항을 가하는 방법으로 맞지 않는 것은?

① 저항량은 항상 일정해야 한다.
② 근육이 만들어내는 염력에 반대되는 방향으로 가한다.
③ 체지에 수평으로 급격하지 않게 가한다.
④ 움직이는 분절의 원위쪽으로 다른 관절을 지나지 않게 저항을 준다.
⑤ 피로를 주지 않을 정도의 강도로 가한다.

05 제동검사에 대한 설명으로 맞는 것은?

① 환자의 피로에 따른 검사를 교대로 하는 방법
② 근력 평가를 위하여 운동 초기에 저항을 가하는 방법
③ 치료사의 체중을 이용하여 저항을 주는 방법
④ 근력의 평가를 위하여 운동의 마지막 단계에서 저항을 가하는 방법
⑤ 운동 전체 범위에 걸쳐 연속적으로 저항을 가하는 방법

06 근력검사 시 우(G)와 양(F)을 구별하는 것으로 맞는 것은?

① 저항의 유무 ② 중력의 유무
③ 근수축의 유무 ④ 관절 가동범위의 차이
⑤ 저항을 가하는 정도의 차이

▶ 저항
- 체지의 수직으로 급격하지 않게 가함.
- 저항량 : 항상 일정
- 방향 : 근육이 만들어내는 염력에 반대
- 위치 : 움직이는 분절의 원위쪽으로 다른 관절을 지나지 않게 저항을 줌.
- 운동 방법 검사 : 운동 전체 범위에 걸쳐서 연속적으로 저항을 가하는 검사 (N, G 등급만 적용)
- 제동검사(break test) : 운동의 마지막 단계에서 저항을 가하는 검사 (N, G 등급만 적용)

▶ 제동검사(break test)
- 운동의 마지막 단계에서 저항을 가하는 검사 (N, G 등급만 적용)

▶ 우 (G)와 양 (F) 구별 기준
- 저항의 유무
▶ 양 (F)과 가 (P) 구별 기준
- 중력의 유무

정답 : 4_③ 5_④ 6_①

07 근력 평가 시 중력을 제거한 상태에서만 정상 관절 가동범위 끝까지 움직일 수 있다면 등급은 무엇인가?

① 정상 (N)   ② 우 (G)   ③ 양 (F)
④ 가 (P)   ⑤ 불가 (T)

해설

5등급	Normal (N)	정상	100%	중력, 최대 저항, full ROM
↕ 저항 정도 차이, 제동검사					
4등급	Good (G)	우	75%	중력, 약한 저항, full ROM
↕ 저항의 유무					
3등급	Fair (F)	양	50%	중력, full ROM
↕ 중력의 유무					
2등급	Poor (P)	가	25%	partial ROM or 중력 x + full ROM (수중)
↕ 관절 가동범위 차이					
1등급	Trace (T)	불가	10%	근긴장도 촉지
↕ 근수축 차이					
0등급	Zero (O)	제로	0%	근수축 없는 상태

08 중력과 약한 저항으로 완전한 가동범위운동이 가능하다면 근력 등급은?

① 정상 (N)   ② 우 (G)   ③ 양 (F)
④ 가 (P)   ⑤ 불가 (T)

09 제동검사를 할 수 있는 등급으로 맞는 것은?

① 우 (G)   ② 양 (F)   ③ 가 (P)
④ 불가 (T)   ⑤ 제로 (Z)

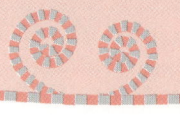 단원정리문제 해설

▶ 아래 해설 참조

▶ 7번 해설 참조

▶ 7번 해설 참조

정답 : 7_④ 8_② 9_①

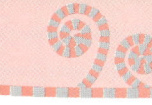

10 근력검사 시 중력의 유무 차이는 어떤 등급을 구별하는 것인가?

① 정상-우   ② 우-양   ③ 양-가
④ 가-불가   ⑤ 불가-제로

▶ 7번 해설 참조

11 바로 누운자세에서 머리 뒤로 깍지를 끼고 왼쪽으로 상체를 돌림하며 들어 올렸다면 어느 근육의 검사인가?

① 왼배속빗근 - 오른배바깥빗근
② 배곧은근 - 오른배속빗근
③ 오른배속빗근 - 배곧은근
④ 왼배바깥빗근 - 오른배속빗근
⑤ 배곧은근 - 왼배속빗근

▶ 몸통 돌림
- N : 머리 뒤로 깍지, G : 팔짱, F : 몸통 옆에 나란히
- 좌측 돌림 : 왼배속빗근 - 오른배바깥빗근

12 몸통 굽힘검사에서 T 등급에 대한 설명으로 맞는 것은?

① 팔짱을 끼고 굽힘할 수 있다.
② 팔을 앞으로 뻗고 굽힘할 수 있다.
③ 목을 굽힘할 수 있다.
④ 기침 시 근수축이 일어난다.
⑤ 머리 뒤로 깍지를 끼고 굽힘할 수 있다.

▶ 몸통 굽힘검사
- 가(P) : 목을 굽힘할 수 있음.
- 불가(T) : 기침 시 근수축이 일어남.
- 제로(Z) : 근수축 없음.

정답 : 10_③ 11_① 12_④

13 몸통 돌림검사의 등급과 자세가 맞지 않는 것은?

① N : supine, 머리 뒤로 깍지 ② G : supine, 팔짱
③ F : supine, 몸통 옆에 나란히 ④ P : sitting
⑤ T : sitting

▶ 몸통 돌림검사
- 배바깥빗근(외복사근), 배속빗근(내복사근)
- NGF : supine (N : 머리 뒤로 깍지, G : 팔짱, F : 몸통 옆에 나란히)
  P : sitting
  TZ : supine

14 골반올림 근력검사 시 저항을 주는 위치는?

① 골반 ② 넙다리부 ③ 무릎
④ 정강뼈 ⑤ 발목

▶ 골반 올림검사
- 허리네모근(요방형근; T12~L3)
- supine
- 고정 : 가슴우리(흉곽)
- 저항 : 발목관절 위부분

15 어깨뼈 모음에서 가 (P) 검사 자세는?

① supine ② standing ③ sitting
④ prone ⑤ sidelying

▶ 어깨뼈 모음(견갑골 내전) 검사
- 중부 등세모근[더부신경]
- NGF : prone
- PTZ : sitting
- 대상 작용 : 몸통 돌림, 어깨관절 수평 벌림

16 어깨관절 굽힘검사 시 손바닥을 아래로 향하게 하는 이유는 어떤 근육의 대상 작용을 막기 위한 것인가?

① 위팔두갈래근 ② 위팔근
③ 위팔노근 ④ 위팔세갈래근
⑤ 원엎침근

▶ 어깨관절 굽힘검사
- 어깨세모근 전부[겨드랑신경], 부리위팔근[근피신경]
- sitting, 손바닥 아래
- 대상 작용 : 위팔두갈래근 (바깥돌림)

정답 : 13_⑤ 14_⑤ 15_③ 16_①

17 마름모근 검사에 대한 설명으로 맞지 않는 것은?

① 어깨뼈 모음 및 아래쪽 돌림검사이다.
② 저항 방향이 아래 안쪽이다.
③ N 자세는 prone이다.
④ 어깨신경의 지배를 받는다.
⑤ P 자세는 sitting이다.

▶ 어깨뼈 모음 및 아래쪽 돌림검사
- 큰·작은 마름근[어깨신경]
- NGF : prone, PTZ : sitting
- 저항 방향 : 아래, 가쪽

18 큰가슴근 빗장부분의 저항 방향으로 맞는 것은?

① 아래, 안쪽   ② 위, 가쪽   ③ 아래, 가쪽
④ 위, 안쪽   ⑤ 아래, 앞쪽

▶ 어깨관절 수평모음
- 큰가슴근 (대흉근)
- NGF : supine
  PTZ : sitting
- 저항 방향 : 빗장부분 - 아래, 가쪽, 복장부분 - 위, 가쪽

19 팔꿉관절 굽힘검사 자세에 대한 설명으로 맞지 않는 것은?

① 위팔노근 검사 시 중립
② T 검사 시 supine
③ 위팔두갈래근 검사 시 뒤침
④ F 검사 시 prone
⑤ 위팔근 검사 시 엎침

▶ 팔꿉관절 굽힘검사
- 위팔근 & 두갈래근[근육피부신경], 위팔노근[노신경]
- NGF : sitting, PTZ : supine
 *뒤침 : 두갈래근, 엎침 : 위팔근, 중립 : 위팔노근

정답 : 17_② 18_③ 19_④

Chapter 03 도수 근력검사 (Manual Muscle Testing ; MMT) | **51**

20 아래팔 뒤침검사 시 대상 작용으로 맞는 것은?

| 가. 어깨관절 바깥돌림 | 나. 어깨관절 안쪽돌림 |
| 다. 어깨관절 모음 | 라. 어깨관절 벌림 |

① 가, 나, 다　　② 가, 다　　③ 나, 라
④ 라　　⑤ 가, 나, 다, 라

21 노쪽손목굽힘근을 검사하기 위해 저항을 줘야하는 부위는?

① 1번째 MP　　② 2번째 MP　　③ 3번째 MP
④ 4번째 MP　　⑤ 5번째 MP

22 근력 평가를 실시할 때 저항을 주지 않아도 되는 검사는?

① 아래팔 뒤침　　② 팔꿈관절 폄　　③ 어깨관절 벌림
④ 몸통 굽힘　　⑤ 목뼈 폄

23 다음 중 prone 자세로 모든 검사를 하는 것은?

① 어깨관절 안쪽돌림　② 아래팔 뒤침　③ 어깨관절 굽힘
④ 어깨관절 수평모음　⑤ 어깨관절 벌림

▶ **단원정리문제 해설**

▶ 아래팔 뒤침검사
- 위팔두갈래근[근육피부신경], 손뒤침근[노신경]
- sitting
- 대상 작용 : 어깨관절 바깥돌림, 모음

▶ 손목 굽힘검사
- 노쪽손목굽힘근[노신경], 자쪽손목굽힘근[자신경]
- sitting (NGF : 아래팔 뒤침, PTZ : 아래팔 중립)
- 저항 방향 : 노쪽손목굽힘근 2번째 MP, 자쪽손목굽힘근 5번째 MP

▶ 몸통 굽힘 저항은 환자의 자세에 따라 주어짐.
- N : 머리 뒤 깍지 / G : 팔짱

정답 : 20_② 21_② 22_④ 23_①

24 엉덩관절 굽힘검사의 P 자세는?

① sitting + 무릎관절 굽힘
② sitting + 무릎관절 폄
③ sidelying + 무릎관절 굽힘
④ sidelying + 무릎관절 폄
⑤ supine + 무릎관절 굽힘

25 넙다리빗근 검사에 대한 설명으로 맞지 않는 것은?

① P 자세는 supine이다.
② 무릎관절 부위 저항은 폄, 모음 방향이다.
③ 넙다리신경의 지배를 받는다.
④ 발목관절 부위 저항은 굽힘, 바깥돌림 방향이다.
⑤ G 자세는 sitting이다.

26 엉덩관절 폄검사 시 큰볼기근 감별검사 자세는?

① prone + 무릎관절 폄
② prone + 무릎관절 굽힘
③ supine + 무릎관절 폄
④ sidelying + 무릎관절 폄
⑤ sitting + 무릎관절 굽힘

▶ 엉덩관절 굽힘검사
- 엉덩근(넙다리신경), 대요근(L2~L4)
- NGF : sitting
  P : sidelying + 무릎관절 굽힘
  TZ : supine
- 대상작용 : 넙다리빗근(봉공근), 넙다리근막긴장근(대퇴근막장근)

▶ 엉덩관절 굽힘, 벌림, 바깥돌림, 무릎관절 굽힘검사
- 넙다리빗근(넙다리신경)
- NGF : sitting, PTZ : supine
- 저항 방향 : 무릎관절 - 폄, 모음
  발목관절 - 폄, 안쪽돌림

▶ 엉덩관절 폄검사
- 큰볼기근(아래볼기신경), 뒤넙다리근(궁둥신경)
- prone (P-sidelying)
- 큰볼기근 감별 검사 : 무릎관절 굽힘

정답 : 24_③ 25_④ 26_②

27 엉덩관절 벌림검사의 F 자세는?

① sitting   ② prone   ③ sidelying
④ supine   ⑤ standing

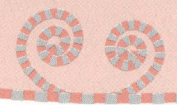 단원정리문제 해설

▶ 엉덩관절 벌림검사
- 중간볼기근(중둔근), 작은볼기근(소둔근) [뒤볼기신경]
- NGF : sidelying, PTZ : supine
- 대상작용 : 허리네모근, 넙다리근막긴장근

28 넙다리근막긴장근 검사에 대한 설명으로 맞는 것은?

| 가. 엉덩관절 벌림, 굽힘 | 나. N – sidelying |
| 다. P – long sitting | 라. 아래볼기신경 지배 |

① 가, 나, 다   ② 가, 다   ③ 나, 라
④ 라   ⑤ 가, 나, 다, 라

▶ 엉덩관절 벌림, 굽힘검사
- 넙다리근막긴장근[위볼기신경]
- NGF : sidelying, 엉덩관절 45° 굽힘, 30° 벌림
  PTZ : long sitting

29 엉덩관절 바깥돌림검사에서 고정 부위로 맞는 것은?

① 엉덩관절   ② 무릎 상부   ③ 무릎 하부
④ 발목관절 상부   ⑤ 발목관절 하부

▶ 엉덩관절 바깥 돌림
- 넙다리네모근(대퇴방형근)[넙다리네모신경]), 바깥돌림근육군(외회전근육군)
- NGF : sitting,   PTZ : supine
- 고정 : 무릎 상부(모음 방지)

정답 : 27_③ 28_① 29_②

30 무릎관절 굽힘검사에 대한 설명으로 맞지 않는 것은?

> 가. 넙다리두갈래근 감별검사 – 종아리 바깥돌림
> 나. 궁둥신경 지배
> 다. 반힘줄모양근 감별검사 – 종아리 안쪽돌림
> 라. All prone 자세

① 가, 나, 다 ② 가, 다 ③ 나, 라
④ 라 ⑤ 가, 나, 다, 라

31 넙다리네갈래근 검사 시 P 자세로 맞는 것은?

① sitting ② sidelying ③ standing
④ prone ⑤ supine

32 발목관절 발바닥쪽 굽힘에서 F의 검사 자세는?

① sitting ② sidelying ③ standing
④ prone ⑤ supine

단원정리문제 해설

▶ 무릎관절 굽힘검사
- 뒤넙다리근(슬괵근)[궁둥신경]
- prone (P-sidelying)
- 넙다리두갈래근 감별검사 : 종아리 바깥돌림 / 반힘줄(반건)·막모양근(막양근) 감별검사 : 종아리 안쪽돌림

▶ 무릎관절 폄검사
- 넙다리네갈래근[넙다리신경]
- NGF : sitting
  P : sidelying
  TZ : supine

▶ 발목관절 바닥쪽 굽힘검사
- 장딴지근(비복근), 가자미근[정강신경(경골신경)]
- NGF(P) : standing
  PTZ : prone
- 가자미근 단독검사 : 무릎관절 굽힘

정답 : 30_④ 31_② 32_③

Chapter 03 도수 근력검사 (Manual Muscle Testing ; MMT) | 55

33 발목관절 등쪽 굽힘, 안쪽 번짐검사 시 작용 근육은?

① 긴발가락 폄근　② 짧은종아리근
③ 뒤정강근　　　④ 긴엄지폄근
⑤ 앞정강근

34 다음 중 sidelying 자세에서 P 검사가 가능한 것은?

① 엉덩관절 모음　　　② 엉덩관절 굽힘
③ 발목관절 발바닥쪽 굽힘　④ 넙다리근막긴장근
⑤ 넙다리빗근

35 다음 중 한 가지 자세로 모든 검사가 가능한 것은?

① 어깨관절 안쪽돌림　② 팔꿉관절 굽힘
③ 어깨뼈 올림　　　　④ 엉덩관절 벌림
⑤ 무릎관절 폄

36 검사 등급과 자세의 연결이 맞지 않는 것은?

① 골반 올림 P – supine
② 어깨뼈 벌림 G – sitting
③ 발목관절 바닥쪽 굽힘 F – standing
④ 팔꿉관절 폄 P – prone
⑤ 아래팔 엎침 T – sitting

단원정리 문제 해설

▶ 발목관절 등쪽굽힘, 안쪽번짐검사
　- 앞정강근[깊은종아리신경(심비골신경)]
　- NGF : sitting,　PTZ : supine
　- 대상 작용 : 손가락폄근, 긴엄지폄근

▶ 엉덩관절 모음 P : supine
　- 발목관절 바닥쪽 굽힘 P : standing or supine
　- 넙다리근막긴장근 P : long sitting
　- 넙다리빗근 P : supine

▶ - 어깨관절 안쪽돌림 : All prone
　- 팔꿉관절 굽힘 : NGF-sitting, PTZ-supine
　- 어깨뼈 올림 : NGF-sitting, PTZ-prone
　- 엉덩관절 벌림 : NGF-sidelying, PTZ-supine
　- 무릎관절 폄 : NGF-sitting, P-sidelying, TZ-supine

▶ 팔꿉관절 폄검사
　- 위팔세갈래근, 팔꿈치근(주근)[노신경(요골신경)]
　- all supine

정답 : 33_⑤ 34_② 35_① 36_④

37 다음 중 sitting 자세로 검사하는 등급으로 맞는 것은?

> 가. 엉덩관절 바깥돌림 F　　나. 무릎관절 굽힘 G
> 다. 어깨관절 수평벌림 P　　라. 팔꿉관절 폄 N

① 가, 나, 다　　② 가, 다　　③ 나, 라
④ 라　　⑤ 가, 나, 다, 라

▶ - 엉덩관절 바깥돌림 : NGF-sitting, PTZ-supine
- 무릎관절 굽힘 : prone (P-sidelying)
- 어깨관절 수평 벌림 : NGF-prone, PTZ-sitting
- 팔꿉관절 폄 : supine

38 얼굴근육검사 시 등급으로 맞는 것은?

① 정상-우-양-가-불가-제로
② 정상-우-양-가-불가
③ 정상-우-가-불가-제로
④ 정상-우-가-불가
⑤ 정상-양-불가-제로

▶ 얼굴근력 등급(4단계)
- 정상 (Normal) : 완전한 움직임 가능
- 양 (Fair) : 운동이 어려움
- 불가 (Trace) : 최소한의 근수축
- 제로 (Zero) : 근수축 없음

39 얼굴근육검사 시 운동이 어렵게 일어나는 등급은?

① 정상 (normal)　　② 양 (fail)　　③ 가 (poor)
④ 불가 (trace)　　⑤ 제로 (zero)

▶ 38번 해설 참조

정답 : 37_② 38_⑤ 39_②

Chapter 03 도수 근력검사 (Manual Muscle Testing ; MMT) | **57**

40 휘파람 부는 표정은 다음 중 어느 근육의 작용인가?

① 입둘레근   ② 눈썹주름근
③ 입꼬리당김근   ④ 눈살근
⑤ 볼근

▶ - 눈썹주름근 : 눈살 찌푸린 표정
 - 입꼬리당김근 : 삐죽거리는 표정, 보조개
 - 눈살근 : 싫어하는 표정
 - 볼근 : 트럼펫 부는 표정

41 뒤통수 이마근의 작용으로 맞는 것은?

① 눈살을 찌푸린 표정   ② 싫어하는 표정
③ 놀라는 표정   ④ 트럼펫 부는 표정
⑤ 미소짓는 표정

▶ - 눈썹주름근(추미근) : 눈살 찌푸린 표정
 - 눈살근(비근근) : 싫어하는 표정
 - 볼근(협근) : 트럼펫 부는 표정
 - 큰광대근(대관골근) : 미소짓는 표정

42 입꼬리를 아래로 당기고 목의 피부가 당겨지게 만드는 근육은 다음 중 무엇인가?

① 눈살근   ② 넓은 목근
③ 위눈꺼풀올림근   ④ 위입술올림근
⑤ 턱끝근

▶ - 눈살근 : 싫어하는 표정
 - 위눈꺼풀올림근 : 눈꺼풀 들어 올림
 - 위입술올림근 : 윗입술을 들어 올림
 - 턱끝근 : 입을 삐죽이거나 빨기 할 때

43 눈썹주름근의 작용으로 맞는 것은?

① 트럼펫 부는 표정   ② 삐죽거리는 표정
③ 치아를 꼭 다뭄   ④ 싫어하는 표정
⑤ 눈살 찌푸린 표정

▶ - 볼근 : 트럼펫 부는 표정
 - 입꼬리당김근 : 삐죽거리는 표정, 보조개
 - 관자근(측두근), 깨물근(교근), 안쪽날개근(내측익돌근) : 입 다물기
 - 눈살근 : 싫어하는 표정

정답 : 40_① 41_③ 42_② 43_⑤

44 얼굴근력검사 시 저항을 줄 수 있는 근육은?

① 눈살근　　② 입둘레근　　③ 협근
④ 관자근　　⑤ 넓은목근

▶ 얼굴근력검사 중 씹기근육(저작근) 근육만 저항을 가할 수 있음.
 - 깨물근, 관자근(측두근), 가쪽안쪽날개근, 목뼈위근육, 두힘살근(악이복근) 등

45 다음 표정근에서 입에 작용하는 근육이 아닌 것은?

① 눈둘레근　　② 볼근　　③ 위입술올림근
④ 큰광대근　　⑤ 입꼬리당김근

▶ 입에 작용하는 근육
 - 입둘레근, 볼근, 위입술올림근, 입꼬리올림근, 큰광대근(대관골근), 턱끝근(이근), 입꼬리내림근(구각하제근), 아래입술내림근(하순하제근), 입꼬리당김근 등

46 씹기에 관여하는 근육이 아닌 것은?

① 두힘살근　　② 넓은 목근　　③ 깨물근
④ 관자근　　⑤ 날개근

▶ 얼굴근력검사 중 씹기근육(저작근) 근육만 저항을 가할 수 있음.
 - 깨물근, 관자근, 가쪽안쪽 날개근, 목뼈위근육, 두힘살근(악이복근) 등

정답 : 44_④　45_①　46_②

MEMO

Chapter 4
신경학적 평가

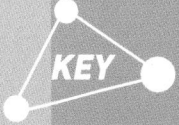

- 이번 chapter에서는 앞에서 배운 관절, 근육과 함께 인체의 중요한 요소인 신경과 관련된 손상에 대한 평가를 다룹니다. 신경의 손상으로 가장 흔히 볼 수 있는 감각의 문제와 중추신경계의 손상으로 나타나는 협조성과 균형에 문제가 생겼을 경우의 평가 방법에 대해서 알아볼 것입니다.

- 감각 평가를 함으로써 환자의 감각 되먹임 단계를 결정하거나 감각상실에 따른 보상기술 습득의 필요성을 결정, 환자의 안정성과 2차적 합병증을 예방할 수 있습니다. 우리 몸에는 표재성 감각, 심부(고유수용기) 감각, 통합(피질) 감각 등 다양한 감각이 있으며, 그에 따른 평가 방법도 다양하기 때문에 이를 잘 익혀서 환자를 평가할 수 있어야 합니다.

- 또한 SCI 환자의 평가 시 신체의 피절을 이용해 감각검사를 하므로 그림과 함께 잘 익혀두도록 합니다.

- 중추신경계에 손상이 있을 경우 부드럽고 정확하고 조절된 운동을 수행하는 능력이 떨어지는 것을 협조성 문제라고 합니다. 균형 문제도 마찬가지로 중추신경계의 손상에 의해 나타날 수 있으므로 이에 대한 평가 방법들을 잘 숙지하고 있어야 합니다.

  꼭! 알 아 두 기

1. 표재성 감각, 심부 (고유수용기) 감각, 통합 (피질) 감각의 평가 방법
2. 감각 평가 시 고려사항
3. 신체의 피절
4. 협조성과 균형의 정의
5. 협조성의 조건
6. 협조부전 검사 방법
7. 균형 평가 방법

CHAPTER 04 신경학적 평가

1 감각 평가

1 감각과 지각의 차이
(1) 감각
- 신체 내외에 생긴 변화를 받아들이는 과정

(2) 지각
- 감각성 흥분에 대한 의식적인 반영 과정

2 감각수용기의 종류
(1) 몸 감각 (체성 감각)
- 피부 감각 (통각, 촉각, 압각, 온도각), 심부 감각 (관절각, 근각)

(2) 내장 감각
- 내장통, 내장충만감

(3) 특수 감각
- 오관기(시각, 청각, 미각, 후각, 평형 감각), 근방추, GTO, 관절 내 고유수용기

3 감각 평가의 목적
(1) 운동에 영향을 주는 감각 되먹임 단계 결정
(2) 민감성 제거나 감각재훈련 프로그램을 시작하는 기초 제공
(3) 감각 상실에 따른 보상 기술의 습득 필요성을 결정
(4) 환자의 안정성과 2차적 합병증 예방

4 감각 평가 방법
(1) 표재성 감각
① 통각 : 뾰족한 쪽이나 무딘 쪽을 무작위로 가볍게 찔러 자극
② 촉각 : 검사할 부위에 가볍게 접촉
③ 온각 : 뜨거운 물이나 차가운 물의 시험관으로 접촉
④ 압각 : 손으로 눌러서 반응 관찰

(2) 심부 (고유 수용기) 감각
① 운동 감각 : 치료사가 수동적으로 움직인 후 환자가 운동 범위와 방향을 말함.

② 위치 감각 : 환자의 신체 분절을 특정 위치에 고정한 후 환자는 반대편 체지로 그 자세를 취함.
③ 진동 감각 : 음차를 뼈 돌출부에 위치시킨 후 환자는 진동 여부를 말함.

(3) 통합 (피질) 감각
① 입체인지 : 눈을 가리고 사물을 촉지하여 형태와 모양을 확인
② 이점식별감 : 동시에 주어지는 두 점을 인식할 수 있는지 확인
③ 촉각 위치 측정 : 피부를 자극한 후 그 위치를 설명하게 함.

5 감각 평가 시 고려사항

(1) 검사에 대한 설명과 시범
(2) 원위에서 근위로 실시
(3) 환자의 눈을 가리고 실시
(4) 자극은 무작위로 적용
(5) 양쪽 비교

6 신체의 피절

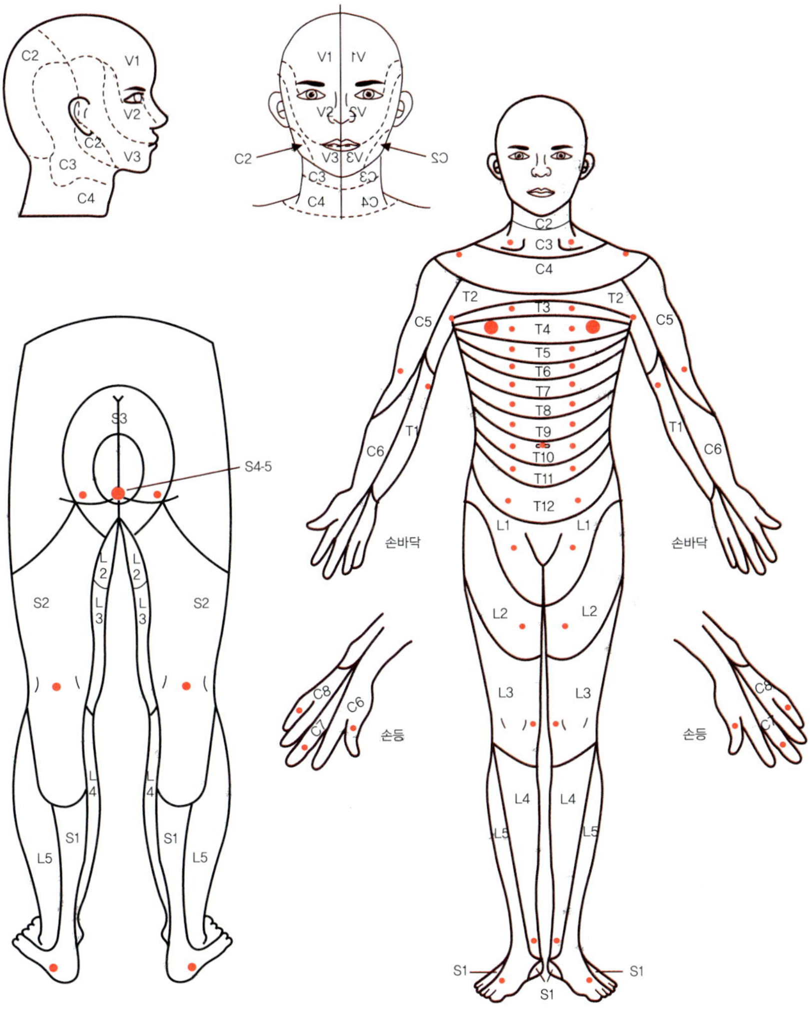

C4 : 어깨뼈 봉우리 (견봉)
C5 : 팔꿉관절 가쪽부분
C6 : 엄지손가락 (모지)
C7 : 가운데손가락 (중지)
C8 : 새끼손가락 (소지)
T1 : 아래팔 안쪽부분
T4 : 유두 (젖꼭지)
T6 : 칼돌기 (검상돌기)
T10 : 배꼽
L1 : 넙다리 (대퇴) 안쪽위부분
L2 : 넙다리 앞 안쪽부분
L3 : 무릎관절 안쪽부분
L4 : 안쪽 복사 위쪽부분
　　　(내과상부)
L5 : 가쪽 복사 위쪽부분
　　　(외과상부)
S1 : 장딴지가쪽 (종외측)
S2 : 넙다리 뒤부분 (종외측)
S3 : 궁둥부분
S4, 5 : 항문부

2 협조성 및 균형 평가

1 정의
(1) 협조성
- 부드럽고 정확하고 조절된 운동을 수행하는 능력

(2) 균형
- 신체의 각 부분이 서로 잘 구성되어 어느 한편으로 치우쳐서 기울어지지 않은 상태
  * 정적 균형 : 고정된 지지면에 흔들림 없이 서 있을 수 있는 능력
  * 동적 균형 : 신체가 움직이는 동안 균형을 유지하는 능력

2 협조성 조건
(1) 신경근육계가 완전히 정상
(2) 적절한 속도, 거리, 방향, 리듬과 근긴장 요구
(3) 적절한 공동근의 역할, 반대로 움직일 수 있는 대항근의 작용
(4) 먼쪽부분의 운동을 위한 몸쪽부분의 고정과 자세 유지가 요구
(5) 중추신경계가 정상

3 목적
(1) 과제 또는 기능적 활동을 수행하는 근육의 능력 평가
(2) 치료 계획의 수립과 치료 효과의 판정
(3) 협조성 증가를 위한 치료 방법의 선택에 도움.
(4) 협조성에 도움을 주는 기구를 선택

4 협조부전 검사의 종류
(1) 교호 운동장애 : 손가락-코 닿기
(2) 운동소모증 : 발뒤꿈치-정강이 닿기, 발가락-손 닿기
(3) 공동 운동장애 : 8자형 그리기
(4) 의도성 진전 : 기능적 활동을 하는 동안 관찰, 손가락-코 닿기
(5) 안전성 진전 : 안정 시에 환자 관찰

(6) 운동완성 : 보행 시 관찰

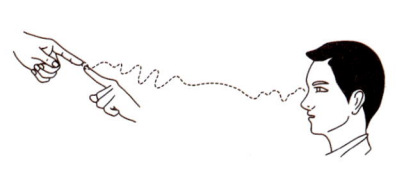
손가락 - 손가락 닿기

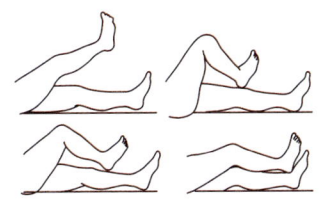
발뒤꿈치 - 정강이 닿기

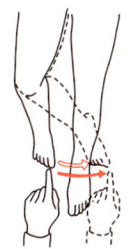
발가락 - 손 닿기

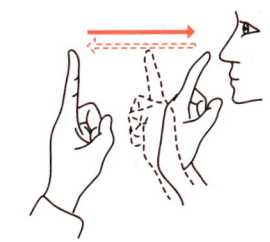
손가락 - 코 닿기

5 균형검사의 종류

(1) 정적 균형
   ① 눈 뜨고 감고 두 다리로 서기, 한 다리로 서기, 발뒤꿈치로 서기, 일자로 서기
   ② Romberg test, Berg balance test, stand one leg test, reach arm test

(2) 동적 균형
   - 일어서기, 걷기, 방향 바꾸기, 멈추기, 출발하기

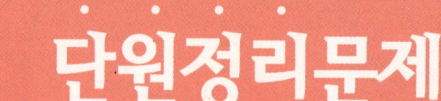

단원정리문제

01 다음 중 몸 감각으로 맞지 않는 것은?

① 촉각 ② 냉각 ③ 미각
④ 통각 ⑤ 압각

02 눈을 가리고 사물을 만져보고 그것이 무엇인지 말하게 하는 검사는 무엇인가?

① 운동 감각 ② 촉각 ③ 이점식별감
④ 입체인지 ⑤ 위치 감각

03 신체 분절을 특정 위치에 고정한 후 환자가 반대편 체지로 그 자세를 취하게 하는 검사는?

① 위치 감각 ② 진동 감각 ③ 운동 감각
④ 이점식별감 ⑤ 입체인지

04 다음 중 가운데손가락의 감각을 지배하는 신경근 레벨은?

① C4 ② C5 ③ C6
④ C7 ⑤ C8

단원정리문제 해설

▶ 감각수용기의 종류
① 몸 감각
  - 피부 감각(통각, 촉각, 압각, 온도각), 심부 감각(관절각, 근각)
② 내장 감각
  - 내장통, 내장충만감
③ 특수 감각
  - 오관기(시각, 청각, 미각, 후각, 평형감각), 근방추, GTO, 관절 내 고유수용기

▶ 통합(피질) 감각
  - 입체인지 : 눈을 가리고 사물을 촉지하여 형태와 모양을 확인
  - 이점식별감 : 동시에 주어지는 두 점을 인식할 수 있는 지 확인
  - 촉각 위치 측정 : 피부를 자극한 후 그 위치를 설명하게 함.

▶ 심부(고유수용기) 감각
  - 운동 감각 : 치료사가 수동적으로 움직인 후 환자가 운동 범위와 방향을 말함.
  - 위치 감각 : 환자의 신체 분절을 특정 위치에 고정한 후 환자는 반대편 체지로 그 자세를 취함.
  - 진동 감각 : 음차를 뼈 돌출부에 위치시킨 후 환자는 진동 여부를 말함.

▶ C4 : 어깨뼈 봉우리
  C5 : 팔꿉관절 가쪽부분
  C6 : 엄지손가락(모지)
  C7 : 가운데손가락(중지)
  C8 : 새끼손가락(소지)

정답 : 1_③ 2_④ 3_① 4_④

05 다음 중 감각검사에 속하는 것은?

| 가. 입체인지 | 나. 진동감각 |
| 다. 촉각 | 라. 이점식별감 |

① 가, 나, 다 ② 가, 다 ③ 나, 라
④ 라 ⑤ 가, 나, 다, 라

06 감각 평가 시 유의하여야 할 사항으로 맞지 않는 것은?

① 자극은 무작위로 적용
② 양측 비교
③ 몸쪽부분에서 먼쪽부분으로 실시
④ 검사에 대한 설명과 시범
⑤ 환자의 눈을 가리고 실시

07 신체 피절의 연결로 맞지 않는 것은?

① T4 – 젖꼭지
② C7 – 새끼손가락
③ L4 – 안쪽복사위쪽부분
④ S2 – 넙다리뒤부분
⑤ C4 – 어깨뼈 봉우리

08 고정된 지지면에 흔들림 없이 서 있을 수 있는 능력을 무엇이라고 하는가?

① 협조성 ② 동적 균형 ③ 실조
④ 정적 균형 ⑤ 지각

▶ **단원정리문제 해설**

▶ 감각검사
 - 표재성 감각 : 통각, 촉각, 온각, 압각
 - 심부(고유수용기) 감각 : 운동 감각, 위치 감각, 진동 감각
 - 통합(피질) 감각 : 입체인지, 이점식별감, 촉각 위치 측정

▶ 감각 평가 시 고려사항
 - 검사에 대한 설명과 시범
 - 먼쪽에서 가까운쪽으로 실시
 - 환자의 눈을 가리고 실시
 - 자극은 무작위로 적용
 - 양측 비교

▶ C7 : 가운데손가락(중지)
  C8 : 새끼손가락(소지)

▶ 균형
 - 신체의 각 부분이 서로 잘 구성되어 어느 한편으로 치우쳐서 기울어지지 않은 상태
 *정적 균형 : 고정된 지지면에 흔들림 없이 서 있을 수 있는 능력
 *동적 균형 : 신체가 움직이는 동안 균형을 유지하는 능력

정답 : 5_⑤ 6_③ 7_② 8_④

09 다음 중 배꼽의 감각을 지배하는 것은?

① T1　　② T4　　③ T6
④ T8　　⑤ T10

▶ T1 : 아래팔 안쪽 부분
　T4 : 젖꼭지
　T6 : 칼돌기(검상돌기)
　T10 : 배꼽

10 다음 중 넙다리 안쪽위부분의 감각을 지배하는 것은?

① L1　　② L2　　③ L3
④ L4　　⑤ L5

▶ L1 : 넙다리 안쪽 위쪽부분
　L2 : 넙다리 앞쪽 안쪽부분
　L3 : 무릎관절 안쪽부분
　L4 : 안쪽 복사 위쪽부분(내과상부)
　L5 : 가쪽 복사 위쪽부분(외과상부)

11 협조성 조건으로 맞지 않는 것은?

① 몸쪽부분의 운동을 위한 먼쪽부분의 고정과 자세 유지 요구
② 중추신경계가 정상
③ 적절한 속도, 거리, 방향, 리듬과 근 긴장 요구
④ 적절한 공동근의 역할, 반대로 움직일 수 있는 대항근의 작용
⑤ 신경근육계가 정상

▶ 협조성 조건
　- 신경근육계가 완전히 정상
　- 적절한 속도, 거리, 방향, 리듬과 근긴장 요구
　- 적절한 공동근의 역할, 반대로 움직일 수 있는 길항근의 작용
　- 먼쪽부분의 운동을 위한 몸쪽부분의 고정과 자세 유지가 요구
　- 중추신경계가 정상

12 부드럽고, 정확하고, 조절된 운동을 수행하는 능력을 무엇이라고 하는가?

① 지구력　　② 보행　　③ 근력
④ 지각　　⑤ 협조성

▶ 협조성의 정의
　- 부드럽고 정확하고 조절된 운동을 수행하는 능력

정답 : 9_⑤　10_①　11_①　12_⑤

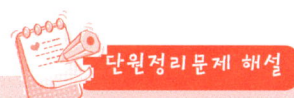

13 다음 중 협조 부전검사의 연결이 맞지 않는 것은?

① 운동완성 – 보행 시 관찰
② 교호 운동장애 – 손가락-코 닿기
③ 안정성 진전 – 기능적 활동을 하는 동안 관찰
④ 공동 운동장애 – 8자형 그리기
⑤ 운동소모증 – 발뒤꿈치-정강이 닿기

▶ 협조 부전검사
- 교호 운동장애 : 손가락-코 닿기
- 운동소모증 : 발뒤꿈치-정강이 닿기, 발가락-손 닿기
- 공동 운동장애 : 8자형 그리기
- 의도성 진전 : 기능적 활동을 하는 동안 관찰, 손가락-코 닿기
- 안전성 진전 : 안정 시에 환자 관찰
- 운동완서 : 보행 시 관찰

14 다음 중 협조성 검사로 맞는 것은?

| 가. 손가락-코 닿기 | 나. 8자형 그리기 |
| 다. 발뒤꿈치-정강이 닿기 | 라. 손가락-손가락 닿기 |

① 가, 나, 다   ② 가, 다   ③ 나, 라
④ 라   ⑤ 가, 나, 다, 라

▶ 13번 해설 참조

15 다음 중 정적 균형검사로 맞는 것은?

| 가. 일자로 서기 | 나. 방향바꾸기 |
| 다. Romberg test | 라. Time up and go test |

① 가, 나, 다   ② 가, 다   ③ 나, 라
④ 라   ⑤ 가, 나, 다, 라

▶ 정적 균형
- 눈 뜨고 감고 두 다리로 서기, 한 다리로 서기, 발뒤꿈치로 서기, 일자로 서기
- Romberg test, Berg balance test, stand one leg test, reach arm test

▶ 동적 균형
- 일어서기, 걷기, 방향바꾸기, 멈추기, 출발하기
- Time up and go test

정답 : 13_③ 14_⑤ 15_②

MEMO

Chapter 5
운동 발달 평가

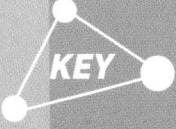

- 이번 chapter에서는 신생아기부터 운동의 발달이 어떤 순서로 이루어지는가에 대해서 다룹니다.
- 어떤 것이 먼저 발생하고 후에 발생하는지의 운동 발달 법칙에 대해서 알고 운동의 숙련이 나타나기까지 어떤 단계를 거치는가에 대해서도 설명합니다. 아기를 출산한 후 키우면서 관심있게 지켜보는 개월 별 행동 양상에 대해서도 잘 숙지하고 이를 평가할 수 있어야 한다.
- 신경·생리학적 발달에 따라 척수, 뇌간, 중간뇌, 대뇌겉질 순으로 운동 발달이 이루어지는데, 각 수준별 특징과 반사의 종류, 음성·양성 반응에 대해서 알고 이에 따른 운동 발달 평가를 하여야 합니다.
- 초기운동 발달이 이루어지기 시작할 때 어떤 시기의 문제점과 이후 장애를 최소화하기 위해 신생아기 자동반사부터 신경·생리학적 운동 발달의 각 수준별 반사에 대해 잘 숙지해서 이를 평가할 수 있어야 합니다.

꼭! 알아두기

1. 운동 발달의 법칙
2. 운동 조절의 4단계와 각 특징
3. 1개월부터의 정상 운동 발달 순서
4. 신생아기 자동반사
5. 신경·생리학적 운동 발달의 순서와 각 수준별 특징과 반사의 종류, 반응

CHAPTER 05 운동 발달 평가

1 발달의 법칙

(1) 머리쪽 → 꼬리쪽
(2) 큰 관절 → 작은 관절
(3) 몸쪽끝 → 먼쪽끝
(4) 자쪽 → 노쪽
(5) 단순 동작 → 복잡 동작
(6) 상반성 신경 지배법칙
(7) 반사 우세 → 반사 통합
(8) 척수반응 → 평형반응

2 운동 조절의 단계

(1) 운동성 (Mobility)
　① 불규칙하고 목적 없는 운동
　② 원시적 반사에 의한 반사성 운동
　③ 굽힘근움츠림 반사, 폄근뻗침 반사, 교차폄 반사에 의한 팔다리운동
(2) 안정성 (Stability)
　① 뇌줄기의 발달과 함께 발생
　② 긴장성 유지 : 저항에 대해 단축된 범위 내에서 근수축 유지
　③ 협력 수축 : 주동근과 대항근의 동시 정적 수축
(3) 조절된 운동성 (Controlled mobility)
　① 평형 반응과 관련
　② 먼쪽 부분이 고정되고 몸쪽 부분이 움직임
　③ 몸의 장축으로 구르기, 체중지지 자세에서 전후·좌우 흔들기
(4) 숙련 (Skill)
　① 균형 반응과 관련
　② 몸쪽 부분에서 안정성을 유지하고, 먼쪽 부분에서 자유로운 운동

3 정상운동 발달 순서

개월	발달 순서
1~3개월	머리 조절
3개월	다리교대운동
4~6개월	축상복와위 (pivot prone)
7~8개월	혼자앉기
9~11개월	네발기기
13~15개월	혼자서기
12~18개월	혼자걷기

4 신생아기 자동반사 (원시반사)

(1) 당김반응
- 양 팔을 끌어당겨 바로 누운자세에서 일으킬 때 머리의 자동적 굽힘

(2) 놀람반사
- 갑작스러운 큰소리를 낼 때 팔꿈치를 굽힌 채 주먹을 쥔 상태로 팔을 벌림

(3) 갈란트반응
- 엎드려 누운자세에서 공중에서 받치고, 척추 측방의 피부를 위에서 손으로 가볍게 긁으면 자극하는 쪽으로 몸통 가쪽굽이

(4) 자동보행반응
- 신생아를 수직위로 유지하고 발바닥을 바닥에 붙이면 두 다리로 발 내딛기 운동

(5) 움츠림반사
- 양쪽 발바닥을 가볍게 자극하면 양 다리를 동시에 굽힘

5 신경생리학적 운동 발달

(1) 척수 수준
① 생존을 위한 반사 (원시반사)
② 팔다리 근육을 굽힘, 폄시킴으로써 조절
③ 출현 시기 : 생후 2개월 이내

반사	음성	양성
굽힘근움츠림반사	폄 상태 유지	굽힘

반사		음성		양성
폄근뻗침 반사		굽힘 상태 유지		반사적으로 폄
교차 폄반사 1		반대쪽 다리 굽힘 유지		반대쪽 다리폄
교차 폄반사 2		반대쪽 다리 반응 없음		반대쪽 다리모음, 안쪽돌림, 발바닥쪽 굽힘

(2) 뇌줄기 (뇌간) 수준
 ① 정적인 자세반사
 ② 몸통과 머리 위치 변화에 따른 전신 근 긴장 변화
 ③ 출현 시기 : 생후 4~6개월 이내

반사		음성		양성
비대칭성 긴장성 목반사 (경반사)		반응 없음		머리돌림쪽 팔다리 폄 반대쪽 팔다리굽힘
대칭성 긴장성 목반사 1		긴장 변화 없음		팔 굽힘 다리 폄
대칭성 긴장성 목반사 2		긴장 변화 없음		팔폄 다리굽힘
긴장성 미로반사 1		수동 굽힘 시 폄근 긴장 변화 없음		팔 또는 다리 수동굽힘 시 폄 긴장 우세
긴장성 미로반사 2		머리·몸통·팔다리 폄 가능 굽힘근 긴장 증가 없음		머리폄, 어깨 뒤쪽굽힘, 몸통·팔다리폄

74 | 운동치료학 2 / 측정 및 평가

연합반응		반대쪽 팔다리 긴장증가나 반응 없음		반대쪽 팔다리 긴장 증가
양성지지 반응		폄근 긴장 증가 없음		다리 폄근 긴장 증가 발목관절 발바닥쪽 굽힘 젖힌무릎 (반장슬)
음성지지 반응		폄근 긴장 이완 무릎관절 굽힘, 발목관절 발바닥쪽 굽힘 가능		폄근 긴장의 이완 없이 양성 지지 지속

(3) 중간뇌 수준
　① 공간에서 머리와 몸통의 정상적인 관계를 이루는 역할(정위반응)
　② 출현 시기 : 출생 시~생후 10~12개월에 최고 수준

반사	음성		양성	
머리에 작용하는 미로정위 반사 1,2		머리 조절 못함		머리 : 들어올림 얼굴 : 바로 세움 입 : 수평
머리에 작용하는 미로정위 반사 3, 4		머리 세우지 못함		머리 : 들어올림 얼굴 : 바로 세움 입 : 수평

반사		음성		양성
목정위 반사		몸통 돌림이 일어나지 않음		머리가 돌림된 방향으로 몸통이 돌아감
몸에 작용하는 몸통정위 반사		전체적인 몸통 돌림 일어남		몸통의 부분적 돌림
시각정위 반사 1, 2, 3, 4		머리 들고자 함이 없음		머리 : 들어올림 얼굴 : 바로 세움 입 : 수평
양서류 반응		팔, 둔부, 무릎 굽힘이 일어나지 않음		같은쪽 팔, 둔부, 무릎 자연스러운 굽힘

(5) 자동운동 반응

반사	음성	양성
모로반사	놀람반응이 없거나 경미함	팔 벌림 or 굽힘, 바깥돌림 손가락 벌림 및 폄

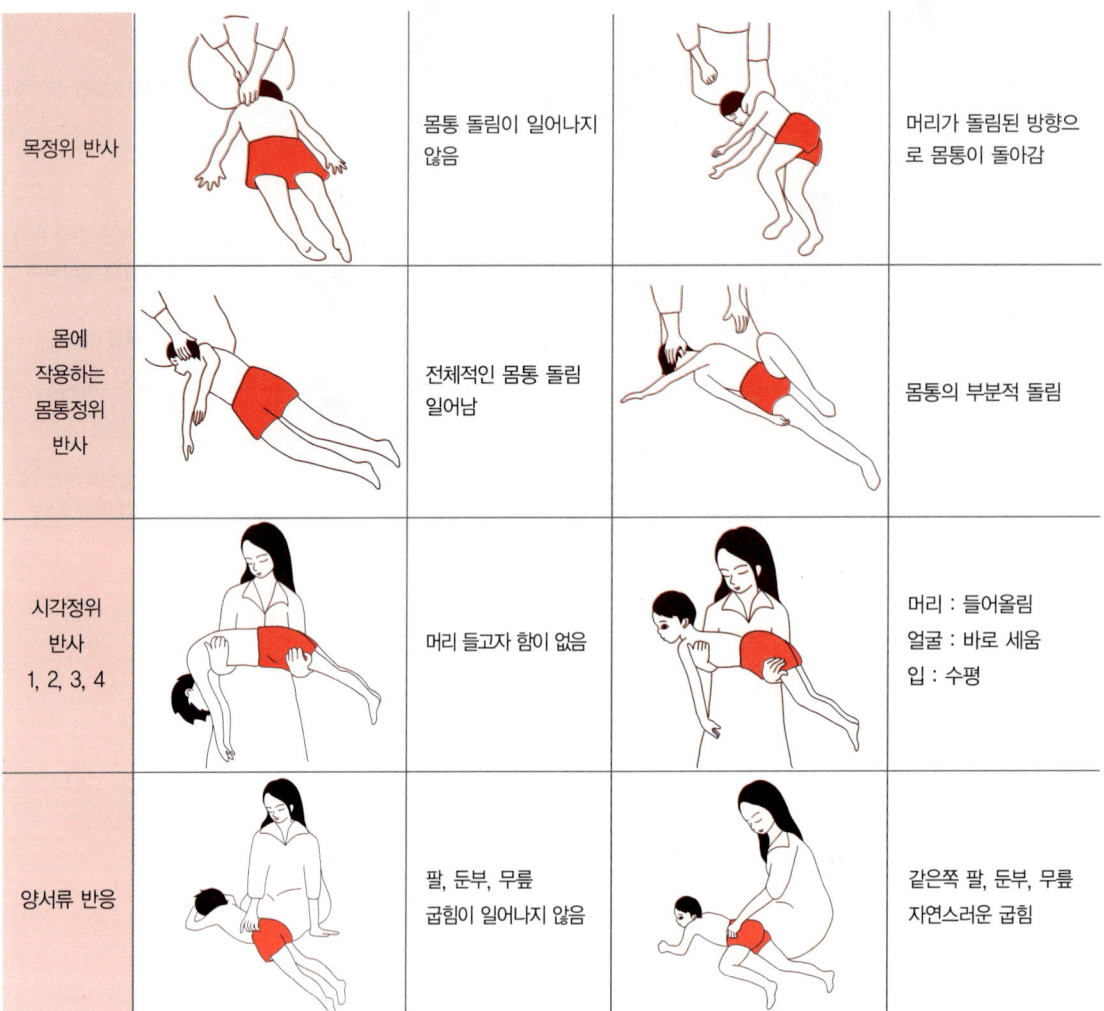

반사				
란다우 반사		척추와 다리 굽힘 상태 유지		척추와 다리 폄 긴장성 목반사 + 정위반사
보호폄근 뻗침반사		팔로 머리 보호하려 하지 않음		머리 보호하기 위해 손가락 폄, 벌림 팔 폄

(4) 뇌겉질 (피질) 수준
　① 평형반응으로 두 다리로 서는 단계
　② 생후 6개월부터 ~

반사	음성		양성	
바로 누운 자세반응		평형반응과 보호반응 없음		올라간 쪽 팔다리 폄, 벌림 가슴우리와 머리 바로 함 내려간 쪽 보호반응
엎드린 자세반응				
팔다리로 짚기 자세반응				

앉은자세 반응				
무릎 선 자세 반응				
발 이동 반응 1, 2, 3		발 이동이 없음		반응 1 – 움직인 방향 반응 2 – 앞쪽 반응 3 – 뒤쪽
발등쪽 굽힘반응		등쪽 굽힘이 없음		등쪽 굽힘
시이소 반응		주저 앉음		굽힘된 무릎 완전 폄, 약간 벌림
유인원 자세 반응				

단원정리문제

01 운동 발달의 법칙으로 맞지 않는 것은?

① 먼쪽 → 몸쪽　　　② 단순 동작 → 복잡 동작
③ 머리쪽 → 꼬리쪽　④ 자쪽 → 노쪽
⑤ 반사 우세 → 통합

02 운동 조절 단계의 순서가 맞는 것은?

| 가. 조절된 운동성 | 나. 숙련 |
| 다. 안정성 | 라. 운동성 |

① 가→라→다→나　② 나→다→라→가
③ 라→다→가→나　④ 라→가→다→나
⑤ 다→나→가→라

03 운동 조절 단계 중 협력 수축이 일어나는 단계는?

① 운동성　② 안정성　③ 조절된 운동성
④ 숙련　⑤ 동적 안정성

단원정리문제 해설

▶ 발달의 법칙
- 머리쪽 → 꼬리쪽
- 큰 관절 → 작은 관절
- 몸쪽끝 → 먼쪽끝
- 자쪽 → 노쪽
- 단순 동작 → 복잡 동작
- 상반성 신경 지배법칙
- 반사 우세 → 반사 통합
- 척수 반응 → 평형 반응

▶ 운동 조절 단계
- 운동성 → 안정성 → 조절된 운동성 → 숙련

▶ 안정성(Stability)
- 뇌줄기(뇌간)의 발달과 함께 발생
- 긴장성 유지 : 저항에 대해 단축된 범위 내에서 근수축 유지
- 협력 수축 : 주동근과 대항근의 동시 정적 수축

정답 : 1_① 2_③ 3_②

Chapter 05 운동 발달 평가 | 79

04 조절된 운동성 단계의 설명으로 맞지 않는 것은?

① 몸의 긴축으로 구르기
② 평형반응과 관련
③ 체중지지 자세에서 전후 좌우 흔들기
④ 몸쪽부분이 고정되고 먼쪽부분이 움직임
⑤ 안정성과 숙련의 중간 단계

05 정상아가 다리교대운동을 할 수 있는 시기는?

① 1개월   ② 3개월   ③ 5개월
④ 7개월   ⑤ 9개월

06 정상아가 네발기기를 할 수 있는 정상 발달 시기는?

① 4~6개월   ② 7~8개월   ③ 9~11개월
④ 13~15개월   ⑤ 16~18개월

07 Pivot prone 자세를 취할 수 있는 시기는?

① 1개월   ② 3개월   ③ 5개월
④ 7개월   ⑤ 9개월

단원정리 문제 해설

▶ 조절된 운동성(Controlled mobility)
 - 평형반응과 관련
 - 먼쪽부분이 고정되고 몸쪽부분이 움직임
 - 몸의 긴축으로 구르기, 체중지지 자세에서 전후 좌우 흔들기

▶ 7번 해설 참조

▶ 7번 해설 참조

▶ 정상 발달 운동 순서

개 월	발달 순서
1~3개월	머리 조절
3개월	다리교대운동
4~6개월	축상복와위
7~8개월	혼자앉기
9~11개월	네발기기
13~15개월	혼자서기
12~18개월	혼자걷기

정답 : 4_④ 5_② 6_③ 7_③

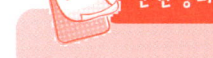

08 다음 중 신생아기의 자동반응이 아닌 것은?

① 당김반응　　② 놀람반사　　③ 움츠림반사
④ 보행반사　　⑤ 시이소반응

09 엎드려 누운자세에서 공중에서 받치고, 척추 측방의 피부를 위에서 손으로 가볍게 긁으면 자극하는 쪽으로 몸통을 옆굽음하는 반응은?

① 긴장성 목반사　　② 갈란트반응　　③ 위치반응
④ 모로반사　　⑤ 양서류반응

10 신경생리학적 운동 발달의 순서로 맞는 것은?

| 가. 중간뇌 | 나. 뇌줄기 |
| 다. 대뇌겉질 | 라. 척수 |

① 가→나→다→라　　② 나→다→라→가
③ 다→나→가→라　　④ 라→다→나→가
⑤ 라→나→가→다

11 아기의 발바닥에 자극을 가하면 동측의 다리를 굽힘시키는 반사의 통합 수준은?

① 중간뇌　　② 대뇌겉질　　③ 척수
④ 뇌줄기　　⑤ 대뇌기저핵

▶ 신생아기 자동반응
- 모로반사, 놀람반사, 긴장성 목반사, 보행반사, 갈란트반응, 위치반응, 움츠림반응, 당김반응 등
* 시이소 반응 : 대뇌겉질 수준

▶ 갈란트반응
- 엎드려 누운자세에서 공중에서 받치고, 척추 측방의 피부를 위에서 손으로 가볍게 긁으면 자극하는 쪽으로 몸통을 옆굽음

▶ 신경생리학적 운동 발달 순서
- 척수 → 뇌줄기 → 중간뇌 → 대뇌겉질

▶ 굽힘움츠림반사
- 척수 수준
- 발바닥에 자극을 주면 자극받은 다리에 굽힘이 일어남.

정답 : 8_⑤　9_②　10_⑤　11_③

12 척수 수준에 대한 설명으로 맞지 않는 것은?

① 평생 지속되는 반사이다.
② 생존을 위한 반사이다.
③ 신경학적으로 가장 먼저 발달한다.
④ 팔다리 근육을 굽힘, 폄시킴으로써 조절한다.
⑤ 생후 2개월 이내에 출현한다.

13 척수 수준반사에 해당하는 것으로 맞는 것은?

가. 굽힘근 움츠림반사	나. 긴장성 미로반사
다. 폄근 뻗침반사	라. 연합반응

① 가, 나, 다   ② 가, 다   ③ 나, 라
④ 라   ⑤ 가, 나, 다, 라

14 몸통과 머리 위치 변화에 따른 전신 근 긴장의 변화로 인해 나타나는 반사의 수준은?

① 척수 수준   ② 중간뇌 수준   ③ 뇌줄기 수준
④ 대뇌겉질 수준 ⑤ 소뇌 수준

단원정리 문제 해설

▶ 척수 수준
- 생존을 위한 반사(원시반사)
- 팔다리 근육을 굽힘, 폄시킴으로써 조절
- 출현 시기 : 생후 2개월 이내
  * 2개월 이후 양성 반응이 나타나면 반사 성숙의 지연

▶ 척수 수준반사
- 굽힘근 움츠림반사, 폄근 뻗침반사, 교차성 폄반사
 * 긴장성 미로반사, 연합반응 : 뇌줄기 수준반사

▶ 뇌줄기 수준
- 정적인 자세반사
- 몸통과 머리 위치 변화에 따른 전신 근 긴장 변화
- 출현 시기 : 생후 4~6개월 이내
- 비대칭성 긴장성 목반사, 대칭성 긴장성 목반사, 긴장성 미로반사, 연합반응, 양성 지지반응, 음성 지지반응

정답 : 12. ① 13. ② 14. ③

15 환자에게 한쪽 손으로 물체를 꽉 쥐게 하였더니 반대쪽 팔다리에 긴장이 증가하는 반응에 대한 설명으로 맞지 않는 것은?

① 척수 수준에 해당한다.
② 연합반응이다.
③ 양성반응이 나타나면 반사성숙의 지연을 의미한다.
④ 음성 지지반응과 같은 발달 수준이다.
⑤ 정적인 자세반사이다.

16 다음 중 뇌줄기 수준의 반사로 맞지 않는 것은?

① 양성 지지반응   ② 긴장성 미로반사
③ 연합반응   ④ 양서류반응
⑤ 대칭성 긴장성 목반사

17 바로 누운자세에서 머리를 한쪽으로 돌림하였더니 머리를 돌림한 쪽 팔다리가 폄되었고, 반대쪽 팔다리는 굽힘되었다면 이 반사는 무엇인가?

① 대칭성 긴장성 목반사
② 비대칭성 긴장성 목반사
③ 긴장성 미로반사
④ 미로성 정위반사
⑤ 보호폄근 뻗침반사

단원정리 문제 해설

▶ 연합반응
- 환자에게 한쪽 손으로 물체를 꽉 쥐게 함 → 양성 : 반대쪽 팔다리에 긴장 증가
- 뇌줄기 수준
- 정적인 자세반사
- 몸통과 머리 위치 변화에 따른 전신 근 긴장 변화
- 출현 시기 : 생후 4~6개월 이내
- 비대칭성 긴장성 목반사, 대칭성 긴장성 목반사, 긴장성 미로반사, 연합반응, 양성 지지반응, 음성 지지반응

▶ 뇌줄기 수준
- 비대칭성 긴장성 목반사, 대칭성 긴장성 목반사, 긴장성 미로반사, 연합반응, 양성 지지반응, 음성 지지반응
* 양서류 반응 : 중간뇌 수준

▶ 비대칭성 긴장성 목반사
- 머리돌림쪽 팔다리 폄
- 반대쪽 팔다리 굽힘

정답 : 15_① 16_④ 17_②

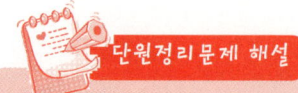

18 공간에서 머리와 몸통의 정상적인 관계를 이루게 하는 역할을 하는 반사 수준은?

① 척수 수준
② 뇌줄기 수준
③ 중간뇌 수준
④ 대뇌겉질 수준
⑤ 소뇌 수준

▶ 중간뇌 수준
 - 공간에서 머리와 몸통의 정상적인 관계를 이루는 역할(정위반응)
 - 출현 시기 : 출생 시 ~ 생후 10~12개월에 최고 수준
 - 목 정위반사, 몸통 정위반사, 미로 정위반사, 시각 정위반사, 양서류반응

19 중간뇌 수준의 반사로 맞는 것은?

① 대칭성 긴장성 목반사　② 양서류반응
③ 굽힘근 움츠림반사　　④ 시이소반응
⑤ 유인원반응

▶ - 대칭성 긴장성 목반사 : 뇌줄기 수준
 - 굽힘근 움츠림반사 : 척수 수준
 - 시이소반응, 유인원반응 : 대뇌 겉질 수준

20 엎드려 누운자세에서 한쪽 골반을 살짝 들어올리면 반사적으로 같은 쪽의 팔과 엉덩관절 및 무릎관절의 굽힘 현상이 일어나는 반응에 대한 설명으로 맞는 것은?

① 생후 2~4개월에 나타난다.
② 중간뇌 수준에 해당한다.
③ 긴장성 반사와 정위반사가 합쳐져서 나타나는 반사이다.
④ 유인원 자세반응이다.
⑤ 대칭성 긴장성 목반사와 같은 발달 수준이다.

▶ 양서류 반응
 - 엎드려 누운자세에서 한쪽 골반을 살짝 들어올림 → 같은 쪽 팔과 엉덩관절 및 무릎관절 굽힘
 - 중간뇌 수준
 - 공간에서 머리와 몸통의 정상적인 관계를 이루는 역할(정위반응)
 - 출현 시기 : 출생 시 ~ 생후 10~12개월에 최고 수준
 - 목 정위반사, 몸통 정위반사, 미로 정위반사, 시각 정위반사, 양서류반응

정답 : 18_③　19_②　20_②

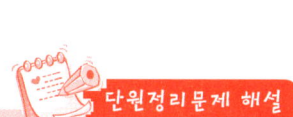
단원정리문제 해설

21. 아기를 엎드리게 하여 들어 올렸을 때 머리를 바로하고 얼굴은 수직, 입은 평행하게 한다면 무슨 반사인가?

① 란다우반응 ② 연합반응
③ 시각 정위반사 ④ 목 정위반사
⑤ 양서류반응

▶ 시각 정위반사
- 엎드린 자세로 들어올림 → 양성 : 머리 들어 올리고 얼굴은 수직, 입은 수평으로 다뭄.
- 중간뇌 수준

22. 란다우반사는 정위반사와 어떤 반응이 합쳐진 것인가?

① 모로반사 ② 긴장성 목반사
③ 평형반사 ④ 연합반응
⑤ 시이소반응

▶ 란다우반사
- 엎드린 자세로 들어 올려서 머리를 폄 → 양성 : 몸통 및 다리 폄
- 자동 운동 반응
- 긴장성 목반사 + 정위반사

23. 다음 중 평생 지속되는 반사로 맞는 것은?

| 가. 양서류반응 | 나. 시이소반응 |
| 다. 보호폄근 뻗침반사 | 라. 연합반응 |

① 가, 나, 다 ② 가, 다 ③ 나, 라
④ 라 ⑤ 가, 나, 다, 라

▶ 중간뇌 수준
- 공간에서 머리와 몸통의 정상적인 관계를 이루는 역할(정위반응)
- 출현 시기 : 출생 시 ~ 생후 10~12개월에 최고 수준
- 목 정위반사, 몸통 정위반사, 미로 정위반사, 시각 정위반사, 양서류반응

▶ 뇌겉질 수준
- 평형반응으로 두 다리로 서는 단계
- 생후 6개월부터 ~
- 바로 누운자세반응, 엎드린 자세반응, 팔다리로 짚기 자세반응, 발 이동반응, 시이소반응, 유인원 자세반응 등
* 보호폄근 뻗침반사 : 6개월 이후 ~

정답 : 21_③ 22_② 23_①

Chapter 05 운동 발달 평가 | 85

24 다음 중 평형반응과 관련있는 발달 수준은?

① 소뇌 수준 ② 대뇌 겉질 수준
③ 중간뇌 수준 ④ 뇌줄기 수준
⑤ 척수 수준

25 다음 중 대뇌겉질 수준의 반사로 맞는 것은?

① 목 정위반사 ② 모로반사
③ 교차성 폄반사 ④ 시이소반응
⑤ 대칭성 긴장성 목반사

26 신경계 발달에 따라 나타나는 반사의 순서로 맞는 것은?

| 가. 양서류반응 | 나. 연합반응 |
| 다. 교차성 폄반사 | 라. 유인원 자세반응 |

① 가→라→다→나 ② 나→다→라→가
③ 라→다→가→나 ④ 라→가→다→나
⑤ 다→나→가→라

단원정리문제 해설

▶ 뇌겉질 수준
  - 평형반응으로 두 다리로 서는 단계
  - 생후 6개월부터 ~
  - 바로 누운자세반응, 엎드린 자세반응, 팔다리로 짚기 자세반응, 발 이동반응, 시이소반응, 유인원 자세반응 등

▶ - 목 정위반사 : 중간뇌 수준
  - 모로반사 : 신생아기반사
  - 교차성 폄반사 : 척수 수준
  - 대칭성 긴장성 목반사 : 뇌줄기 수준

▶ 척수 수준
  - 굽힘근 움츠림반사, 폄근 뻗침반사, 교차성 폄반사
▶ 뇌줄기 수준
  - 비대칭성 긴장성 목반사, 대칭성 긴장성 목반사, 긴장성 미로반사, 양성 지지반응, 음성 지지반응
▶ 중간뇌 수준
  - 목 정위반사, 몸통 정위반사, 미로 정위반사, 시각 정위반사, 양서류반응
▶ 대뇌겉질 수준
  - 바로 누운자세반응, 엎드린 자세반응, 팔다리로 짚기 자세반응, 발 이동반응, 시이소반응, 유인원 자세반응 등

정답 : 24_② 25_④ 26_⑤

27 다리를 살짝 굽힘하고 서 있는 자세에서 손과 발을 붙잡고 앞 가쪽으로 가볍게 당겼을 때 주저앉는다면 어떤 반사의 음성반응인가?

① 연합반응
② 시이소반응
③ 정위반응
④ 유인원 자세반응
⑤ 양서류반응

▶ 시이소 반응
- 엉덩관절·무릎관절 굽힘 기립자세에서 손발을 약간 앞 가쪽으로 당김.
→ 음성 : 주저앉음 / 양성 : 굽힘된 무릎을 완전히 폄 + 약간 벌림
- 대뇌겉질 수준

28 다음 중 대칭성 긴장성 목반사가 나타나는 시기는?

① 1개월
② 5개월
③ 10개월
④ 12개월
⑤ 15개월

▶ 뇌줄기 수준
- 정적인 자세반사
- 몸통과 머리 위치 변화에 따른 전신 근 긴장 변화
- 출현 시기 : 생후 4~6개월 이내
- 비대칭성 긴장성 목반사, 대칭성 긴장성 목반사, 긴장성 미로반사, 연합반응, 양성 지지반응, 음성 지지반응

29 쪼그려 앉은자세에서 한쪽으로 기울였을 때 팔다리를 폄, 벌림시켜서 균형을 잡으려고 하는 반사의 설명으로 맞지 않는 것은?

① 대뇌겉질 수준의 반사이다.
② 평형반응으로 두 다리로 서는 단계이다.
③ 유인원 자세반응이다.
④ 시이소반응과 같은 수준의 반사이다.
⑤ 생후 2~4개월에 나타난다.

▶ 유인원 자세반응
- 쪼그려 앉은자세에서 한쪽으로 기울임.
→ 양성 : 팔다리를 폄, 벌림(평형반응), 내려간 쪽은 보호반응
- 뇌겉질 수준
- 평형반응으로 두 다리로 서는 단계
- 생후 6개월부터~
- 바로 누운자세반응, 엎드린 자세반응, 팔다리로 짚기 자세반응, 발 이동반응, 시이소반응, 유인원 자세반응 등

정답 : 27_② 28_② 29_⑤

Chapter 05 운동 발달 평가 | 87

MEMO

Chapter 6

심호흡계 평가

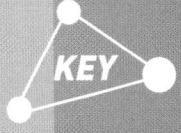

- 이번 chapter에서는 사람이 살아가는데 없어서는 안 될 심호흡계에 대한 평가에 대해서 다룹니다. 가장 기본적으로 폐의 기능과 작용에 따른 용적과 용량에 대해서 알고 환자를 평가하였을 때 정상과 비교할 수 있어야 합니다.
- 또한 유아와 성인은 다른 형태의 가슴우리 모양을 가지고 있고, 원통형, 깔때기형, 새가슴 등 비정상적인 가슴우리의 모양과 특징을 알아야 합니다.
- 숨을 들이쉬고 내쉴 때 가슴우리의 움직임을 관찰하고 측정할 수 있어야 하며, 청진으로 호흡음을 듣고 정상과 비정상을 가려낼 수 있어야 합니다. 정상인 사람과 다르게 심호흡계에 문제가 있는 사람은 호흡 양상이 여러 가지로 나타날 수 있으므로 이상호흡의 종류와 특징에 대해서 알고 이를 평가하여야 합니다.

꼭! 알아두기

1. 폐의 용적과 용량
2. 정상과 비정상의 가슴우리 형태
3. 이상호흡의 종류와 특징

CHAPTER 06 심호흡계 평가

1 허파(폐)의 용적과 용량

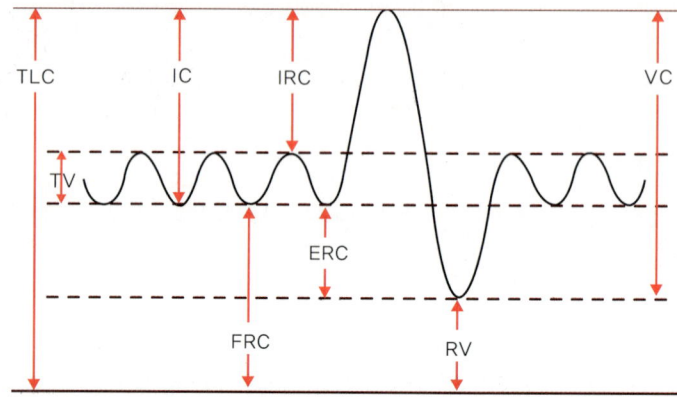

(1) 총폐활량 (TLC) : 최대 들숨(흡기) 후 폐 안에 함유된 공기의 총량
(2) 1회 호흡량 (TV) : 이완된 들숨 동안에 교환된 공기의 양 (약 500mL)
(3) 예비들숨량 (흡기예비용적 ; IRV) : 안정 시 들숨 후 들이 마실 수 있는 공기의 양 (약 3,000mL)
(4) 예비날숨량 (호기예비용적 ; ERV) : 안정 날숨(호기) 후 내쉴 수 있는 공기의 양 (약 1,000mL)
(5) 들숨량 (흡기량 ; IC) : 안정 시 날숨 후에 들이 마실 수 있는 공기의 최대 양
(6) 잔기용적 (RV) : 최대 날숨 후 폐에 남아 있는 공기의 양 (약 1,500mL)
(7) 기능적 잔기용적 (FRC) : 안정 시 날숨 후에 폐에 잔존하는 공기의 양
(8) 폐활량 (VC) : 1회 호흡량 (TV) + 예비들숨량 (IRV) + 예비날숨량 (ERV)

2 가슴우리 형태

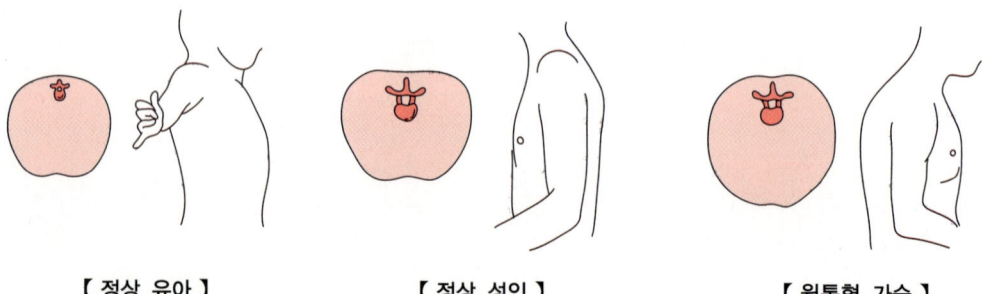

【 정상 유아 】　　　　【 정상 성인 】　　　　【 원통형 가슴 】

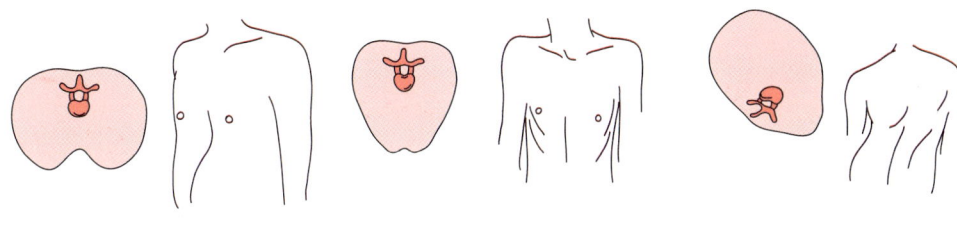

【 깔때기 가슴 】　　　　　　【 새가슴 】　　　　　　【 척추옆굽음증 】

(1) 원통형 가슴
   ① 복장뼈(흉골)가 앞뒤로 튀어나와 전후직경 증가
   ② 상부 가슴 둘레가 하부 가슴 둘레보다 더 큼.
(2) 깔때기 가슴
   - 복장뼈가 뒤쪽으로 눌린 형태, 가슴의 전후직경 감소
(3) 새가슴
   - 복장뼈가 앞쪽으로 돌출

3 가슴우리 움직임의 대칭성
   - 양손을 환자의 가슴이나 등에 올려놓고 최대 들숨 후 양쪽 엄지 사이의 거리 측정

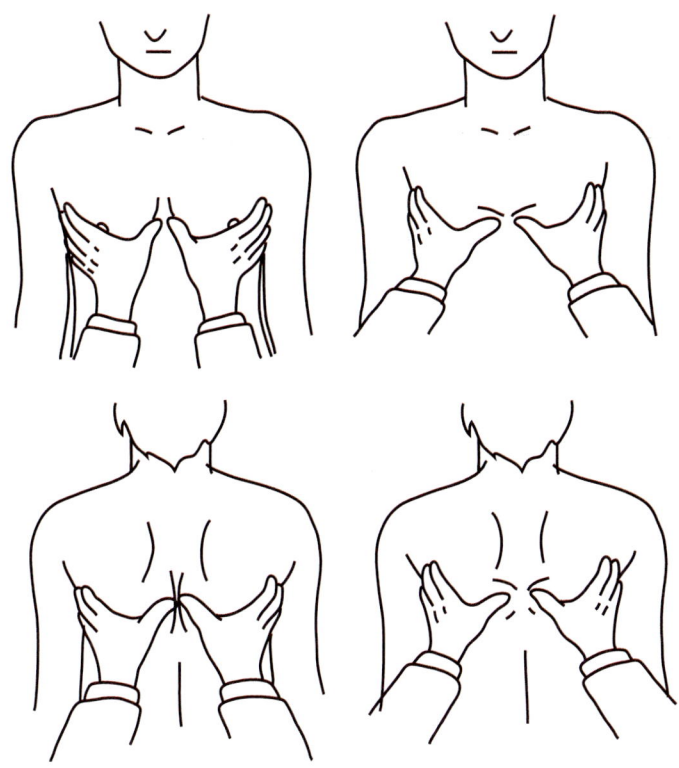

4 청진

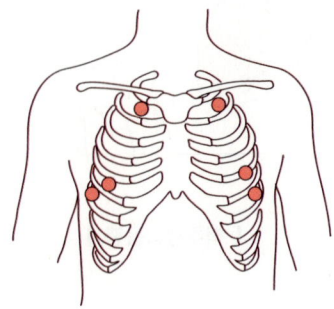 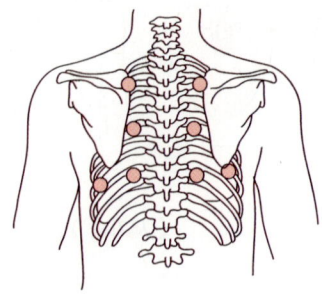

(1) 정상 호흡음
    ① 꽈리주머니 (폐포낭음) : 부드럽고, 낮은 높이의 소리
    ② 기관지음 : 크고, 텅빈 듯한 소리
    ③ 기관지 허파꽈리 (폐포음) : 기관지음보다 더 부드러운 소리

(2) 우발적 호흡음
    ① 부식음 : 예민한, 끊어진 소리
    ② 천식음 : 지속적인 높거나 낮은 높이의 소리

5 기침과 분비물

(1) 기침
    - 강도, 깊이, 길이, 빈도 평가

(2) 분비물
    ① 색깔 : 투명, 황색, 푸른색, 피가 섞임
    ② 농도 : 끈적, 묽음, 거품성
    ③ 양 : 소량 ~ 대량
    ④ 냄새 : 불결한 냄새같은 악취가 없음.

6 이상호흡

(1) 빈 호흡 (tachypnea) : 호흡 수 증가
(2) 서호흡 (bradypnea) : 호흡 수 감소
(3) 과호흡 (hyperpnea) : 호흡 깊이가 증가
(4) 감호흡 (hypopnea) : 호흡 깊이 감소
(5) 다호흡 (polypnea) : 호흡 수, 깊이 모두 증가
(6) 소호흡 (oligopnea) : 호흡 수, 깊이 모두 감소
(7) 무호흡 (apnea) : 호흡 정지
(8) Cheyne-Stokes 호흡 : 무호흡과 과호흡이 주기적으로 나타남.
(9) Biot 호흡 : 깊이가 일정한 호흡과 무호흡이 주기적으로 나타남.
(10) Kussmaul 호흡 : 계속되는 높은 호흡

단원정리문제

01 다음 중 폐용적에 대한 설명으로 맞지 않는 것은?

① 흡기량(IC) : 안정 시 날숨 후에 들이 마실 수 있는 공기의 최대 양
② 1회 호흡량(TV) : 이완된 들숨 동안에 교환된 공기의 양
③ 잔기용적(RV) : 안정 시 호기 후에 폐에 잔존하는 공기의 양
④ 예비들숨량(흡기예비용적 ; IRV) : 안정 시 들숨 후 들이 마실 수 있는 공기의 양
⑤ 총폐활량(TLC) 최대 들숨 후 폐 안에 함유된 공기의 총량

02 정상인의 1회 호흡량은 약 얼마인가?

① 500mL ② 1,000mL ③ 1,500mL
④ 2,000mL ⑤ 3,000mL

03 복장뼈가 뒤쪽으로 눌린 형태로 가슴 전후직경이 감소한 가슴우리의 모양은?

① 새가슴 ② 원통형 가슴
③ 척추옆굽음증 ④ 깔때기 가슴
⑤ 척추앞굽음증

▶ 폐용적
- 잔기용적(RV) : 최대 날숨 후 폐에 남아 있는 공기의 양 (약 1500mL)
- 기능적 잔기용적(FRC) : 안정 시 날숨 후에 폐에 잔존하는 공기의 양

▶ - 1회 호흡량(TV) : 500mL
- 예비 들숨량(흡기예비용적 ; IRV) : 3,000mL
- 예비날숨량(호기예비용적 : ERV) : 1,000mL
- 잔기용적(RV) : 1,500mL

▶ 가슴우리의 형태
① 원통형 가슴
  - 복장뼈가 앞뒤로 튀어나와 전후직경 증가
  - 상부 가슴 둘레가 하부 가슴 둘레보다 더 큼.
② 깔때기 가슴
  - 복장뼈가 뒤쪽으로 눌린 형태, 가슴의 전후직경 감소
③ 새가슴
  - 복장뼈가 전방으로 돌출

정답 : 1_③ 2_① 3_④

04 다음 중 폐용량의 설명으로 맞는 것은?

> 가. 총폐활량 (TLC) = 폐활량 (VC) + 잔기용적 (RV)
> 나. 기능적 잔기용적(FRC) = 예비날숨량 (ERV) + 잔기용적(RV)
> 다. 폐활량 (VC) = 예비들숨량 (IRV) + 1회 호흡량 (TV) + 예비날숨량 (ERV)
> 라. 들숨량(흡기량 ; IC) = 1회 호흡량(TV) + 예비들숨량(IRV)

① 가, 나, 다   ② 가, 다   ③ 나, 라
④ 라   ⑤ 가, 나, 다, 라

05 다음 중 정상호흡음으로 맞는 것은?

> 가. 꽈리주머니음   나. 기관지음
> 다. 기관지 허파꽈리음   라. 천식음

① 가, 나, 다   ② 가, 다   ③ 나, 라
④ 라   ⑤ 가, 나, 다, 라

06 1회 호흡 용적이 점차적으로 증가하다가 다시 감소하는 일련의 주기성을 보이다가 무호흡 기간이 나타나는 호흡은?

① 다호흡   ② Biot 호흡
③ 과호흡   ④ Kussmaul 호흡
⑤ Cheyne-Stokes 호흡

▶ 정상호흡음
- 꽈리주머니음(폐포낭음) : 부드럽고, 낮은 높이의 소리
- 기관지음 : 크고, 텅빈 듯한 소리
- 기관지 허파꽈리음(폐포음) : 기관지음보다 더 부드러운 소리

▶ 우발적 호흡음
- 부식음 : 예민한, 끊어진 소리
- 천식음 : 지속적인 높거나 낮은 높이의 소리

▶ - 다호흡(polypnea) : 호흡 수, 깊이 모두 증가
- Biot 호흡 : 깊이가 일정한 호흡과 무호흡이 주기적으로 나타남.
- 과호흡(hyperpnea) : 호흡 깊이가 증가
- Kussmaul 호흡 : 계속되는 높은 호흡
- Cheyne-Stokes 호흡 : 무호흡과 과호흡이 주기적으로 나타남.

정답 : 4_⑤ 5_① 6_⑤

07 다음 중 이상호흡의 설명으로 맞지 않는 것은?

① 과호흡(hyperpnea) : 호흡 수 증가
② Cheyne-Stokes 호흡 : 무호흡과 과호흡이 주기적으로 나타남.
③ 다호흡(tachypnea) : 호흡 수, 깊이 모두 증가
④ Biot 호흡 : 깊이가 일정한 호흡과 무호흡이 주기적으로 나타남.
⑤ 무호흡(apnea) : 호흡 정지

▶ 이상호흡
- 빈호흡(tachypnea) : 호흡 수 증가
- 서호흡(bradypnea) : 호흡 수 감소
- 과호흡(hyperpnea) : 호흡 깊이가 증가
- 감호흡(hypopnea) : 호흡 깊이 감소
- 다호흡(polypnea) : 호흡 수, 깊이 모두 증가
- 소호흡(oligopnea) : 호흡 수, 깊이 모두 감소
- 무호흡(apnea) : 호흡 정지
- Cheyne-Stokes 호흡 : 무호흡과 과호흡이 주기적으로 나타남.
- Biot 호흡 : 깊이가 일정한 호흡과 무호흡이 주기적으로 나타남.
- Kussmaul 호흡 : 계속되는 높은 호흡

08 다음 중 가슴우리의 평가로 맞는 것은?

| 가. 기침과 객담 | 나. 가슴우리의 형태 |
| 다. 청진과 호흡음 | 라. 가슴우리의 대칭성 |

① 가, 나, 다   ② 가, 다   ③ 나, 라
④ 라   ⑤ 가, 나, 다, 라

정답 : 7.① 8.⑤

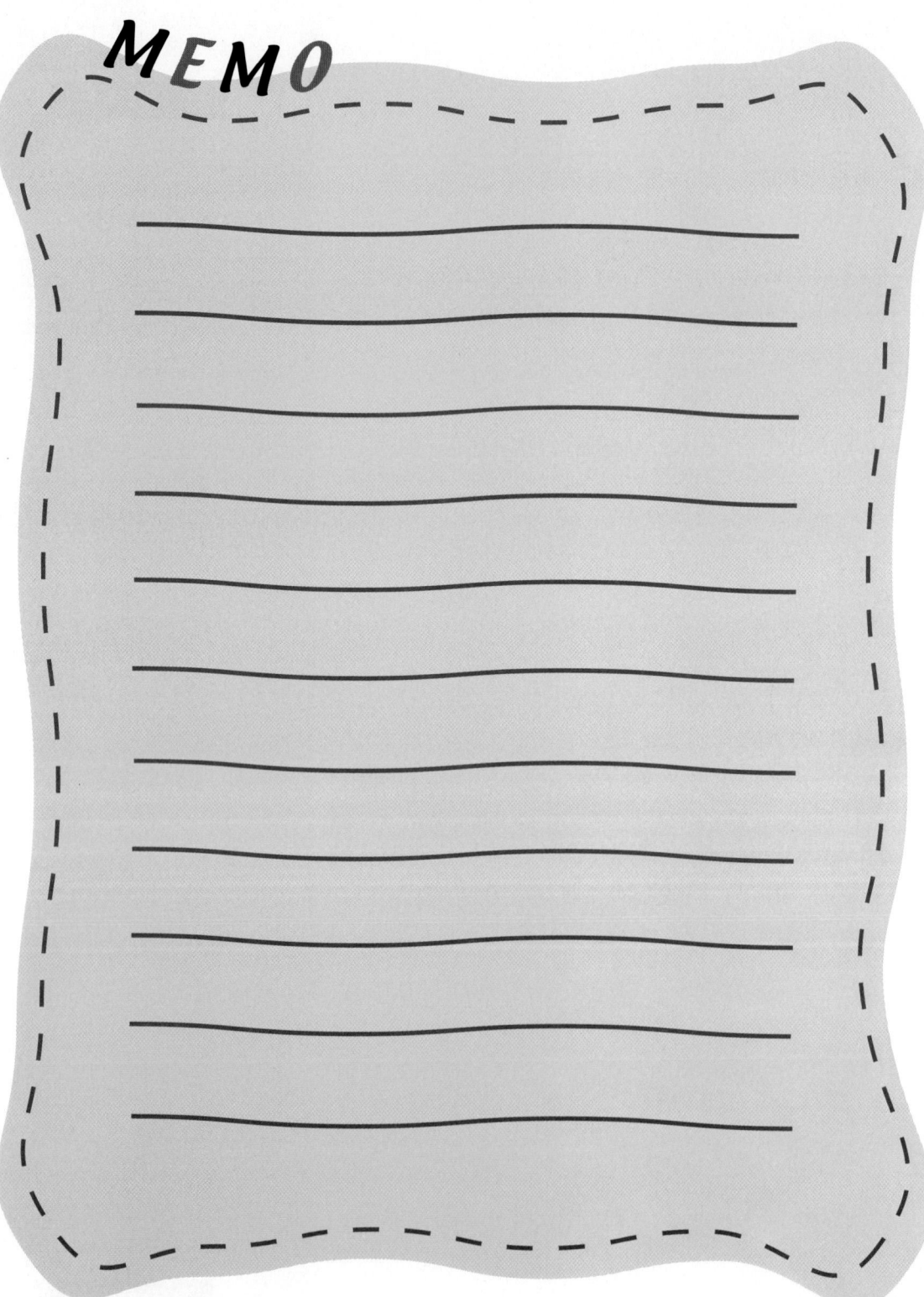

Chapter 7
특수검사

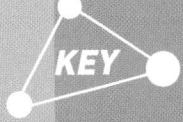

- 이번 chapter에서는 각 관절별로 특수한 검사 방법에 대해서 다룹니다.
- 관절 가동범위는 정상 범위와 비교하여 운동범위가 얼마나 크고 작은지에 대해서, 도수 근력검사는 정해진 등급에 따라 환자의 근력을 알 수 있는 기본적인 검사라고 한다면 이번 chapter에서 다룰 특수검사는 좀 더 자세히 들어가서 어떤 구조에 문제가 있고, 어떤 증상이 나타나는지에 대해서 알 수 있습니다.
- 한 가지를 예로 들면 어깨관절의 특수검사 중 Drop Arm 검사는 어깨관절을 벌림 후 팔을 천천히 내리게 하는데, 이 때 약 90° 벌림 자세부터 조절 못한 상태로 팔이 떨어지면 돌림근띠의 열상을 의미합니다.
- 이처럼 특수검사는 검사 자세와 방법도 정확히 알아야 하며, 그 검사의 목적에 맞는 손상을 평가를 할 수 있도록 양성반응도 잘 숙지해두어야 합니다.

꼭! 알아두기

1. 어깨관절의 특수검사
2. 팔꿈관절의 특수검사
3. 손목관절의 특수검사
4. 엉덩관절의 특수검사
5. 무릎관절의 특수검사
6. 발관절의 특수검사
7. 몸통의 특수검사

CHAPTER 07 특수검사

1 어깨관절

① Apley Scratch검사
- 벌림과 바깥돌림
  - 손을 머리 뒤로 올려서 반대쪽 어깨뼈의 위쪽안쪽에 닿음
- 모음과 안쪽돌림
  - 팔을 등 뒤로 가져가 반대쪽 어깨뼈의 아래모서리에 닿음
- 양성 : 어깨관절 복합체의 운동 제한

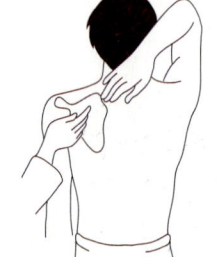

② Yergason검사 (위팔두갈래근 긴갈래힘줄이 두갈래근 내에 있는지 유무)
- 팔꿉관절 90° 굽힘 자세
  - 팔을 바깥돌림하면서 동시에 팔꿉관절 아래로 당김
- 양성 : 통증

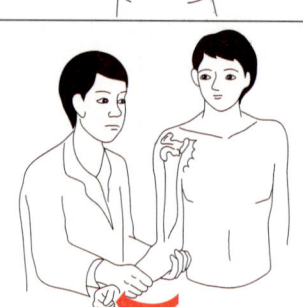

③ Drop Arm검사 (돌림근띠 열상검사)
- 어깨관절 벌림 → 천천히 팔 내리기
- 양성 : 약 90° 벌림 자세부터 조절 못한 상태로 팔이 떨어짐

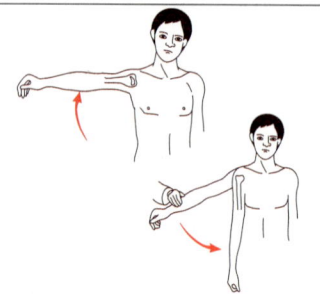

④ Neer검사 (위팔두갈래근 긴갈래 충돌검사)
- 어깨관절을 앞쪽으로 수동적으로 강하게 굽힘
  → 큰결절이 어깨뼈 봉우리의 전하면에 끼임
- 양성 : 위팔두갈래근 긴갈래 충돌

⑤ Apprehension검사
- 어깨관절 90° 벌림과 바깥돌림
- 양성 : 불안한 표정, 움직임에 저항

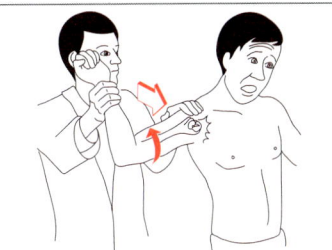

⑥ 가슴우리 출구증후군검사
- Adson검사
  - 검사 측으로 머리 폄과 돌림, 어깨관절 폄과 바깥돌림
    → 노뼈 맥박 촉진
  - 양성 : 맥박 감소, 소멸
- Allen검사
  - 팔꿉관절 90° 굽힘, 어깨관절 90° 벌림, 검사 반대쪽 머리 돌림
    → 노뼈 맥박 촉진
  - 양성 : 맥박 감소, 소멸
- Roos검사
  - 팔꿉관절 90° 굽힘, 어깨관절 90° 벌림과 바깥돌림
    → 손을 3분 동안 천천히 펴고 오므리기
  - 양성 : 팔 자세 유지 어려움, 이상 감각

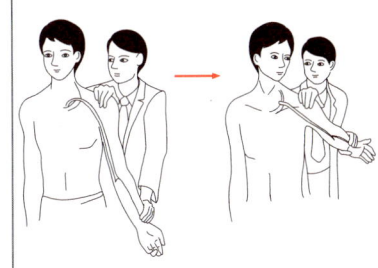

2 팔꿉관절

① Valgus Stress검사
- 팔꿉관절 굽힘과 뒤침, 검사자는 한 손을 팔꿉관절 가쪽, 다른 손은 아래팔의 중앙부 혹은 먼쪽부분 안쪽에 두고 가쪽번짐력을 가함
- 양성 : 팔꿉관절 안쪽면을 따라 통증, 틈이 느껴짐(Varus Stress 검사는 반대)

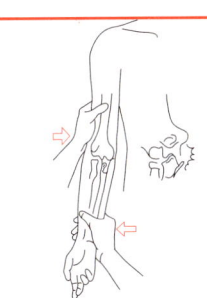

② Tinel징후
- 자뼈구멍 안에 있는 자신경을 가볍게 두드림
- 양성 : 자신경이 분포하는 아래팔과 손에서 찌릿한 느낌

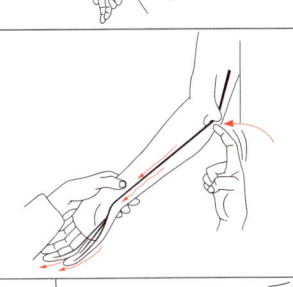

③ Tennis Elbow검사 (가쪽위관절융기염)
- 아래팔 엎침, 팔꿉관절 약간 굽힘, 주먹을 쥔 채로 손목 폄
  → 굽힘 방향으로 저항
- 양성 : 손목 폄근군의 이는곳 (가쪽위관절융기) 통증

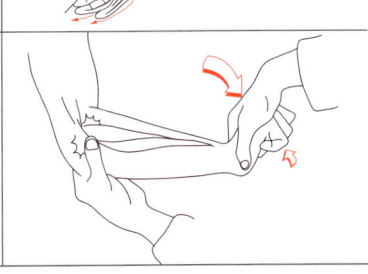

④ Golfer's Elbow검사 (안쪽위관절융기염)
- 아래팔 뒤침, 팔꿉관절 약간 굽힘. 주먹을 쥔 채로 손목굽힘
  → 폄 방향으로 저항
- 양성 : 손목 굽힘근군의 이는곳 (안쪽위관절융기) 통증

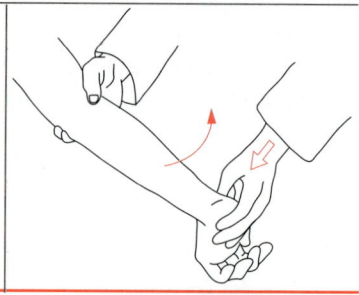

3 손목관절 (수근관절)

① Allen검사 (동맥의 혈액 공급 여부)
- 손을 쥐고 펴고 반복한 후 꽉 쥔 상태로 마침 → 노·자동맥 압박 → 손을 펌
  → 한 동맥씩 이완하고 흐름 관찰
- 양성 : 손을 펼 때 손이 하얗거나 창백

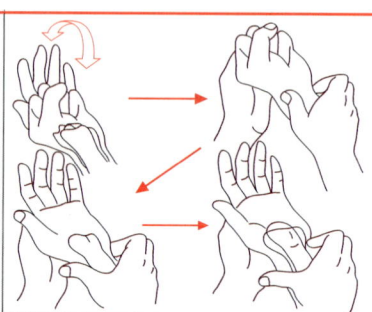

② Finkelstein검사 (긴엄지 벌림근과 짧은엄지 폄근 협착성 건초염)
- 엄지를 손바닥 안에 넣고 손가락을 굽힘하고 손을 쥠
  → 자쪽 편위로 움직이는 동안 아래팔 고정
- 양성 : 통증

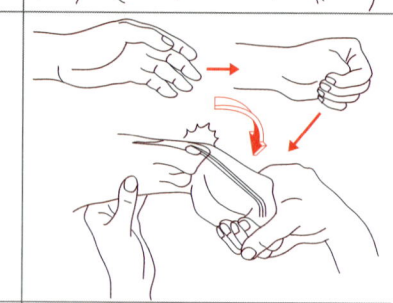

③ Brunnel – Littler검사 (내재근과 관절주머니 구축검사)
- MCP 약간 폄하여 고정 [벌레근 스트레칭] → PIP 굽힘
  MCP 약간 굽힘하여 고정 [벌레근 긴장↓] → PIP 굽힘
- 양성 : MCP 폄 시 PIP 굽힘 제한 → 내재근 or 관절주머니 손상
  MCP 굽힘 시 PIP 굽힘 제한 → 관절주머니 제한

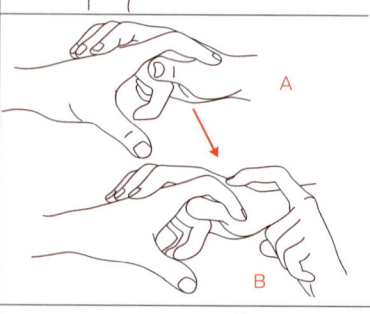

④ Froment징후 (자신경 손상검사)
- 엄지와 시지 사이에 종이를 끼우고 검사자가 잡아당길 때 잡음
- 양성 : 자신경 손상으로 엄지모음근 약화를 보상하기 위해 DIP 굽힘

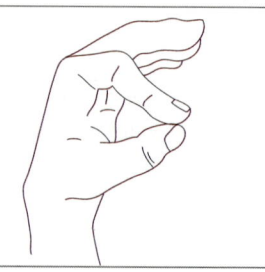

⑤ 손목굴증후군검사
- Phalen검사
  - 양손의 손등을 닿게 하여 양쪽 손목이 최대 굽힘, 1분 유지
  - 양성 : 엄지, 시지, 가운데손가락, 환지 가쪽 절반의 긴축이 찌릿
- Tinel징후
  - 아래팔 뒤침. 손목굴 위의 손목을 가볍게 두드림
  - 양성 : 엄지, 시지, 가운데손가락, 환지 가쪽 절반의 긴축이 찌릿

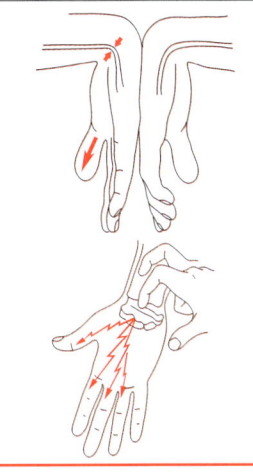

4 엉덩관절

① Thomas검사 (엉덩관절 굽힘근검사)
- 바로 누운자세, 힘줄쪽의 다리를 가슴까지 굽힘
- 양성 : 반대쪽 엉덩관절 굽힘

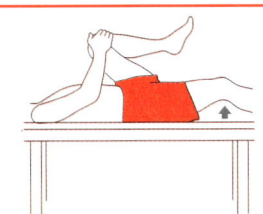

② 넙다리곧은근 구축검사
- 치료대 모서리에 다리를 늘어뜨리고 바로 누운자세
  → 한쪽 무릎을 구부려서 가슴까지 굽힘
- 양성 : 늘어뜨린 쪽 무릎관절 폄
- Ely검사
  - 엎드린 자세, 무릎관절을 수동으로 굽힘
  - 양성 : 같은쪽 엉덩관절 굽힘

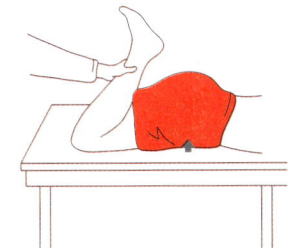

③ Ober검사 (넙다리근막긴장근과 엉덩정강근막띠검사)
- 검사측을 위로 옆으로 누운 자세 → 천천히 위쪽 다리 내리기
- 양성 : 검사대에 닿지 않음

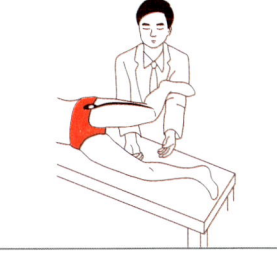

④ 뒤넙다리근 구축검사
- 앉은자세에서 한쪽 무릎 굽힘 → 폄된 다리발가락 잡기
- Tripod징후
  - 검사대에 걸터 앉은자세, 수동으로 한쪽 다리 폄
  - 양성 : 몸통의 폄
- 90-90 SLR
  - 누운자세에서 엉덩관절과 무릎관절 90° 굽힘 → 무릎관절 폄
  - 완전 폄 불가능

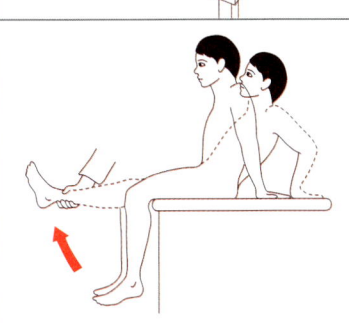

⑤ 궁둥구멍근검사
- 옆으로 누운자세, 검사측 다리를 위로 하고 엉덩관절 60° 굽힘과 무릎관절 굽힘 → 무릎을 아래로 누름
- 양성 : 둔부와 궁둥신경을 따라 통증, 궁둥구멍근 통증

⑥ Patrik검사 (엉덩허리근 경련, 엉치엉덩 관절 병변)
- 바로 누운자세, 검사쪽 다리의 발꿈치를 반대쪽 무릎에 올려 놓고 벌림 → 검사대쪽으로 누름
- 양성 : 검사대에 닿지 않음

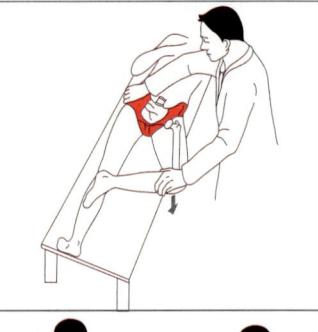

⑦ Trendelenburg검사 (엉덩관절 벌림근 약증)
- 한쪽 다리로 서기
- 양성 : 정상쪽 골반이 떨어짐

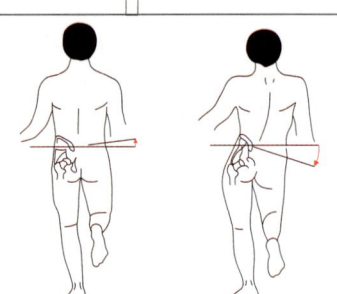

⑧ 선천성 엉덩관절 탈구에 대한 검사
- Ortolani검사
  - 바로 누운자세, 엉덩관절 굽힘 → 엉덩관절을 벌림과 바깥돌림시킴
  - 양성 : 염발음
- Telescoping검사 (Piston검사)
  - 바로 누운자세, 무릎관절을 구부린 채 엉덩관절 90° 굽힘
  → 넙다리뼈와 다리를 검사대 쪽으로 밀었다가 잡아당김
  - 양성 : 움직임이 많이 일어남

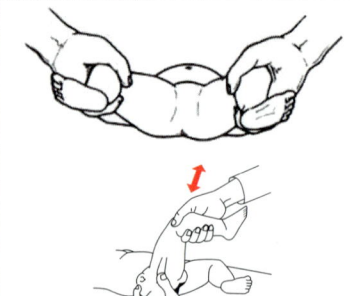

5 무릎관절 (슬관절)

① McMurray검사 (반달판막검사)
- 바로 누운자세, 무릎 완전굽힘
  → 정강뼈를 바깥돌림 (안쪽돌림)시키면서 무릎 폄
- 양성 : 안쪽 반달판막 손상, 통증, 딸깍하는 소리

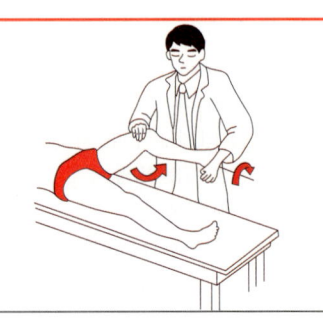

② Bounce Home검사 (반달판막검사)
- 바로 누운자세, 환자의 발꿈치를 손바닥으로 잡음
    → 무릎을 완전히 굽힘시킨 후 수동 폄
- 양성 : 폄이 완전하지 않거나 고무같은 느낌

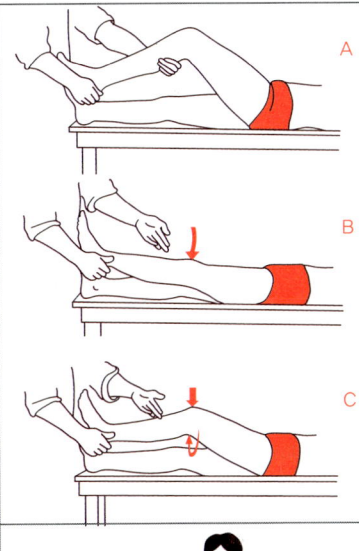

③ Apley검사
- 엎드린자세, 무릎 90° 굽힘
  - 압박하면서 정강뼈를 안쪽·바깥돌림
    → 양성 : 통증, 회전량 감소, 반달판막 손상
  - 당김하면서 정강뼈를 안쪽·바깥돌림
    → 양성 : 통증, 회전량 증가, 인대 손상

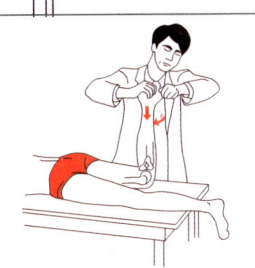

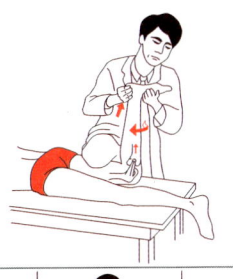

④ Valgus Stress검사 (가쪽곁인대검사)
- 앉은자세, 종아리와 무릎 가쪽을 잡음 → 가쪽번짐력
- 양성 : 틈이 느껴짐 (Varus Stress 검사는 반대 – 안쪽곁인대검사)

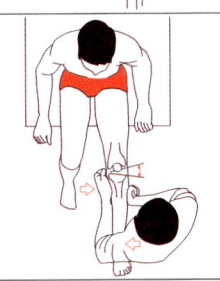

⑤ Anterior Drawer검사 (앞십자인대검사)
- 바로 누운자세, 엉덩관절 45° 굽힘, 무릎관절 90° 굽힘
    → 정강뼈를 앞으로 당김
- 양성 : 앞쪽으로 미끌어짐 (Posterior Drawer 검사는 반대 – 뒤십자인대검사)

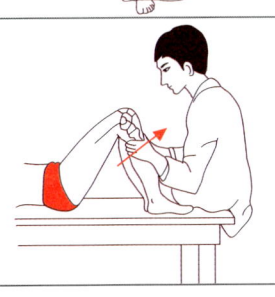

⑥ Patella Apprehension검사 (무릎뼈 탈구검사)
- 바로 누운자세, 무릎뼈를 가쪽으로 밀어 봄
- 양성 : 불안하고 고통스러운 표정

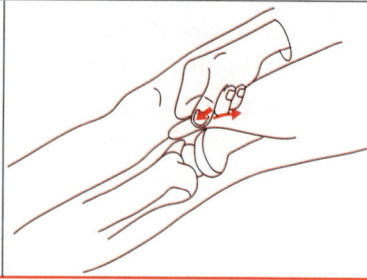

6 발목관절

① Anterior Drawer검사 (앞목말종아리인대검사)
- 발목 20° 발바닥쪽굽힘 → 목발뼈를 앞쪽 안쪽번짐 방향으로 끌어당김
- 양성 : 목말뼈 앞쪽으로 미끌어짐

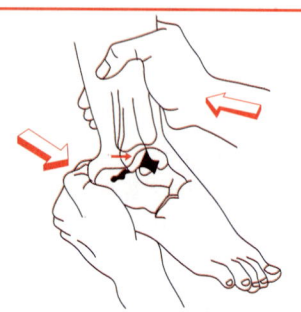

② Valgus Stress검사 (세모인대검사)
- 발목 20° 발바닥쪽 굽힘 → 발꿈치뼈를 잡고 최대로 가쪽번짐
- 양성 : 목말뼈가 안쪽으로 전위

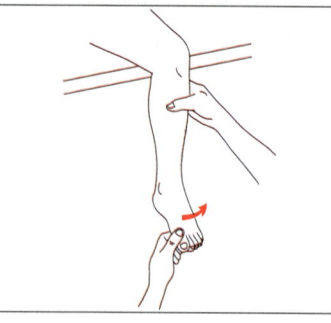

③ Homan검사 (혈전성 정맥염검사)
- 무릎관절 폄, 발목관절을 강하게 등쪽굽힘
- 양성 : 종아리 통증

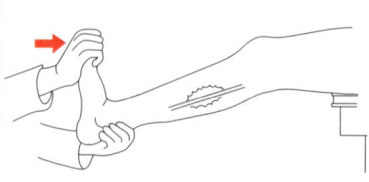

④ Tompson검사 (아킬레스 힘줄검사)
- 엎드려 누운자세, 종아리 세갈래근의 근복을 꽉 잡음
- 양성 : 발바닥쪽 굽힘이 일어나지 않음

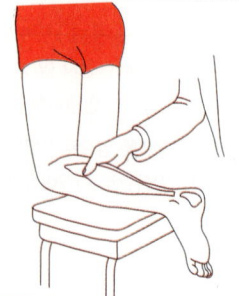

7 몸통

① Compression검사
- 앉은자세, 머리 중립 → 수직으로 압박
- 양성 : 통증 증가 – 척추원반 돌출, 척추사이구멍 협소
  통증 감소 – 인대성 병변, 후관절주머니 병변

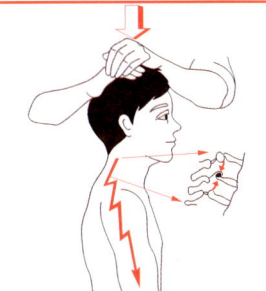

② Distraction검사
- 앉은자세, 머리 중립 → 수직 위로 들어올림
- 양성 : 통증 증가 – 인대성 병변, 후관절주머니 병변
  통증 감소 – 척추원반 돌출, 척추사이구멍 협소

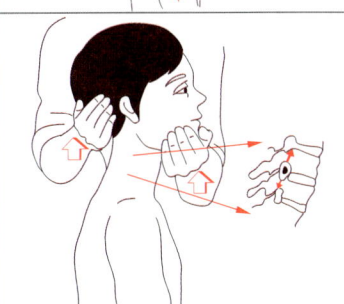

③ SLR검사 (궁둥신경, 뒤넙다리근검사)
- 바로 누운자세에서 수동으로 다리 올림, 무릎관절 완전 폄
- 양성 : 등이나 궁둥신경 분포를 따라 통증

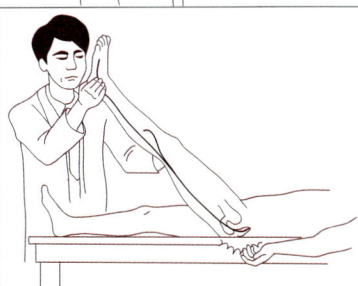

④ 표재성 배근육반사 (상·하 운동신경원 병변검사)
- 바로 누운자세, 배를 4등분으로 나누어 따로 긁음
- 양성 : 긁은쪽으로 배꼽이 따라 오지 않음

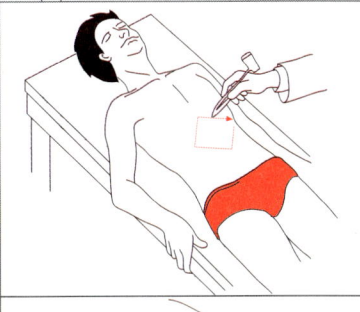

⑤ Beervor징후
- 팔짱을 끼고 상체를 1/4 정도 일으켜 세움
- 양성 : 배꼽이 한쪽으로 당겨 올라감

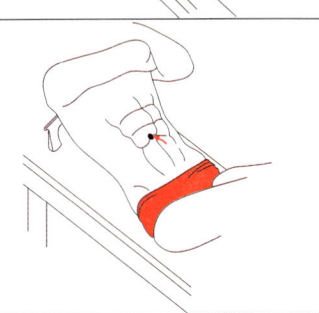

⑥ 척수내압 상승검사
  • Valsalva Maneuver
    - 숨을 멈추고 변을 볼 때처럼 아랫배에 힘을 줌
    - 양성 : 다리방사통

  • Milgram검사
    - 바로 누운자세, 양쪽 다리를 동시에 2~4인치 들고 30초 유지
    - 양성 : 30초 유지 못함. 다리방사통

  • Naphziger검사
    - 양측 속목정맥을 부드럽게 10초 압박 후 기침을 하게 함
    - 양성 : 기침 시 통증

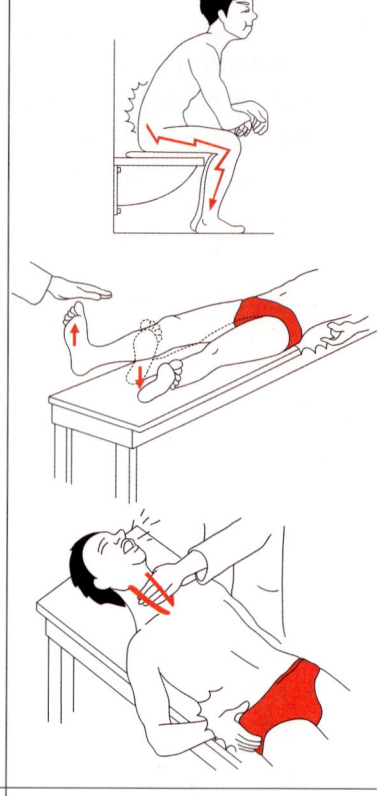

⑦ Hoover검사 (꾀병검사)
  • 바로 누운자세, 양손으로 뒤꿈치를 잡고 한쪽 다리를 들어올려 보라고 함
  • 양성 : 반대쪽 다리의 압박력이 느껴지지 않음

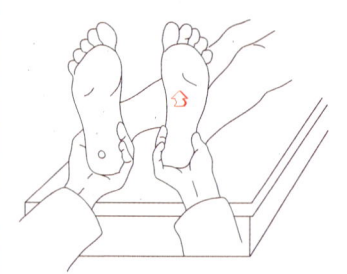

단원정리문제

01 Apley Scratch검사에 대한 설명으로 맞는 것은?

가. 벌림과 안쪽돌림	나. 벌림과 바깥돌림
다. 모음과 바깥돌림	라. 모음과 안쪽돌림

① 가, 나, 다 ② 가, 다 ③ 나, 라
④ 라 ⑤ 가, 나, 다, 라

02 가슴우리 출구증후군에 대한 검사로 맞는 것은?

가. Allen검사	나. Roos검사
다. Adson검사	라. Phalen검사

① 가, 나, 다 ② 가, 다 ③ 나, 라
④ 라 ⑤ 가, 나, 다, 라

03 위팔두갈래근 긴갈래의 충돌검사로 맞는 것은?

① Allen검사 ② Drop Arm검사 ③ Adson검사
④ Roos검사 ⑤ Neer검사

▶ **Apley Scratch검사**
- 벌림과 바깥돌림
  : 손을 머리 뒤로 올려서 반대쪽 어깨뼈의 상안쪽모서리에 닿음.
- 모음과 안쪽돌림
  : 팔을 등 뒤로 가져가 반대쪽 어깨뼈의 하각에 닿음.
- 양성 : 어깨관절 복합체의 운동 제한

▶ **가슴우리(흉곽) 출구증후군검사**
(1) Adson검사
 - 검사측으로 머리 폄과 돌림, 어깨관절 폄과 바깥돌림 → 노맥박 촉진
 - 양성 : 맥박 감소, 소멸
(2) Allen검사
 - 팔꿉관절 90° 굽힘, 어깨관절 90° 벌림, 검사 반대측 머리 돌림 → 노맥박 촉진
 - 양성 : 맥박 감소, 소멸
(3) Roos검사
 - 팔꿉관절 90° 굽힘, 어깨관절 90° 벌림과 바깥돌림 → 손을 3분 동안 천천히 펴고 오므리기
 - 양성 : 팔 자세 유지 어려움, 이상 감각

▶ **Neer검사**
(위팔두갈래근 긴갈래 충돌검사)
- 어깨관절을 앞쪽으로 수동적으로 강하게 굽힘 → 큰결절이 어깨뼈 봉우리(견봉)의 전하면에 끼임
- 양성 : 위팔두갈래근 긴갈래 충돌

정답 : 1.③ 2.① 3.⑤

04 Adson검사에 대한 설명으로 맞는 것은?

> 가. 가슴우리 출구증후군검사
> 나. 자동맥 촉진
> 다. 양성 시 맥박 감소
> 라. 검사 반대측으로 머리돌림

① 가, 나, 다 ② 가, 다 ③ 나, 라
④ 라 ⑤ 가, 나, 다, 라

▶ Adson검사
- 검사측으로 머리 폄과 돌림, 어깨관절 폄과 바깥돌림 → 노맥박 촉진
- 양성 : 맥박 감소, 소멸

05 어깨관절의 특수검사의 연결로 맞지 않는 것은?

① Yergason검사 - 위팔세갈래근 긴갈래
② Adson검사 - 가슴우리 출구증후군
③ Apprehension검사 - 앞쪽 탈구
④ Neer검사 - 위팔두갈래근 긴갈래 충돌
⑤ Drop Arm검사 - 돌림근띠 열상

▶ Yergason검사 (위팔두갈래근 긴갈래힘줄(장두건)의 구내에 있는지 유무)
- 팔꿉관절 90°굽힘 자세, 팔을 바깥돌림 하면서 동시에 팔꿉관절 아래로 당김
- 양성 : 통증

06 Tinel 징후검사 시 양성이라면 어느 신경의 문제인가?

① 노신경 ② 근육피부신경
③ 넙다리신경 ④ 자신경
⑤ 어깨신경

▶ Tinel징후
- 자뼈구멍(척골구) 안에 있는 자뼈(척골)신경을 가볍게 두드림.
- 양성 : 자신경이 분포하는 아래팔과 손에서 찌릿한 느낌

정답 : 4_② 5_① 6_④

07 팔꿉관절 가쪽위관절융기염검사 시 저항을 주는 방향은?

① 굽힘　　② 폄　　③ 벌림
④ 모음　　⑤ 돌림

08 Golfer's Elbow검사의 설명으로 맞는 것은?

| 가. 가쪽위관절융기 |
| 나. 안쪽위관절융기 |
| 다. 손목폄근힘줄염 |
| 라. 손목굽힘근힘줄염 |

① 가, 나, 다　　② 가, 다　　③ 나, 라
④ 라　　⑤ 가, 나, 다, 라

09 손에 혈액 공급이 제대로 되는지 알아보기 위해서는 무슨 검사를 해야 하는가?

① Adson검사　　② Phalen검사　　③ Tinel검사
④ Fromnet검사　　⑤ Allen검사

단원정리문제 해설

▶ Tennis Elbow검사 (가쪽위관절융기염)
- 아래팔 엎침, 팔꿉관절 약간 굽힘, 주먹을 쥔 채로 손목 폄 → 굽힘 방향으로 저항
- 양성 : 수근폄근군의 이는곳(기시부)[가쪽위관절융기] 통증

▶ Golfer's Elbow검사 (안쪽위관절융기)
- 아래팔 뒤침, 팔꿉관절 약간 굽힘, 주먹을 쥔 채로 손목굽힘 → 폄 방향으로 저항
- 양성 : 손목굽힘근군의 이는곳(기시부)[안쪽위관절융기] 통증

▶ Allen검사 (동맥의 혈액 공급 여부)
- 손을 쥐고 펴고 반복 후 쥔 상태로 마침 → 노·자 (요골·척골) 동맥 압박 → 손을 폄 → 한 동맥씩 이완하고 흐름 관찰
- 양성 : 손을 펼 때 손이 하얗거나 창백

정답 : 7_① 8_③ 9_⑤

10 Finkelstein검사는 어떤 근육의 협착성 건초염을 알아보기 위한 것인가?

가. 긴엄지 벌림근	나. 짧은엄지 벌림근
다. 짧은엄지 폄근	라. 긴엄지 굽힘근

① 가, 나, 다 ② 가, 다 ③ 나, 라
④ 라 ⑤ 가, 나, 다, 라

▶ Finkelstein검사(긴엄지 벌림근과 짧은엄지 폄근 협착성 건초염)
 - 엄지를 손바닥 안에 넣고 손가락을 굽힘하고 손을 쥠 → 자쪽 편위로 움직이는 동안 아래팔 고정
 - 양성 : 통증

11 손의 내재근 단축 평가로 MCP 굽힘 시 PIP 굽힘 제한이 있다면 어떤 문제인가?

① 내재근 마비
② 지대인대 구축
③ 관절주머니 구축
④ 내재근 단축
⑤ DIP 관절주머니 구축

▶ Brunnel-Littler검사(내재근과 관절주머니 구축검사)
 - MCP 약간 폄하여 고정(벌레근 신장) → PIP 굽힘
 MCP 약간 굽힘하여 고정(벌레근 신장)
 ↓
 - 양성 : MCP 폄 시 PIP 굽힘 제한 → 내재근 or 관절주머니 손상
 - MCP 굽힘 시 PIP 굽힘 제한 → 관절주머니 제한

12 Froment검사가 양성으로 나왔을 경우 어떤 근육의 약화가 일어난 것인가?

① 엄지모음근
② 엄지벌림근
③ 엄지굽힘근
④ 엄지폄근
⑤ 벌레근

▶ Froment징후 (자신경 손상검사)
 - 엄지와 시지 사이에 종이를 끼우고 검사자가 잡아당길 때 잡음
 - 양성 : 자신경 손상으로 엄지 모음근 약화를 보상하기 위해 DIP 굽힘

정답 : 10_② 11_③ 12_①

13 손목굴증후군 검사 방법으로 맞는 것은?

| 가. Beevor검사 | 나. Adson검사 |
| 다. Roos검사 | 라. Phalen검사 |

① 가, 나, 다 ② 가, 다 ③ 나, 라
④ 라 ⑤ 가, 나, 다, 라

14 다음 중 손목관절의 특수검사로 맞지 않는 것은?

① Froment징후 ② Phalen검사
③ Finkelstein검사 ④ Adson검사
⑤ Ober검사

15 Thomas검사는 어떤 근육의 검사를 위한 것인가?

① 발목관절 발바닥쪽 굽힘 ② 무릎관절 굽힘
③ 엉덩관절 굽힘 ④ 엉덩관절 폄
⑤ 허리 부위 폄근

▶ 손목굴증후군검사
(1) Phalen검사
 - 양손의 손등을 닿게 하여 양쪽 손목이 최대 굽힘, 1분 유지
 - 양성 : 엄지, 시지, 가운데손가락, 환지 가쪽 절반의 긴축이 찌릿
(2) Tinel징후
 - 아래팔 뒤침, 손목굴 위의 손목을 가볍게 두드림
 - 양성 : 엄지, 시지, 가운데손가락, 환지 가쪽 절반의 긴축이 찌릿

▶ Ober검사 (넙다리근막긴장근과 엉덩정강근막띠 검사)
 - 검사쪽을 위로 옆으로 누운자세 → 천천히 위쪽 다리 내리기
 - 양성 : 검사대에 닿지 않음

▶ Thomas검사 (엉덩관절 굽힘검사)
 - 바로 누운자세, 힘줄쪽의 다리를 가슴까지 굽힘
 - 양성 : 반대쪽 엉덩관절 굽힘

정답 : 13_④ 14_⑤ 15_③

16 환자를 엎드리게 하고 검사자가 수동적으로 무릎관절을 굽힘시켰을 때 같은 쪽 엉덩관절이 굽힘되었다면 어떤 근육이 단축된 것인가?

① 넙다리곧은근　　② 뒤넙다리근
③ 엉덩허리근　　　④ 넙다리근막긴장근
⑤ 장딴지근

▶ Ely검사 (넙다리곧은근 구축검사)
 - 엎드린 자세. 무릎관절을 수동으로 굽힘
 - 양성 : 같은 쪽 엉덩관절 굽힘

17 검사측을 위로 하여 옆으로 누운자세에서 천천히 위쪽 다리를 내리는 검사는 무엇을 알기 위한 것인가?

① 중간볼기근　　　② 뒤넙다리근
③ 넙다리빗근　　　④ 엉덩정강근막띠
⑤ 넙다리네갈래근

▶ Ober검사 (넙다리근막긴장근과 엉덩정강근막띠 검사)
 - 검사측을 위로 옆으로 누운자세 → 천천히 위쪽 다리 내리기
 - 양성 : 검사대에 닿지 않음.

18 다음 중 뒤넙다리근 구축검사로 맞는 것은?

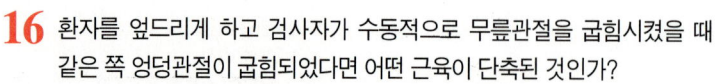

| 가. 90-90 SLR | 나. Thomas검사 |
| 나. Tripod징후 | 라. Ely검사 |

① 가, 나, 다　② 가, 다　③ 나, 라
④ 라　　　　⑤ 가, 나, 다, 라

▶ 뒤넙다리근 구축검사
(1) 앉은자세에서 한쪽 무릎굽힘 → 폄 된 다리 발가락 잡기
(2) Tripod징후
 - 검사대에 걸터 앉은자세, 수동으로 한쪽 다리 폄
 - 양성 : 몸통의 폄
(3) 90-90 SLR
 - 누운자세에서 엉덩관절과 무릎관절 90° 굽힘 → 무릎관절 폄
 - 완전 폄 불가능

정답 : 16_①　17_④　18_②

19 궁둥구멍근검사 시 엉덩관절을 몇 도로 굽힘하여야 하는가?

① 20° ② 30° ③ 60°
④ 90° ⑤ 120°

▶ 궁둥구멍근검사
- 옆으로 누운자세, 검사측 다리를 위로 하고 엉덩관절 60° 굽힘과 무릎관절 굽힘 → 무릎을 아래로 누름.
- 양성 : 볼기(둔부)와 궁둥신경을 따라 통증, 궁둥구멍근 통증

20 바로 누운자세에서 검사측 다리의 발꿈치를 반대쪽 무릎에 올려놓은 후 검사대 쪽으로 누르는 검사에 대한 설명으로 맞는 것은?

| 가. 엉치엉덩관절 병변 | 나. Patrik검사 |
| 다. 4자 다리검사 | 라. 엉덩허리근 경련 |

① 가, 나, 다 ② 가, 다 ③ 나, 라
④ 라 ⑤ 가, 나, 다, 라

▶ Patrik검사(엉덩허리근 경련, 엉치엉덩관절 병변)
- 바로 누운자세, 검사 측 다리의 발꿈치를 반대쪽 무릎에 올려놓고 벌림 → 검사대 쪽으로 누름.
- 양성 : 검사대에 닿지 않음.

21 Trendelenburg검사는 어떤 엉덩관절 근육의 약증을 알아보기 위한 것인가?

① 모음근 ② 굽힘근 ③ 벌림근
④ 폄근 ⑤ 바깥돌림근

▶ Trendelenburg검사(엉덩관절 벌림근 약증)
- 한쪽 다리로 서기
- 양성 : 정상측 골반이 떨어짐.

정답 : 19_③ 20_⑤ 21_③

Chapter 07 특수검사 | 113

22 선천성 엉덩관절 탈구에 대한 검사로 맞지 않는 것은?

| 가. Ortolani검사 | 나. Piston검사 |
| 다. Telescoping검사 | 라. Thomas검사 |

① 가, 나, 다 ② 가, 다 ③ 나, 라
④ 라 ⑤ 가, 나, 다, 라

▶ 선천성 엉덩관절 탈구에 대한 검사
(1) Ortolani검사
 - 바로 누운자세, 엉덩관절 굽힘 → 엉덩관절을 벌림과 바깥돌림시킴.
 - 양성 : 염발음
(2) Telescoping검사 (Piston검사)
 - 바로 누운자세, 무릎관절을 구부린 채 엉덩관절 90° 굽힘 → 넙다리뼈와 다리를 검사대 쪽으로 밀었다가 잡아당김.
 - 양성 : 움직임이 많이 일어남.

23 McMurray 검사 중 정강뼈를 안쪽돌림시키면서 무릎을 폄하는 것은 무엇을 알아보기 위한 것인가?

① 안쪽 반달판막 ② 가쪽 곁인대
③ 가쪽 반달판막 ④ 안쪽 곁인대
⑤ 십자인대

▶ McMurray검사 (반달판막검사)
 - 바로 누운자세, 무릎 완전굽힘 → 정강뼈를 바깥돌림(안쪽돌림)시키면서 무릎 폄
 - 양성 : 안쪽(가쪽) 반달판막 손상, 통증, 딸깍하는 소리

24 반달판막검사로 환자의 발꿈치를 손바닥으로 잡은 후 무릎을 완전히 굽힘시킨 후 폄하는 검사는 무엇인가?

① McMurray검사 ② Homan검사
③ Apley검사 ④ Tompson검사
⑤ Bounce Home검사

▶ Bounce Home검사 (반달판막검사)
 - 바로 누운자세, 환자의 발꿈치를 손바닥으로 잡음 → 무릎을 완전히 굽힘시킨 후 수동 폄
 - 양성 : 폄이 완전하지 않거나 고무같은 느낌

정답 : 22_④ 23_③ 24_⑤

25 Apley검사에 대한 설명으로 맞는 것은?

> 가. 압박 시 통증 - 반달판막 손상
> 나. 압박 시 통증 - 인대 손상
> 다. 당김 시 통증 - 인대 손상
> 라. 당김 시 통증 - 반달판막 손상

① 가, 나, 다　② 가, 다　③ 나, 라
④ 라　⑤ 가, 나, 다, 라

26 가쪽곁인대검사에 대한 설명으로 맞는 것은?

> 가. Varus Stress검사　나. Valgus Stress검사
> 다. 안쪽번짐력　　　　라. 가쪽번짐력

① 가, 나, 다　② 가, 다　③ 나, 라
④ 라　⑤ 가, 나, 다, 라

27 Anterior Drawer검사는 어떤 것의 손상을 알아보기 위한 것인가?

① 앞십자인대
② 뒤십자인대
③ 반달판막
④ 안쪽곁인대
⑤ 가쪽곁인대

▶ Apley검사
- 엎드린자세, 무릎 90° 굽힘
(1) 압박하면서 정강뼈를 안쪽·바깥돌림
→ 양성 : 통증, 회전량 감소, 반달판막 손상
(2) 당김하면서 정강뼈를 안쪽·바깥돌림
→ 양성 : 통증, 돌림량 증가, 인대 손상

▶ Valgus Stress검사 (가쪽곁인대 검사)
- 앉은자세, 종아리와 무릎 가쪽을 잡음 → 가쪽번짐력
- 양성 : 틈이 느껴짐(Varus Stress검사는 반대 - 안쪽곁인대검사)

▶ Anterior Drawer검사 (앞십자인대 검사)
- 바로 누운자세, 엉덩관절 45° 굽힘, 무릎관절 90° 굽힘 → 정강뼈를 앞으로 당김.
- 양성 : 앞쪽으로 미끄러짐(Posterior Drawer검사는 반대 - 뒤십자인대검사)

정답 : 25_②　26_③　27_①

28 무릎관절 특수검사의 연결로 맞지 않는 것은?

① Bounce Home검사 - 반달판막 손상
② Varus Stress검사 - 안쪽곁인대 손상
③ Apley 압박검사 - 반달판막 손상
④ Patella Apprehension검사 - 무릎뼈 탈구
⑤ Anterior Drawer검사 - 뒤십자인대 손상

29 목말뼈를 앞쪽으로 끌어당기는 것은 어떤 구조의 검사인가?

① 세모인대
② 뒤목말종아리인대
③ 앞정강근
④ 앞목말종아리인대
⑤ 뒤정강근

30 세모인대의 손상을 알아보기 위한 검사는?

① Anterior Drawer검사
② Posterior Drawer검사
③ Valgus Stress검사
④ Varus Stress검사
⑤ Compression검사

31 혈전성 정맥염의 유무를 알아보기 위한 검사는 무엇인가?

① Homan검사
② Tompson검사
③ McMurray검사
④ Allen검사
⑤ Adson검사

단원정리문제 해설

▶ Anterior Drawer검사 (앞십자인대 검사)
- 바로 누운자세, 엉덩관절 45° 굽힘, 무릎관절 90° 굽힘 → 정강뼈를 앞으로 당김.
- 양성 : 앞쪽으로 미끌어짐(Posterior Drawer검사는 반대 - 뒤십자인대검사)

▶ Anterior Drawer 검사(앞목말종아리인대 검사)
- 발목 20° 발바닥쪽 굽힘 → 목말뼈(거골)를 앞쪽안쪽 번짐 방향으로 끌어당김.
- 양성 : 목말뼈가 앞쪽으로 미끌어짐.

▶ Valgus Stress검사 (세모인대검사)
- 발목 20° 발바닥쪽 굽힘 → 발꿈치뼈를 잡고 최대로 가쪽번짐
- 양성 : 목말뼈가 안쪽으로 전위

▶ Homan검사 (혈전성 정맥염검사)
- 무릎관절 폄, 발목관절을 강하게 등쪽굽힘
- 양성 : 종아리 통증

정답 : 28_⑤ 29_④ 30_③ 31_①

32 Tompson검사는 어떤 구조의 손상을 알아보기 위한 것인가?

① 안쪽곁인대 ② 앞목말종아리인대
③ 가쪽곁인대 ④ 반달판막
⑤ 아킬레스 힘줄

▶ Tompson검사 (아킬레스 힘줄검사)
- 엎드려 누운자세, 종아리 세갈래근의 근복을 꽉 잡음.
- 양성 : 발바닥쪽 굽힘이 일어나지 않음.

33 Compression검사 시 통증의 증가 원인으로 맞는 것은?

| 가. 척추사이구멍 협소 | 나. 인대성 병변 |
| 다. 척추원반 돌출 | 라. 후관절주머니 병변 |

① 가, 나, 다 ② 가, 다 ③ 나, 라
④ 라 ⑤ 가, 나, 다, 라

▶ Compression검사
- 앉은자세, 머리 중립 → 수직으로 압박
- 양성 : 통증 증가 - 척추원반 돌출, 척추사이구멍 협소
  통증 감소 - 인대성 병변, 후관절주머니 병변

34 팔짱을 끼고 상체를 1/4정도 일으켜 세웠을 때 배꼽이 한쪽으로 당겨 올라가는 검사는?

① Milgram검사
② Hoover검사
③ SLR검사
④ Naphziger검사
⑤ Beervor징후

▶ Beervor징후
- 팔짱을 끼고 상체를 1/4 정도 일으켜 세움.
- 양성 : 배꼽이 한쪽으로 당겨 올라감.

정답 : 32_⑤ 33_② 34_⑤

35 척수내압 검사로 양쪽 다리를 동시에 2~4인치 들고 30초를 유지하게 하는 검사는?

① Valsalva Maneuver ② Naphziger검사
③ Milgram검사 ④ Beervor징후
⑤ Homan검사

▶ Milgram검사
- 바로 누운자세, 양쪽 다리를 동시에 2~4인치 들고 30초 유지
- 양성 : 30초 유지 못함. 다리 방사통

36 척수내압 상승검사로 맞는 것은?

| 가. Milgram검사 | 나. Naphziger검사 |
| 다. Valsalva Maneuver | 라. Beervor징후 |

① 가, 나, 다 ② 가, 다 ③ 나, 라
④ 라 ⑤ 가, 나, 다, 라

▶ 척수내압 상승검사
1) Valsalva Maneuver
   - 숨을 멈추고 변을 볼 때처럼 아랫배에 힘을 줌.
   - 양성 : 다리방사통
2) Milgram검사
   - 바로 누운자세, 양쪽 다리를 동시에 2~4인치 들고 30초 유지
   - 양성 : 30초 유지 못함. 다리방사통
3) Naphziger검사
   - 양측 속목정맥(내경정맥)을 부드럽게 10초 압박 후 기침을 하게 함.
   - 양성 : 기침 시 통증

37 특수검사의 연결로 맞지 않는 것은?

① Ober검사 – 넙다리근막긴장근 단축
② Thomas검사 – 엉덩관절 굽힘근 구축
③ Patrick검사 – 엉치엉덩관절 병변
④ Beervor징후 – 척수 내압검사
⑤ Adson검사 – 가슴우리 출구증후군

▶ Beervor징후
- 팔짱을 끼고 상체를 1/4 정도 일으켜 세움.
- 양성 : 배꼽이 한쪽으로 당겨 올라감.

정답 : 35_③ 36_① 37_④

Chapter 8

자세 평가

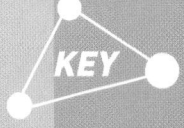

- 이번 chapter에서는 움직임의 기반이 되는 자세를 평가하는 방법에 대해서 다룹니다.
- 자세란 특정 활동을 위한 신체 각 부분 간의 상대적인 배열을 의미하는 체위 또는 태도, 혹은 신체를 지지하는 특징적 방법으로 정의되는 용어입니다. 이 정의에서 알 수 있듯이 자세는 인간이 움직이고 활동하기 위해 잘 배열되어야 하고, 신체를 지지하는 역할도 하기 때문에 정상 자세가 어떻게 이루어져 있는지에 대해서 정확히 알고 있어야 합니다.
- 굽힘, 폄, 벌림, 모음 등의 기본적 움직임을 설명할 때 해부학적 자세를 기준으로 하는데, 이 chapter에서 설명하는 자세 평가 역시 해부학적 자세를 기준으로 합니다.
- 시상면을 기준으로 인체의 중심선이 어디를 통과하는지에 대해서 알고, 각 관절 별 바른 자세에 대해서 숙지하고 환자의 자세를 평가할 수 있어야 합니다. 신체 측정의 경우도 정해진 올바른 위치를 알고 이를 평가할 수 있어야 합니다.

꼭! 알아두기

1. 신체의 앞뒤, 왼·오른 정렬
2. 신체를 측정하는 방법

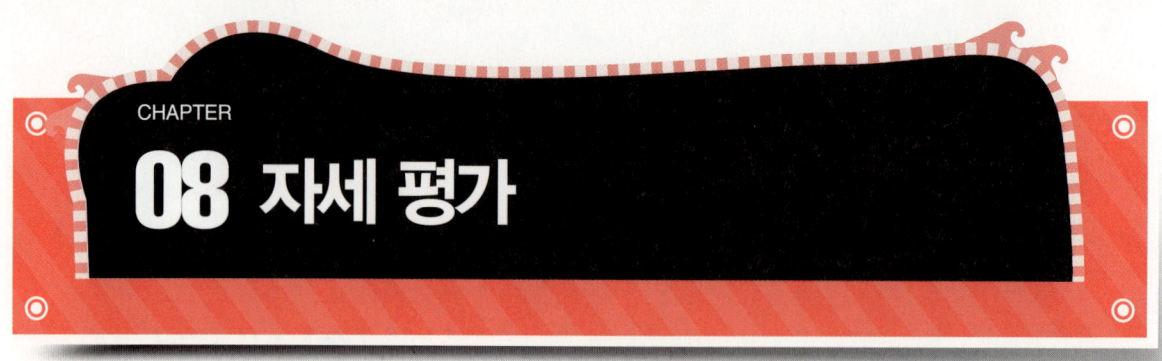

CHAPTER 08 자세 평가

1 신체 정렬

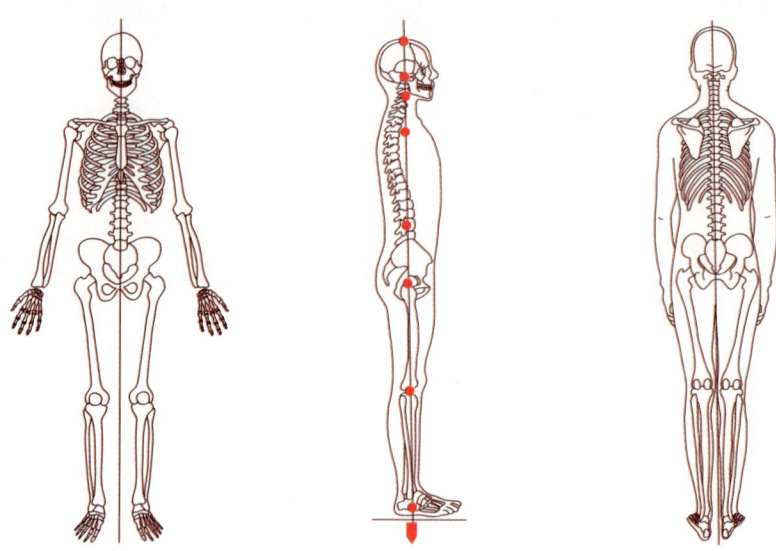

(1) 시상면에서 전후 균형 (중심선)
  - 바깥귀길(외이도) → 치아돌기 → 목뼈몸통 (경추체) → 어깨뼈 봉우리(견봉) → 요추체(허리뼈몸통) → 엉덩관절 후방 → 큰돌기(대전자) → 무릎관절(슬관절) 앞쪽 → 발목관절 앞쪽
  * 중심점 : S_2

(2) 머리
  ① 전후 편위 : 바깥귀길 - 어깨뼈봉우리 위치
  ② 좌우 편위 : 턱 - 어깨, 바깥귀길 - 어깨뼈봉우리 거리

(3) 가슴우리
  ① 정상 : 원주형, 좌우가 전후보다 큼.
  ② 비정상 : 원통형 가슴, 깔때기 가슴, 새가슴 등

(4) 어깨 높이
  ① 바깥귀길 - 어깨뼈봉우리 간격, 하각 높이 측정
  ② 어깨뼈가시 = T_3, 하각 = T_7 위치

(5) 어깨뼈
  - 척주 정중선으로부터 어깨뼈 안쪽모서리의 벌림도, 어깨뼈 하각의 돌출도 체크

(6) 엉덩관절
    ① 양측 위앞엉덩뼈가시(상전장골극 ; ASIS) 높이 비교
    ② 후방 위뒤엉덩뼈가시(상후장골극 ; PSIS) 높이 비교
        * 엉덩뼈능선(장골능) 높이 : L4~L5

(7) 배
    - Beevor's sign 확인
        : T_{10} 척수 손상 시 상·하부 배근육 균형 붕괴로 일어나 앉을 때 배꼽이 위로 치우치는 징후

(8) 척추
    ① 척추옆굽음증(scoliosis) : 전액면에서 측방으로 굽이하는 것
    ② 척추뒤굽음증(kyphosis) : 척주 등뼈 부위에 후방으로 굽이하는 것
    ③ 척추앞굽음증(lordosis) : 허리뼈 커브가 과도하게 앞으로 돌출된 상태

(9) 종아리
    ① 밖굽이무릎(genu valgum, X형 다리) : 무릎의 가쪽번짐 변형, Q-각이 20° 이상
    ② 안굽이무릎(genu varum, O형 다리) : 무릎의 안쪽번짐 변형, Q-각이 15° 이하
    ③ 젖힌무릎(genu recurvatum) : 무릎관절이 후방으로 굽어지는 변형
        * Q-각 : 넙다리네갈래근과 슬개건(무릎힘줄)과의 각도, 정상 15°

(10) 발목관절
    ① 발꿈치들린휜발(pes equinus) : 발바닥쪽 굽힘 구축
    ② 세로발(pes calcaneus) : 등쪽굽힘 구축
    ③ 편평발(pes planus, flat foot) : 세로발궁 높이 감소, 전족부 안쪽번짐·후족부 가쪽번짐 구축
    ④ 발꿈치들린오목발(pes excavatus, claw foot) : 세로발궁 증가, 편평발 반대
    ⑤ 안쪽들린휜발(pes varus, club foot) : 안쪽번짐 구축
    ⑥ 가쪽들린휜발(pes valgus) : 가쪽번짐 구축

2 신체 측정

(1) 팔 길이 : 어깨뼈봉우리 - 노뼈 붓돌기
(2) 아래팔 길이 : 위팔뼈 가쪽위관절융기 - 노뼈 붓돌기
(3) 다리 길이 : 극과 길이 : 위앞엉덩뼈가시(ASIS) - 안쪽복사
              전자과 길이 : 큰돌기 - 가쪽복사(외과)
(4) 위팔둘레 : 위팔 두갈래근의 최대 팽대부
(5) 가슴둘레 : 젖꼭지직상 - 어깨뼈 하각 직하 높이 수평선

단원정리문제

01 인체의 중심선이 통과하는 위치가 아닌 것은?

① 큰돌기　　　　　　② 바깥귀길
③ 엉덩관절 앞쪽　　　④ 어깨뼈 봉우리
⑤ 발목관절 앞쪽

02 신체의 정렬에 대한 설명으로 맞지 않는 것은?

① 머리 전후 편위 : 바깥귀길 - 어깨뼈 봉우리 위치
② 어깨 높이 : 하각 높이 측정
③ 엉덩관절 : 양측 위앞엉덩뼈가시(ASIS) 높이 비교
④ 복부 : Beevor's sign 확인
⑤ 중심선 : 무릎관절 뒤쪽 통과

03 머리의 좌우 편위를 측정하는 방법은?

① 턱-코　　　② 코-귀　　　③ 턱-어깨
④ 눈-어깨　　⑤ 바깥귀길-눈

04 인체 중심점의 위치로 맞는 것은?

① T_{10}　　　② L_2　　　③ L_4
④ S_2　　　　⑤ S_4

단원정리문제 해설

▶ 중심선
- 바깥귀길→치아돌기→목뼈몸통→어깨뼈 봉우리→허리뼈 몸통→엉덩관절 뒤쪽→큰돌기→무릎관절 앞쪽→발목관절 앞쪽
* 중심점 : S_2

▶ 1번 해설 참조

▶ 머리
- 전후 편위 : 바깥귀길-어깨뼈봉우리 위치
- 좌우 편위 : 턱-어깨, 바깥귀길-어깨뼈 봉우리 거리

▶ 1번 해설 참조

정답 : 1_③　2_⑤　3_③　4_④

05 어깨뼈가시의 위치로 맞는 것은?

① T_1 ② T_2 ③ T_3
④ T_5 ⑤ T_7

▶ 어깨 높이
- 바깥귀길-어깨뼈봉우리 간격, 하각 높이 측정
- 어깨뼈가시(견갑극)=T_3, 하각=T_7 위치

06 종아리의 변형에 대한 설명으로 맞는 것은?

가. 안굽이무릎 : Q-각이 15° 이하
나. 밖굽이무릎 : O형 다리
다. 밖굽이무릎 : Q-각이 20° 이상
라. 안굽이무릎 : X형 다리

① 가, 나, 다   ② 가, 다   ③ 나, 라
④ 라   ⑤ 가, 나, 다, 라

▶ 종아리
- 밖굽이무릎(genu valgum, X형 다리) : 무릎의 가쪽번짐 변형, Q-각이 20° 이상
- 안굽이무릎(genu varum, O형 다리) : 무릎의 안쪽번짐 변형, Q-각이 15° 이하
- 젖힌무릎(반장슬 ; genu recurvatum) : 무릎관절이 뒤쪽으로 굽어지는 변형
* Q-각 : 넙다리네갈래근과 무릎힘줄(슬개건)과의 각도, 정상 15°

07 자세 평가 시 후방에서의 기준점은 무엇인가?

① 어깨   ② ASIS   ③ PSIS
④ 무릎관절   ⑤ 엉덩관절

▶ 엉덩관절
- 위앞엉덩뼈가시(양측 상전장골극 ; ASIS) 높이 비교
- 위뒤엉덩뼈가시(후방 상후장골극 ; PSIS) 높이 비교
* 엉덩뼈능선(장골능) 높이 : L_4~L_5

정답 : 5 ③ 6 ② 7 ③

08 발목관절의 변형으로 맞는 것은?

> 가. 발꿈치들린오목발 : 세로발궁 증가
> 나. 발꿈치들린휜발 : 등쪽굽힘 구축
> 다. 안쪽들린휜발 : 안쪽번짐 구축
> 라. 세로발 : 발바닥쪽 굽힘 구축

① 가, 나, 다   ② 가, 다   ③ 나, 라
④ 라   ⑤ 가, 나, 다, 라

09 편평발에 대한 설명으로 맞지 않는 것은?

① 후족부 가쪽번짐 구축   ② Flat foot
③ 세로발궁 높이 감소   ④ 전족부 안쪽번짐 구축
⑤ 발바닥쪽 굽힘 구축

10 신체를 측정하는 방법으로 맞지 않는 것은?

① 위팔 둘레 : 위팔두갈래근의 최대 팽대부
② 아래팔 길이 : 위팔뼈 가쪽위관절융기-노뼈붓돌기
③ 가슴 둘레 : 젖꼭지직상-어깨뼈 하각 직하 높이 수평선
④ 다리 길이 : 극과 길이 : 큰돌기-외과
⑤ 팔 길이 : 어깨뼈 봉우리-노뼈붓돌기

▶ 발목관절
- 꿈치들린오목발(첨족 ; pes equinus) : 발바닥쪽굽힘 구축
- 세로발(종족 ; pes calcaneus) : 등쪽굽힘 구축
- 편평발(pes planus, flat foot) : 세로발궁 높이 감소, 전족부 안쪽번짐·후족부 가쪽번짐 구축
- 꿈치들린오목발(요족 ; pes excavatus, claw foot) : 세로발궁 증가, 편평발 반대
- 안쪽들린휜발(내반족 ; pes varus, club foot) : 안쪽번짐 구축
- 가쪽들린휜발(pes valgus) : 가쪽번짐 구축

▶ 편평발(pes planus, flat foot)
- 세로발궁 높이 감소, 전족부 안쪽번짐·후족부 가쪽번짐 구축

▶ 신체 측정
- 팔 길이 : 어깨뼈봉우리-노뼈붓돌기
- 아래팔 길이 : 위팔뼈 가쪽위관절융기-노뼈붓돌기
- 다리 길이 : 극과 길이 : 위앞엉덩뼈가시(상전장골극 ; ASIS)-내과 전자과 길이 : 큰돌기(대전자)-가쪽복사
- 위팔 둘레 : 위팔 두갈래근의 최대 팽대부
- 가슴 둘레 : 젖꼭지(유두)직상-어깨뼈 하각 직하 높이 수평선

정답 : 8_② 9_⑤ 10_④

Chapter 9
보행 기능평가

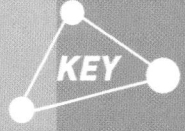

- 이번 chapter에서는 신경계나 근골격계의 질병이나 손상에 의해 나타나는 이상보행을 평가하기 위한 보행기능 평가에 대해서 다룹니다. 보행은 유아기부터 많은 연습을 통해 감각운동계의 의식적인 노력없이 걸을 수 있도록 자동적으로 반복되는 운동조절 명령으로 발생합니다.

- 보행주기는 크게 발이 지면에 닿아 있는 입각기와 공중에 들려있는 유각기로 나눕니다. 보행을 하는 동안 골반의 수직, 수평, 회전운동이 이루어지는데, 이러한 골반의 운동은 보행을 좀 더 자연스럽게 만들어 주는 요소이므로 운동이 일어나는 범위를 숙지하여야 합니다.

- 또한 신경계나 근골격계의 질병이나 손상으로 나타나는 다양한 이상보행에 대해서 숙지하고 환자의 보행 형태를 보고 평가할 수 있어야 합니다.

꼭! 알 아 두 기

1. 보행주기
2. 보행의 요소
3. 이상보행

CHAPTER 09 보행 기능평가

1 보행 주기

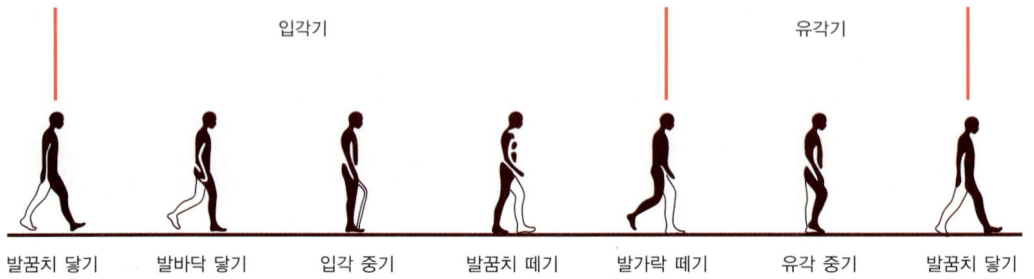

(1) 입각기 (Stance phase) : 발바닥이 지면에 닿는 시기 (60%)
   ① 발꿈치 닿기(heel strike)
   ② 발바닥 닿기(foot flat)
   ③ 입각 중기(mid stance)
   ④ 발꿈치 떼기(heel-off)
   ⑤ 발가락 떼기(toe-off)

(2) 유각기 (Swing phase) : 발가락이 떨어진 순간부터 발뒤꿈치가 지면에 닿기 전까지 시기 (40%)
   ① 가속기(acceleration)
   ② 유각 중기(mid swing)
   ③ 감속기(deceleration)

2 보행 요소

(1) 양발의 넓이
   - 양 발꿈치 사이 5~10cm

(2) 수직 골반 이동
   ① 5cm
   ② 중간 입각기 시 가장 높고, 발꿈치 닿기 시 가장 낮음.

(3) 수평 골반 이동
  ① 2.5~5cm
  ② 체중부하 쪽으로 이동
(4) 골반 돌림
  - 유각기 쪽 4° 앞쪽 돌림
(5) 보행 수
  - 평균 분당 90~120 걸음
(6) 걸음
  - 한쪽 발뒤꿈치 닿기에서 다른쪽 발뒤꿈치 닿기
(7) 보행 속도
  - 평균 분당 82m

3 이상 보행

(1) 근의 약화나 마비에 의한 보행
  ① 엉덩관절 폄근 보행(Gluteus maximus gait)
    a. 큰볼기근 약화
    b. 발꿈치 닿기 후 골반과 몸통을 뒤로 젖히고 걸음
  ② 중간볼기근 보행(중둔근 보행 ; Gluteus medius gait, Trendelenburg's gait)
    a. 엉덩관절 벌림근 약화
    b. 힘줄쪽 골반 내림, 환측 골반 측면 돌출
  ③ 넙다리네갈래근 보행(대퇴사두근 보행 ; Quadriceps gait)
    a. 넙다리네갈래근 약화
    b. 몸통을 앞쪽으로 숙인 자세, 무릎 굽힘 방지를 위해 넙다리 상부를 손으로 누르면서 걸음
  ④ 발처짐 보행(계상 보행 ; Steppage gait)
    a. 앞정강근 약화
    b. 유각기 시 발끝을 들기 위해 무릎관절과 엉덩관절을 과도하게 굽힘

(2) 중추신경계 손상에 의한 보행
  ① 휘돌림 보행(회선보행 ; Circumduction gait)
    a. 편마비 환자
    b. 마비쪽 다리를 바깥으로 돌리며 걷거나 앞으로 밀면서 걸음
  ② 파킨슨 보행
    a. 파킨슨 환자
    b. 구부정한 자세로 팔의 흔들림이 적고 보행이 짧고 점점 빨라지는 걸음
  ③ 가위 보행(Scissor gait)
    a. 엉덩관절 모음근 경련성 마비
    b. 유각기측 발이 입각기측 발의 앞에 놓이는 걸음

(3) 신체 구조 상 결함에 의한 보행
　① 첨족 보행(Equine gait)
　　a. 발목관절 첨족기형
　　b. 유각기에 무릎을 과도하게 올리고, 발뒤꿈치보다 발끝이 먼저 지면에 닿는 걸음
　② 세로발 보행(Calcaneal gait)
　　a. 발목관절 세로발기형
　　b. 발끝이 지면에 닿을 때와 발뒤꿈치 밀기 시 힘이 부족
　③ 절음발이 보행(Limping gait)
　　- 무릎관절 굽힘 구축

(4) 통증에 의한 보행
　① 비정상쪽의 입각기가 정상쪽의 입각기보다 짧아져서 정상쪽 유각기 감소
　② 정상쪽 보폭이 짧아지고, 보행 속도 감소, 보행 수 감소

단원정리문제

01 입각기에서 체중심의 위치가 가장 높은 경우는?

① 발뒤꿈치 닿기　　② 발바닥 닿기
③ 중간입각기　　　④ 뒤꿈치 들기
⑤ 발가락 밀기

02 발꿈치 닿기 후 골반과 몸통을 뒤로 젖히고 걷는 보행은 어떤 근육이 약한 경우인가?

① 엉덩관절 폄근　　② 무릎관절 폄근
③ 척추세움근　　　④ 엉덩관절 굽힘근
⑤ 무릎관절 굽힘근

03 정상 보행의 입각기는 몇 % 인가?

① 20%　　② 40%　　③ 50%
④ 60%　　⑤ 80%

단원정리문제 해설

▶ 수직 골반 이동
- 5cm
- 중간입각기 시 가장 높고, 발꿈치 닿기 시 가장 낮음.

▶ 엉덩관절 폄근 보행(Gluteus maximus gait)
- 큰볼기근 약화
- 발꿈치 닿기 후 골반과 몸통을 뒤로 젖히고 걸음

▶ 입각기(Stance phase) : 발바닥이 지면에 닿는 시기 (60%)
- 발꿈치 닿기(heel strike), 발바닥 닿기(foot flat), 입각 중기(mid stance), 발꿈치 떼기(heel-off), 발가락 떼기(toe-off)
- 유각기(Swing phase) : 발가락이 떨어진 순간부터 발뒤꿈치가 지면에 닿기 전까지 시기 (40%)
- 가속기(acceleration), 유각 중기(mid swing), 감속기(deceleration)

정답 : 1_③　2_①　3_④

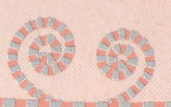
단원정리문제 해설

04 파킨슨 보행의 특징으로 맞지 않는 것은?

① 팔의 흔들림이 적다.
② 바닥핵의 손상으로 나타남.
③ 점점 느려진다.
④ 보행이 짧다.
⑤ 구부정한 자세

▶ 파킨슨 보행
  - 파킨슨 환자
  - 구부정한 자세로 팔의 흔들림이 적고, 보행이 짧고, 점점 빨라지는 걸음

05 근의 약화나 마비에 의한 보행으로 맞는 것은?

| 가. Trendelenburg's gait | 나. Quadriceps gait |
| 다. Maximus gait | 라. Steppage gait |

① 가, 나, 다   ② 가, 다   ③ 나, 라
④ 라   ⑤ 가, 나, 다, 라

▶ 근의 약화나 마비에 의한 보행
  - 엉덩관절 폄근 보행(Gluteus maximus gait)
  - 중간볼기근 보행(Gluteus medius gait, Trendelenburg's gait)
  - 넙다리네갈래근 보행(Quadriceps gait)
  - 발처짐 보행(Steppage gait)

06 중간볼기근 보행의 특징으로 맞는 것은?

가. 엉덩관절 모음근 약화
나. Trendelenburg's gait
다. 환측 골반 내림
라. 엉덩관절 벌림근 약화

① 가, 나, 다   ② 가, 다   ③ 나, 라
④ 라   ⑤ 가, 나, 다, 라

▶ 중간볼기근 보행(Gluteus medius gait, Trendelenburg's gait)
  - 엉덩관절 벌림근 약화
  - 힘줄측 골반 내림, 환측 골반 측면 돌출

정답 : 4_③ 5_⑤ 6_③

07 보행 시 골반의 돌림 각도는 얼마인가?

① 2° ② 4° ③ 6°
④ 8° ⑤ 10°

08 다음 중 이상 보행의 연결이 맞지 않는 것은?

① 엉덩관절 벌림근 약화 – Trendelenburg's gait
② 편마비 환자 – Circumduction gait
③ 무릎관절 굽힘 구축 – Limping gait
④ 뒤정강근 약화 – Steppage gait
⑤ 엉덩관절 폄근 약화 – Gluteus maximus gait

09 엉덩관절 모음근 경련성 환자의 보행은?

① 휘돌림 보행 ② 가위 보행
③ 발처짐 보행 ④ 절음발이 보행
⑤ 중간볼기근 보행

10 한쪽 다리에 통증이 있을 경우 나타나는 보행의 특징으로 옳은 것은?

| 가. 정상측 유각기 감소 | 나. 보행 수 증가 |
| 다. 보행 속도 감소 | 라. 넓은 보폭 |

① 가, 나, 다 ② 가, 다 ③ 나, 라
④ 라 ⑤ 가, 나, 다, 라

▶ 골반 돌림
- 유각기 쪽 4° 앞쪽돌림

▶ 발처짐 보행(계상보행 ; Steppage gait)
- 앞정강근(전경골근) 약화
- 유각기 시 발끝을 들기 위해 무릎관절과 엉덩관절을 과도하게 굽힘

▶ 가위 보행(Scissoring gait)
- 엉덩관절 모음근 경련성 마비
- 유각기측 발이 입각기측 발의 앞에 놓이는 걸음

▶ 통증에 의한 보행
- 비정상측의 입각기가 정상측의 입각기보다 짧아져서 정상측 유각기 감소
- 정상측 보폭이 짧아지고, 보행 속도 감소, 보행 수 감소

정답 : 7_② 8_④ 9_② 10_②

MEMO

Chapter 10
ADL 평가

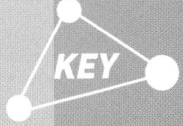

- 이번 chapter에서는 일상생활 활동을 평가하기 위한 방법에 대해서 다룹니다.
- 일상생활 활동을 평가함으로써 환자의 의존도나 자립도를 알 수 있고, 이에 따른 치료의 목표를 설정하고 계획하는데 있어 도움을 줍니다.
- ADL 평가 방법은 다양하지만 여기에서는 6가지만 설명하겠습니다. MBI (Modified Barthel Index)의 경우 가장 많이 사용하는 방법으로 10가지 영역으로 평가를 합니다. 여기에 커뮤니케이션과 사회인지 평가를 추가한 방법이 FIM (Functional Independence Measure)입니다. 이 외에도 다양한 평가방법이 설명되어 있습니다.

꼭! 알 아 두 기

1. MBI (Modified Barthel Index)
2. FIM (Functional Independence Measure)
3. Jebsen-Taylor Hand Function test

CHAPTER 10 ADL 평가

1 MBI (Modified Barthel Index)
(1) 만성 질환 환자의 일상생활 자립 정도 평가
(2) 영역(10가지) : 식사, 옷입기, 몸치장, 목욕, 의자차 이동, 화장실 이동, 걷기, 계단, 대·소변 조절
(3) 척도 : 완전 독립, 최소 보조, 중등 보조, 최대 보조, 완전 의존
(4) 중요도에 따라 5점, 10점, 15점으로 나눔.

2 FIM (Functional Independence Measure)
(1) 실제로 활동하는 것을 측정
(2) 영역 : MBI + 커뮤니케이션(이해, 표출), 사회적 인지(사회적 교류, 문제 해결, 기억)
(3) 척도(7단계) : 완전 독립(7), 변형된 독립(6), 감독 또는 준비 필요 (5), 약간의 도움 (4), 중등도 도움 (3), 많은 도움 (2), 완전 의존 (1)

3 Klein-Bell ADL Scale
(1) 다양한 환자 집단에 사용 가능
(2) 영역(6영역 170항목) : 옷입기, 대·소변, 운동성, 목욕과 위생, 식사, 의사소통

4 Kenny Self-care Evaluation
(1) 병원에 입원한 노인환자 평가
(2) 영역(6영역 17항목) : 침대 운동, 옮겨타기, 이동, 착탈의, 위생, 식사
(3) 척도 : 자립(4), 소량 수발 (3), 중간 수발 (2), 광범위한 수발 (1), 완전 의존 (0)

5 Katz Index
(1) 다발성 경화증, 엉덩관절 골절, 뇌졸중 등의 환자 평가
(2) 영역(6가지) : 식사, 착탈의, 목욕, 화장실 동작, 옮겨타기, 배설 조절
(3) 척도 : 독립(1), 도움 (2), 수행 불가 (3)
(4) 독립적인 것은 A, 완전 의존을 G로 나타냄.

6 Jebsen-Taylor Hand Function test

(1) 손의 기능을 평가
(2) 영역 (7가지) : 글쓰기, 카드 뒤집기, 작은 물건집기, 먹기, 장기쌓기, 크기가 큰 가벼운 물건들어 올리기, 크기가 큰 무거운 물건들어 올리기
(3) 비우세손부터 실시
(4) 아동에서 성인까지 사용

단원정리문제

단원정리문제 해설

01 MBI에 대한 설명으로 맞지 않는 것은?

① 영역은 10가지로 식사, 옷입기, 목욕, 대·소변 조절 등이 있다.
② 만성 질환 환자의 일상 생활 자립 정도 평가
③ 완전 독립, 최소보조, 중등보조, 최대보조, 완전의존 5가지 척도
④ 일상생활 동작 중 포함되지 않은 영역이 있다.
⑤ 각 항목당 10점이다.

▶ MBI (Modified Barthel Index)
- 만성 질환 환자의 일상생활 자립 정도 평가
- 영역(10가지) : 식사, 옷입기, 몸치장, 목욕, 의자차 이동, 화장실 이동, 걷기, 계단,
- 대·소변 조절
- 척도 : 완전독립, 최소보조, 중등보조, 최대보조, 완전의존
- 중요도에 따라 5점, 10점, 15점으로 나뉨.

02 다음에서 설명하는 평가 도구로 맞는 것은?

- 다발성 경화증, 엉덩관절 골절, 뇌졸중 등의 환자 평가
- 영역(6가지) : 식사, 착탈의, 목욕, 화장실 동작, 옮겨타기, 배설 조절
- 척도 : 독립(1), 도움(2), 수행 불가(3)
- 독립적인 것은 A, 완전의존을 G로 나타냄.

① FIM
② Kenny Self-care Evaluation
③ MBI
④ Katz Index
⑤ Klein-Bell ADL Scale

▶ Katz Index
- 다발성 경화증, 엉덩관절 골절, 뇌졸중 등의 환자 평가
- 영역(6가지) : 식사, 착탈의, 목욕, 화장실 동작, 옮겨타기, 배설 조절
- 척도 : 독립(1), 도움(2), 수행 불가(3)
- 독립적인 것은 A, 완전의존을 G로 나타냄.

정답 : 1_⑤ 2_④

03 MBI에는 없으나 FIM에는 있는 항목은?

① 옷입기　　② 의사소통　　③ 목욕
④ 계단　　　⑤ 대·소변 조절

04 ADL 평가 도구로 맞는 것은?

> 가. FIM
> 나. Kenny Self-care Evaluation
> 다. Katz Index
> 라. Glassgow Scale

① 가, 나, 다　　② 가, 다　　③ 나, 라
④ 라　　　　　⑤ 가, 나, 다, 라

05 Jebsen-Taylor Hand Function test의 항목으로 맞지 않는 것은?

① 돌리기　　　② 카드 뒤집기
③ 먹기　　　　④ 장기쌓기
⑤ 글쓰기

▶ FIM
 (Functional Independence Measure)
 - 실제로 활동하는 것을 측정
 - 영역 : MBI + 커뮤니케이션(이해, 표출), 사회적 인지(사회적 교류, 문제 해결, 기억)
 - 척도(7단계) : 완전 독립(7), 변형된 독립(6), 감독 또는 준비 필요(5), 약간의 도움(4), 중등도 도움(3), 많은 도움(2), 완전 의존(1)

▶ Glassgow Scale
 - 외상성 뇌 손상의 임상 등급 척도

▶ Jebsen-Taylor Hand Function test
 - 손의 기능을 평가
 - 영역(7가지) : 글쓰기, 카드 뒤집기, 작은 물건집기, 먹기, 장기쌓기, 크기가 큰 가벼운 물건들어 올리기, 크기가 큰 무거운 물건들어 올리기
 - 비우세손부터 실시
 - 아동에서 성인까지 사용

정답 : 3_② 4_① 5_①

참고문헌

신경해부 생리학, 청구문화사, 노민희, 용준환, 김계엽, 김동환
근골격계 생체역학, 영문출판사, 권미지
새용어 사람해부학, 현문사, 한국해부생리학교수협의회
신경과학, 정담미디어, Laurie Lundy-Ekman
임상신경해부학, 현문사, 이한기, 김명훈, 김본원, 김진상, 김철용
기능해부학, 현문사, 신흥철, 정학영 외
인체해부학, 청담미디어, 노민희, 이정수 외
인체생물학, 아카데미서적, 강성구, 강신성 외
해부학, 고려의학, 대한해부학회
생리학, 라이프사이언스, STUART IRA FOX
해부생리학, 영문출판사, Valerie C. Scanlon
질환별 물리치료, 영문출판사, 오설리반 & 슈미츠
타이디 질환별 물리치료, 군자출판사, Stuart B. Porter
근골격계 질환별 물리치료, 현문사, 박지환
전기치료학, 하늘뜨락, 김순희, 김명훈, 민경옥, 박홍기, 박영한, 오경환
물리치료학 개론, 테라북스, 이인학, 고태성 외 3명
광선치료학, 대학서림, 박찬의, 박래준 외
냉,온을 이용한 물리치료학, 영문출판사, 박래준
수치료의 이론과 실제, 현문사, 박종철
보조기 의지학, 대학서림, 정진우
의지 보조기학, 탑메디오피아, 김장환
운동치료 총론, 영문출판사, 키스너 콜비
물리치료사를 위한 신경재활, 영문출판사, DarcyUmphred, Connie Carlson
고유수용성신경근촉진법, 대학서림, 구봉오, 권미지, 김경태, 김경환, 김명섭
신경물리치료학, 대학서림, 구봉오, 김수민, 권미지, 김상수
휴먼 퍼포먼스와 운동생리학, 대경북스, 정일규, 윤진환
근육검진, 영문출판사, 강세윤
물리치료 진단학, 영문출판사, 이현옥 외
정형도수치료 진단학, 현문사, DAVID J. MAGEE
임상 운동학, 영문출판사, 이현옥 외
근골격계의 기능해부 및 운동학, 정담미디어, 뉴만
재활의학, 한미의학, 박창일, 문재호
공중보건학, 고문사(KMS), 구성회 외 18명
의료기사법, 국가 법령 정보 센터, 법제처
의료법, 국가 법령 정보 센터, 법제처
지역보건법, 국가 법령 정보 센터, 법제처
감염병의 예방 및 관리에 관한 법률, 국가 법령 정보 센터, 법제처

★★물리치료사 국가고시 대비★★

2013년 신판!

Power Manual of Physical Therapy

운동치료학 2

임상운동학

전국물리치료학과 학생학술연구회 엮음

예당북스

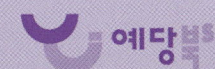

| CONTENTS |

01 운동형상학(Kinematics)   13

    1. 뼈 운동학 *14*
    2. 관절운동학 *16*
    ■ 단원정리문제 *18*

02 운동 역학(Knietics)   25

    1. 운동 역학 *26*
    ■ 단원정리문제 *29*

03 신경 생리와 근육의 운동 생리   33

    1. 신경 생리 *34*
    2. 근육운동 생리 *35*
    ■ 단원정리문제 *38*

04 어깨관절 복합체   47

    1. 구성 *48*
    2. 근육 *49*
    3. 운동학 *51*
    4. 근육마비로 인한 운동장애 *52*
    ■ 단원정리문제 *53*

05 팔꿉관절과 아래팔   61

    1. 구성 *62*
    2. 근육 *63*
    3. 운동학 *64*
    ■ 단원정리문제 *66*

06 손목관절과 손   73

    1. 구성 *74*
    2. 근육 *75*
    3. 운동학 *76*
    4. 손의 운동신경 지배 *79*
    ■ 단원정리문제 *80*

| CONTENTS |

07 골반과 엉덩관절 · 87

1. 구성 *88*
2. 근육 *90*
3. 운동학 *91*
4. 엉덩관절의 임상적 문제 *92*
- 단원정리문제 *93*

08 무릎관절 · 101

1. 구성 *102*
2. 근육 *103*
3. 운동학 *104*
- 단원정리문제 *106*

09 발목관절과 발 · 113

1. 구성 *114*
2. 근육 *115*
3. 운동학 *116*
- 단원정리문제 *118*

10 머리와 목, 몸통 · 125

1. 구성 *126*
2. 근육 *127*
3. 운동학 *128*
- 단원정리문제 *130*

11 보행 · 135

1. 보행주기 *134*
2. 보행의 운동학 *135*
3. 보행 시 근육작용 *135*
- 단원정리문제 *137*

참고문헌 *141*
인덱스 *142*

Chapter 1
운동형상학 (Kinematics)

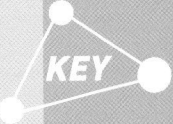

- 이번 chapter에서는 공간에서 물체의 운동을 연구하는 학문인 운동형상학(kinematics)에 대해서 다룹니다. 이것은 인체 위 한 점의 운동(중심), 여러 분절의 위치 혹은 한 관절의 위치 혹은 인접한 관절면 사이에서의 운동을 포함합니다. 크게 뼈의 운동에 관한 뼈운동학 (osteokinematics)과 관절면 사이의 운동에 관한 관절운동학(arthrokinematics)으로 나누어집니다.

- 뼈운동학 (osteokinematics)에서는 관절이나 지절의 운동을 정의하고 공간에서 인체 부위에 대한 위치를 기록하기 위하여 해부학적 자세를 사용하는데, 이를 기준으로 3개의 면과 축을 분류합니다. 그리고 연속되어 있는 지절을 연결하는 몇몇 관절의 결합은 운동사슬을 구성하는데, 개방성 운동사슬과 폐쇄성 운동사슬이 있습니다. 또한 관절의 운동이 가능한 면의 수와 축의 수에 따라 분류한 것을 자유도라고 합니다.

- 관절운동학 (arthrokinematics)은 뼈 먼쪽부분의 운동 방향에 관한 관절면의 운동과 관계가 있는데, 이는 볼록 – 오목 관계로 알 수 있습니다. 또한 관절이 움직일 때 두 관절면 사이의 운동으로 구르기(rolling), 미끄러짐(gliding, sliding), 축돌림(spin)이 일어납니다. 관절의 잠김 위치와 풀림 위치 또한 관절운동에 있어 중요합니다.

- 운동형상학 (kinematics)은 임상운동학을 시작함에 있어서 가장 기본적인 뼈와 관절의 운동을 설명하는 것이므로 반드시 숙지해 놓아야 합니다.

꼭! 알 아 두 기

1. 운동형상학 (kinematics)의 정의
2. 인체의 면과 축
3. 운동사슬
4. 운동의 자유도
5. 관절의 운동학
6. 관절의 잠김 위치와 풀림 위치

CHAPTER 01 운동형상학 (Kinematics)

1 뼈 운동학

1 인체의 면과 축

면(Plane)	돌림축 (Axis of rotation)	관절운동
시상면[정중면]	안 - 가쪽 (관상축)	굽힘/폄
이마면[전액면]	앞 - 뒤쪽 (시상축)	벌림/모음 노쪽치우침/자쪽치우침 가쪽번짐/안쪽번짐
가로면[수평면]	수직 or 세로	가쪽돌림/안쪽돌림 뒤침/엎침 수평벌림/수평모음

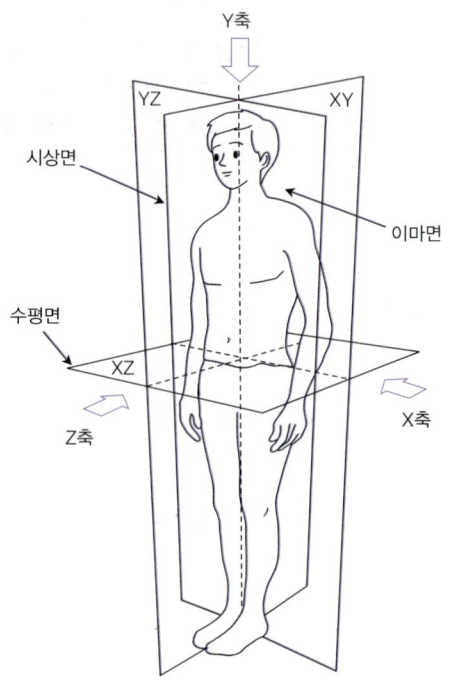

신용어(구용어) 가나다순 : 가로면(횡단면), 가쪽돌림(외회전), 가쪽번짐(외반), 굽힘(굴곡), 노쪽치우침(요측편위), 뒤침(회외), 모음(내전), 벌림(외전), 안쪽돌림(내회전), 안쪽번짐(내반), 엎침(회내), 이마면(관상면), 자쪽치우침(척측편위), 폄(신전)

2 끝느낌 (End-Feel)

구분	End-feel	구조	예시
정상	부드러움 (Soft)	연부조직 간 접촉	팔꿉관절 굽힘
	팽팽함 (Firm)	근육 조직의 운동 제한	무릎 펴고 엉덩관절 굽힘
		관절주머니의 운동 제한	손허리손가락 관절 폄
		인대의 운동 제한	아래팔 뒤침
	단단함 (Hard)	뼈에 부딪치는 느낌	팔꿉관절 폄
비정상	텅빈 느낌 (Empty)	저항이 느껴지지 않고 통증 호소	골절
	용수철 느낌 (Springy)	관절 내에 걸리는 느낌	반달판막, 관절연골 손상

3 운동사슬

(1) 열린사슬운동 (Open Kinematic chain)
① 공간에서 먼쪽분절(원위부)의 자유로운 운동
② 한 분절의 독립적 운동
③ 먼쪽분절이 움직이는 모든 운동, 공던지기, 보행의 흔듦기(유각기) 등

(2) 닫힌사슬운동 (Closed Kinematic chain)
① 먼쪽분절은 고정되고 몸쪽에서 운동
② 한 분절의 운동이 다른 분절의 움직임 동반
③ 턱걸이, 팔굽혀펴기, 보행의 디딤기(입각기) 등

4 운동의 자유도

- 관절에서 허용되는 독립적인 움직임의 수

자유도	관절 종류		관절운동	예시
0도	평면관절		미끄러짐	손목뼈사이관절 (수근간관절) 발목뼈사이관절 (족근간관절)
1도	경첩관절 (접번관절)		굽힘/폄	팔꿉관절, 손가락뼈사이관절 (지절간관절), 발목관절
	중쇠관절 (차축관절)		돌림(회전)	노자관절 (요척관절), 고리중쇠관절 (환추축추관절)

자유도	관절 종류		관절운동	예시
2도	융기관절 (과상관절)		굽힘/폄 벌림/모음	손목관절 (수근관절), 무릎관절 (슬관절), 손허리손가락관절 (중수지절관절)
	안장관절		굽힘/폄 벌림/모음	1번째 손목손허리관절 (수근중수관절)
3도	절구공이관절 (구상관절)		굽힘/폄 벌림/모음 돌림	어깨관절, 엉덩관절

2 관절운동학

1 관절운동

(1) 미끄러짐 (활주)운동 : 관절면에서 서로 미끄러지는 운동
(2) 각운동 : 인접한 뼈의 각을 증가, 감소시키는 운동
(3) 돌림운동 : 고정된 운동축에 대해 일어나는 운동

2 관절면 운동

(1) 구르기 (rolling)
  - 한쪽 관절면의 새로운 점과 반대쪽 관절면의 새로운 점이 만남
(2) 미끄러짐 (gliding, sliding)
  - 한쪽 관절의 일정한 점과 반대쪽 관절의 새로운 점이 만남
(3) 축돌림 (spin)
  - 고정 축에 대한 다른 뼈 분절의 돌림

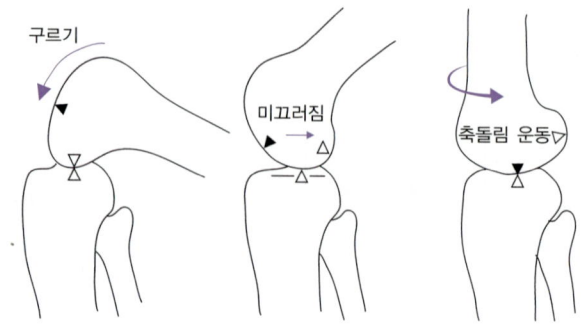

3 볼록-오목 관계

(1) 볼록면이 움직이면 관절면과 뼈가 반대 방향으로 움직임
(2) 오목면이 움직이면 관절면과 뼈가 같은 방향으로 움직임

4 잠김 위치와 풀림 위치

부위	관절	잠김 위치 (Close-Packed position)	풀림 위치 (Open-Packed position)
		• 관절면 접촉 최대 • 인대와 관절주머니 팽팽 • 가장 안정된 위치	• 관절 접촉면 불일치 • 인대와 관절주머니 느슨 • 관절가동화에 적합
몸통	척추	최대 폄	굽힘과 폄 중간
	관자아래턱	최대 뒤쪽 or 전방	입을 약간 벌림
팔	복장빗장관절	위팔 최대 올림	팔을 몸통 옆에 둔 자세
	봉우리빗장관절	위팔 90° 벌림	팔을 몸통 옆에 둔 자세
	위팔관절오목	최대 벌림, 가쪽돌림	55° 벌림, 30° 수평모음
	위팔자뼈	완전 폄, 뒤침	70° 굽힘, 10° 뒤침
	위팔노뼈	90° 굽힘, 5° 뒤침	완전 폄, 뒤침
	몸쪽노자	5° 뒤침, 완전 폄	70° 굽힘, 35° 뒤침
	먼쪽노자	5° 뒤침	10° 뒤침
	노자손목	완전 폄, 노쪽치우침	중립, 자쪽치우침
	손목손허리	완전 폄	굽힘과 폄 중간
	손허리손가락	완전 굽힘	약간 굽힘과 자쪽치우침
	손가락뼈사이	전체 폄	몸쪽 10° 굽힘 / 먼쪽 30° 굽힘
다리	엉덩관절	완전 폄, 벌림, 안쪽돌림	30° 굽힘, 30° 벌림, 약간 가쪽치우침
	무릎관절	완전 폄, 가쪽돌림	25° 굽힘
	거퇴	완전 발등굽힘	10° 발바닥쪽굽힘, 안쪽번짐, 가쪽번짐 중간
	목말밑	완전 안쪽번짐	10° 발바닥쪽굽힘, ROM 중간 범위
	발목뼈사이	완전 뒤침	
	발목발허리	완전 뒤침	뒤침, 엎침
	발허리발가락	완전 폄	중립
	발가락뼈사이	완전 폄	약간 굽힘

신용어(구용어) 가나다순 : 관자아래턱(측두하악), 노자손목(요척수근), 먼쪽노자(원위요척), 목말밑(거퇴하), 몸쪽노자(근위요척), 무릎관절(슬관절), 발가락뼈사이(지절간), 발목발허리(족근중족), 발목뼈사이(족근간), 발허리발가락(중족지절), 복장빗장관절(관절흉쇄), 봉우리빗장관절(견쇄), 엉덩관절(고관절), 엎침(회내), 위팔관절오목(위팔관절와), 위팔노뼈(위팔요골), 위팔자뼈(위팔척골), 손가락뼈사이(지절간), 손목손허리(수근중수), 손허리손가락(중수지절)

단원정리문제

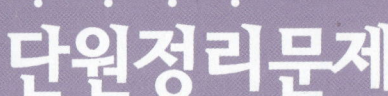

01 인체의 면과 축에 대한 설명으로 맞지 않는 것은?

① 이마면은 앞 - 뒤쪽돌림축이 중심이다.
② 가쪽돌림 운동은 가로면에서 일어난다.
③ 굽힘 운동은 안 - 가쪽돌림축을 중심으로 일어난다.
④ 수평모음은 이마면을 중심으로 일어난다.
⑤ 노쪽치우침은 앞 - 뒤쪽돌림축을 중심으로 일어난다.

02 발목의 가쪽번짐과 안쪽번짐은 어떤 면과 축에서 일어나는가?

① 이마면 - 앞·뒤축
② 시상면 - 안·가쪽
③ 가로면 - 수직 세로축
④ 이마면 - 수직 세로축
⑤ 정중면 - 앞 뒤축

03 다음 중 수평면에서 일어나는 운동으로 맞지 않는 것은?

가. 뒤침 - 엎침	나. 가쪽돌림 - 안쪽돌림
다. 수평벌림 - 수평모음	라. 벌림 - 모음

① 가, 나, 다   ② 가, 다   ③ 나, 라
④ 라   ⑤ 가, 나, 다, 라

단원정리문제 해설

▶ 인체의 면과 축
 - 시상면[정중면] : 안-가쪽 돌림축. 굽힘/폄
 - 이마면[전액면] : 앞-뒤쪽돌림축. 벌림/모음, 노쪽치우침(요측편위)/자쪽치우침(척측편위), 가쪽번짐/안쪽번짐
 - 가로면[수평면] : 수직 or 세로돌림축. 가쪽돌림/안쪽돌림, 뒤침/엎침(회내), 수평벌림/수평모음

▶ 이마면[전액면] : 앞-뒤쪽 돌림축, 벌림/모음, 노쪽치우침/자쪽치우침, 가쪽번짐(외반)/안쪽번짐(내반)

▶ 가로면[수평면] : 수직 or 세로돌림축, 가쪽돌림/안쪽돌림, 뒤침/엎침, 수평벌림/수평모음

정답 : 1_④ 2_① 3_④

단원정리 문제 해설

04 다음 중 끝느낌과 관절의 연결이 맞지 않는 것은?

① 부드러움 - 팔꿉관절 굽힘
② 팽팽함 - 아래팔 뒤침
③ 단단함 - 팔꿉관절 폄
④ 용수철 느낌 - 반달판막 손상
⑤ 텅빈 느낌 - 연골 손상

▶ 끝느낌(End-feel)
  1) 정상
   - 부드러움(soft) : 연부조직 간 접촉, 팔꿉관절 굽힘
   - 팽팽함(frim) : 근육조직의 운동 제한, 무릎 펴고 엉덩관절 굽힘 관절주머니의 운동 제한, 손허리손가락관절 폄, 인대의 운동 제한, 아래팔 뒤침
   - 단단함(hard) : 뼈에 부딪치는 느낌, 팔꿉관절 폄
  2) 비정상
   - 텅빈 느낌(empty) : 저항이 느껴지지 않고 통증 호소, 골절
   - 용수철 느낌(springy) : 관절 내에 걸리는 느낌, 반달판막(반월판), 관절연골 손상

05 닫힌사슬운동에 대한 설명으로 맞는 것은?

> 가. 몸쪽 분절은 고정되고 먼쪽에서 운동
> 나. 팔굽혀펴기
> 다. 보행의 흔듦기
> 라. 먼쪽 분절은 고정되고 몸쪽에서 운동

① 가, 나, 다   ② 가, 다   ③ 나, 라
④ 라   ⑤ 가, 나, 다, 라

▶ 운동 사슬
  1) 열린사슬운동(Open Kinematic chain)
   - 공간에서 먼쪽 분절의 자유로운 운동
   - 한 분절의 독립적 운동
   - 먼쪽 분절이 움직이는 모든 운동, 공 던지기, 보행의 흔듦기(유각기) 등
  2) 닫힌사슬운동(Closed Kinematic chain)
   - 먼쪽 분절은 고정되고 몸쪽에서 운동
   - 한 분절의 운동이 다른 분절의 움직임 동반
   - 턱걸이, 팔굽혀펴기, 보행의 디딤기(입각기) 등

06 다음 중 3도 자유도를 가진 관절은?

① 엉덩관절   ② 발목관절
③ 노자관절   ④ 무릎관절
⑤ 팔꿉관절

▶ 3도 자유도
  - 절구공이관절(구상관절) : 어깨관절(견관절), 엉덩관절(고관절), 굽힘/폄, 벌림/모음, 돌림(회전)

정답 : 4_⑤ 5_③ 6_①

07 2개의 축을 가진 관절로 맞는 것은?

① 절구공이관절 ② 경첩관절
③ 안장관절 ④ 중쇠관절
⑤ 노자관절

08 다음 중 중쇠관절에 대한 설명으로 맞는 것은?

가. 고리뒤통수관절	나. 벌림 - 모음
다. 2도 자유도	라. 노자관절

① 가, 나, 다 ② 가, 다 ③ 나, 라
④ 라 ⑤ 가, 나, 다, 라

09 다음 중 1번째 손목손허리관절의 자유로도 맞는 것은?

① 0도 ② 1도 ③ 2도
④ 3도 ⑤ 4도

▶ 단원정리 문제 해설

▶ 2도 자유도
- 융기관절(과상관절) : 손목관절(수근관절), 무릎관절(슬관절), 손허리손가락관절(중수지절관절), 굽힘(굴곡)/폄(신전), 벌림(외전)/모음(내전)
- 안장관절 : 1번째 손목손허리관절(수근중수관절), 굽힘/폄, 벌림/모음

▶ 1도 자유도
- 경첩관절 : 팔꿉관절, 손가락뼈사이관절, 발목관절, 굽힘/폄
- 중쇠관절 : 노자관절(요척관절), 고리중쇠관절(환추축추관절), 돌림(회전)

▶ 7번 해설 참조

정답 : 7 ③ 8 ④ 9 ③

10 다음 중 자유도에 대한 설명으로 맞지 않는 것은?

① 융기관절- 2도- 손허리손가락관절
② 경첩관절- 1도- 무릎관절
③ 안장관절- 2도- 1번째 손목손허리관절
④ 절구공이관절- 3도- 어깨관절
⑤ 중쇠관절- 1도- 고리중쇠관절

▶ 자유도
1) 1도 자유도
  - 경첩관절(접번관절) : 팔꿈관절, 손가락뼈사이관절, 발목관절, 굽힘/폄
  - 중쇠관절(차축관절) : 노자관절(요척관절), 고리중쇠관절(환추축추관절), 돌림
2) 2도 자유도
  - 융기관절(과상관절) : 손목관절, 무릎관절(슬관절), 손허리손가락(중수지절)관절, 굽힘/폄, 벌림/모음
  - 안장관절 : 1번째 손목손허리관절, 굽힘/폄, 벌림/모음
3) 3도 자유도
  - 절구공이관절(구상관절) : 어깨관절, 엉덩관절, 굽힘/폄, 벌림/모음, 돌림

11 한쪽 관절의 일정한 점과 반대쪽 관절의 새로운 점이 만나는 운동은?

① 축회전(spin)
② 구르기(rolling)
③ 미끄러짐(gliding)
④ 떼어당김(distraction)
⑤ 돌림(rotation)

▶ 미끄러짐(gliding, sliding)
 - 한쪽 관절의 일정한 점과 반대쪽 관절의 새로운 점이 만남.

12 관절면의 운동으로 맞는 것은?

| 가. 미끄러짐(sliding) | 나. 구르기(rolling) |
| 다. 축돌림(spin) | 라. 떼어당김(distraction) |

① 가, 나, 다　② 가, 다　③ 나, 라
④ 라　⑤ 가, 나, 다, 라

▶ 관절면 운동
1) 구르기(rolling)
  - 한쪽 관절면의 새로운 점과 반대쪽 관절면의 새로운 점이 만남.
2) 미끄러짐(gliding, sliding)
  - 한쪽 관절의 일정한 점과 반대쪽 관절의 새로운 점이 만남.
3) 축돌림(spin)
  - 고정 축에 대한 다른 뼈 분절의 돌림

정답 : 10_② 11_③ 12_①

13 관절의 볼록-오목 관계에 대한 설명으로 맞는 것은?

> 가. 볼록면 구르기 - 반대 방향
> 나. 오목면 구르기 - 반대 방향
> 다. 오목면 미끄러짐 - 같은 방향
> 라. 볼록면 미끄러짐 - 같은 방향

① 가, 나, 다   ② 가, 다   ③ 나, 라
④ 라   ⑤ 가, 나, 다, 라

▶ 볼록-오목 관계
  - 볼록면이 움직이면 관절면과 뼈가 반대 방향으로 움직임.
  - 오목면이 움직이면 관절면과 뼈가 같은 방향으로 움직임.

14 다음 중 관절운동학에 대한 설명으로 맞지 않는 것은?

① 미끄러짐운동은 관절면에서 서로 미끄러지는 운동이다.
② 볼록면이 미끄러짐운동을 하면 관절면과 뼈가 반대 방향으로 움직인다.
③ 각운동은 인접한 뼈의 각을 증가, 감소시키는 운동이다.
④ 오목면이 구르기 운동을 하면 관절면과 뼈가 같은 방향으로 움직인다.
⑤ 구르기(rolling)는 한쪽 관절의 일정한 점과 반대쪽 관절의 새로운 점이 만나는 운동이다.

▶ 구르기(rolling)
  - 한쪽 관절면의 새로운 점과 반대쪽 관절면의 새로운 점이 만남.
▶ 미끄러짐(gliding, sliding)
  - 한쪽 관절의 일정한 점과 반대쪽 관절의 새로운 점이 만남.

15 잠김 위치에 대한 설명으로 맞는 것은?

> 가. 가장 안정된 위치   나. 관절가동화에 적합
> 다. 관절면 접촉 최대   라. 인대와 관절주머니 느슨

① 가, 나, 다   ② 가, 다   ③ 나, 라
④ 라   ⑤ 가, 나, 다, 라

▶ 잠김 위치(Close-Packed position)
  - 관절면 접촉 최대
  - 인대와 관절주머니 팽팽
  - 가장 안정된 위치

정답 : 13_② 14_⑤ 15_②

16 다음 중 관절과 잠김 위치의 연결이 맞지 않는 것은?

① 위팔노뼈관절 – 90° 굽힘, 5° 뒤침
② 팔꿈관절 – 완전 폄, 뒤침
③ 무릎관절 – 완전 폄, 가쪽돌림
④ 어깨관절 – 최대 벌림, 가쪽돌림
⑤ 발목관절 – 완전 발바닥쪽굽힘

17 어깨관절의 풀림 위치로 맞는 것은?

① 55° 벌림, 30° 수평모음
② 30° 굽힘, 45° 벌림
③ 완전 굽힘
④ 90° 벌림
⑤ 완전 벌림, 가쪽돌림

18 다음 중 풀림 위치에 대한 설명으로 맞지 않는 것은?

① 인대와 관절주머니는 느슨하다.
② 무릎관절의 풀림 위치는 25° 굽힘이다.
③ 관절가동화에 적합한 위치이다.
④ 가장 안정한 위치이다.
⑤ 어깨관절의 풀림 위치는 55° 벌림, 30° 수평모음이다.

단원정리문제 해설

▶ 발목관절(거퇴관절)
- 잠김 위치 : 완전 발등굽힘(배측굴곡)
- 풀림 위치 : 10° 발바닥쪽굽힘(저측굴곡), 안쪽번짐과 가쪽번짐 중간

▶ 어깨관절
- 잠김 위치 : 완전 벌림, 가쪽돌림
- 풀림 위치 : 55° 벌림, 30° 수평모음

▶ 풀림위치(Open-Packed position)
- 관절 접촉면 불일치
- 인대와 관절주머니 느슨
- 관절가동화에 적합

정답 : 16_⑤ 17_① 18_④

MEMO

Chapter 2
운동 역학

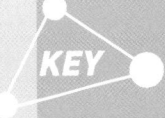

- 이번 chapter에서는 공간에서 물체의 운동을 일으키거나 정지시키거나 변화시키는 힘을 연구하는 동역학의 한 분야인 운동 역학 (kinetics)에 대해서 다룬다. 운동 역학 (Kinetics)의 원리를 적용하기 위한 힘인 중력, 근력, 마찰, 외적 저항은 인체에 적용되면 관절 압박, 관절 이간, 인체 조직에 압력으로 작용하게 됩니다.

- 운동에 관계하는 3가지 기본법칙이 있는데, 이를 뉴턴의 운동 법칙이라고 합니다. 제 1법칙인 관성의 법칙, 제 2법칙인 가속도의 법칙, 제 3법칙인 작용과 반작용의 법칙이 있습니다.

- 정역학으로 인체의 무게와 중심에 대해서 설명하면 체중의 작용선은 항상 수직이고, 인체의 중심에 작용합니다. 물체의 안정성에 기여하는 4가지 요소로는 바닥면 위 중심의 높이, 바닥면의 크기, 바닥면 내 중력선의 위치, 물체의 무게로 볼 수 있습니다.

- 생체 역학에서는 지레의 원리를 물체의 돌림운동을 일으키는 복잡한 힘을 단순화하기 위해 사용하는데, 지레에 작용하는 힘을 축에 작용하는 힘(A), 무게(W), 지레를 움직이는 힘(F) 3가지로 나타낼 수 있습니다.

- 또한 지렛대 위 힘들의 위치에 따라 운동이나 일에 대한 장점들이 달라지는데, 이를 제 1형 지레, 제 2형 지레, 제 3형 지레로 구분할 수 있습니다. 세 가지 유형의 지레의 특징을 알고 인체에 어떻게 적용되는지에 대해서 숙지하길 바랍니다.

꼭! 알아두기

1. 운동 역학 (kinetics)의 정의
2. 짝힘 (coouple force)
3. 뉴턴의 운동 법칙
4. 무게와 중심
5. 인체의 지레

CHAPTER 02 운동 역학 (Kinetics)

1 운동 역학 (Kinetics)

1 힘
(1) 정의 : 어떤 물체에 작용하여 모양에 변화를 일으키거나 운동 상태의 변화를 일으키는 원인
(2) 힘의 3요소 : 크기, 방향, 작용점
(3) 짝힘 (cooupple force) : 돌림축을 중심으로 크기가 같고 방향이 반대인 두 평행력이 두 점에서 동시에 작용하는 것

> 예 어깨뼈의 위쪽돌림[위등세모근 (승모근상부)– 앞톱니근 (전거근)]
> 골반의 앞쪽기울임(전방경사) [척추세움근 (척추기립근)– 넙다리곧은근]

2 뉴턴의 운동 법칙
(1) 관성의 법칙 (제1법칙)
 - 모든 물체는 외력이 작용하지 않으면 원래의 정지 상태나 직선운동을 유지하려 한다는 성질
(2) 가속도의 법칙 (제2법칙)
 - 물체의 가속도(a)는 작용한 힘(F)의 합력에 비례하고, 물체의 질량(m)에 반비례, F = ma
(3) 작용과 반작용의 법칙 (제3법칙)
 - 한 물체가 다른 물체에 힘을 주면 그 힘과 크기가 같고 방향이 서로 반대인 힘이 일어남.

3 무게와 중심
(1) 인체의 무게 중심
  ① 제 2 엉치뼈 (S_2)의 앞쪽
  ② 중력선의 통과 : 바깥귀길 (외이도) → 치아돌기 (치돌기) → 목뼈몸통 (경추체) → 어깨뼈봉우리 (견봉) → 허리뼈몸통 (요추체) → 엉덩관절 뒤쪽 → 큰돌기 (대전자) → 무릎관절 앞쪽 → 발목관절 앞쪽
(2) 바닥면
 - 바닥에 접촉된 인체와 지지물 사이를 연결한 모든 영역

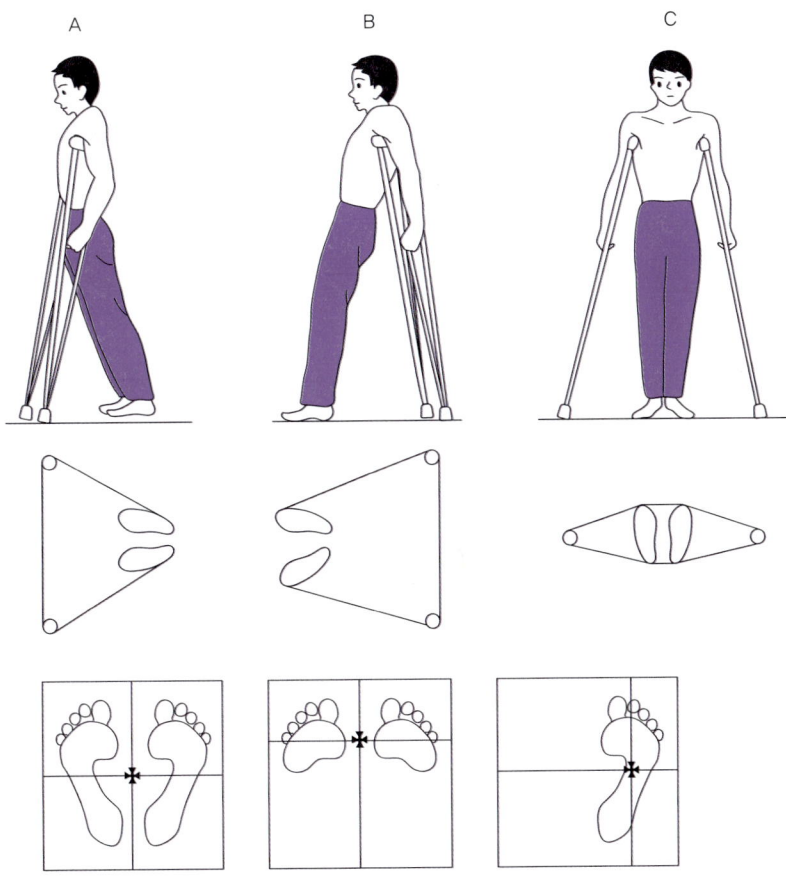

(3) 안정성 조건이 높은 조건
    ① 무게 중심이 낮다.
    ② 바닥면이 넓다.
    ③ 바닥면 내 중력선이 위치한다.
    ④ 물체의 무게가 가볍다.

4 지레

(1) 용어
    ① 팔(Arm)
        a. 힘팔(Force Arm ; FA) : 받침점에서 힘이 적용되는 곳까지의 거리
        b. 무게팔(Weight Arm ; WA) : 받침점에서 무게가 있는 곳까지의 거리
    ② 받침점(Fulcrum)
        - 운동이 일어나는 중심축으로 관절에 해당

③ 힘과 무게(Force & Weight)
   a. 힘(Force) : 근육
   b. 무게(Weight) : 분절의 무게, 저항
④ 기계적 이득(Mechanical Advantage)
   a. 지레의 효율
   b. 기계적 이득 = 힘팔/무게팔

(2) 종류

1형 지레	2형 지레	3형 지레
안정 (균형) 이득 기계적 이득 중간	힘에 이용 속도 느림 기계적 이득 (>1)	ROM에 이용 속도 빠름 기계적 이득 (<1)
시소, 펌프, 위팔세갈래근 [폄], 고리뒤통수관절 [후경 부근], 장딴지근, 중간·작은 볼기근, 넙다리네갈래근 [곧은근 제외], 뒤넙다리근 [엉덩관절]	손수레, 절단기, 장딴지근 [발허리발가락관절 받침점], 위팔노근 [폄]	핀셋, 위팔노근 [굽힘], 위팔두갈래근 [굽힘], 넙다리곧은근 [엉덩관절], 뒤넙다리근 [무릎관절]

신용어(구용어) 가나다순 : 고리뒤통수관절(환추후두관절), 굽힘(굴곡), 넙다리곧은근(대퇴직근), 넙다리네갈래근(대퇴사두근), 뒤넙다리근(슬건근), 무릎관절(슬관절), 발허리발가락관절(중족지절관절), 엉덩관절(고관절), 위팔노근(상완요골근), 위팔두갈래근(상완이두근), 위팔세갈래근(위팔삼두근), 장딴지근(비복근), 중소둔근(중간 작은 볼기근), 폄(신전)

단원정리문제

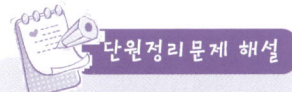

01 힘의 요소로 맞는 것은?

가. 방향	나. 크기
다. 작용점	라. 저항

① 가, 나, 다   ② 가, 다   ③ 나, 라
④ 라   ⑤ 가, 나, 다, 라

▶ 힘의 3요소
- 크기, 방향, 작용점

02 짝힘에 대한 설명으로 맞는 것은?

가. 크기와 방향이 같은 두 힘이 동시에 작용하는 힘이다.
나. 골반 앞쪽기울임 : 척추세움근-넙다리곧은근이다.
다. 어깨뼈 위쪽돌림 : 아래등세모근 하부-앞톱니근이다.
라. 골반 뒤쪽기울임 : 배근-엉덩관절 폄근이다.

① 가, 나, 다   ② 가, 다   ③ 나, 라
④ 라   ⑤ 가, 나, 다, 라

▶ 짝힘(cooupple force)
- 돌림축을 중심으로 크기가 같고 방향이 반대인 두 평행력이 두 점에서 동시에 작용하는 것
  예) 어깨뼈의 위쪽돌림(위등세모근-앞톱니근), 골반의 앞쪽기울임(척추세움근-넙다리곧은근)

정답 : 1_① 2_③

03 한 물체가 다른 물체에 힘을 주면 그 힘과 크기가 같고 방향이 서로 반대인 힘이 일어난다는 법칙은 뉴턴의 운동 법칙 중 무엇인가?

① 관성의 법칙 ② 속력의 법칙
③ 가속도의 법칙 ④ 무게의 법칙
⑤ 작용과 반작용의 법칙

▶ 뉴턴의 운동 법칙
 1) 관성의 법칙(제1법칙)
  - 모든 물체는 외력이 작용하지 않으면 원래의 정지 상태나 직선 운동을 유지하려 한다는 성질
 2) 가속도의 법칙(제2법칙)
  - 물체의 가속도(a)는 작용한 힘(F)의 합력에 비례하고 물체의 질량(m)에 반비례, F=ma
 3) 작용과 반작용의 법칙(제3법칙)
  - 한 물체가 다른 물체에 힘을 주면 그 힘과 크기가 같고 방향이 서로 반대인 힘이 일어남.

04 시상면에서 인체의 중력선이 통과하는 곳이 아닌 것은?

① 치아돌기 ② 발목관절 앞쪽
③ 무릎관절 뒤쪽 ④ 큰돌기
⑤ 엉덩관절 뒤쪽

▶ 중력선의 통과
 : 바깥귀길(외이도) → 치아돌기 → 목뼈 몸통(경추체) → 어깨뼈봉우리(견봉) → 허리뼈몸통(요추체) → 엉덩관절 뒤쪽 → 큰돌기(대전자) → 무릎관절(슬관절) 앞쪽 → 발목관절 앞쪽

05 안정성이 높을 조건으로 맞지 않는 것은?

① 물체의 무게가 가벼워야 한다.
② 바닥면이 넓다.
③ 위치 에너지가 최소이다.
④ 무게 중심이 높다.
⑤ 바닥면 내에 중력선이 위치한다.

▶ 안정성 조건(높을 때)
 - 무게 중심이 낮다.
 - 바닥면이 넓다.
 - 바닥면 내 중력선이 위치한다.
 - 물체의 무게가 가볍다.

정답 : 3.⑤ 4.③ 5.④

06 안정성의 조건으로 맞는 것은?

가. 물체의 무게	나. 바닥면의 넓이
다. 무게 중심의 높이	라. 중력선의 위치

① 가, 나, 다 ② 가, 다 ③ 나, 라
④ 라 ⑤ 가, 나, 다, 라

▶ 안정성 조건(높을 때)
- 무게 중심이 낮다.
- 바닥면이 넓다.
- 바닥면 내 중력선이 위치한다.
- 물체의 무게가 가볍다.

07 2형 지레의 특징으로 맞지 않는 것은?

① 속도가 느리다.
② 일상생활의 예로 손수레가 있다.
③ 힘에 이용된다.
④ 위팔노근의 폄이 해당된다.
⑤ 기계적 이득이 1보다 작다.

▶ 2형 지레
- 힘에 이용, 속도 느림, 기계적 이득(〉1)
- 손수레, 절단기, 장딴지근(중족지관절 받침점), 위팔노근(폄), 장딴지근(발허리발가락관절)

08 다음 중 위팔두갈래근의 굽힘에 해당하는 지레의 특징으로 맞는 것은?

가. 안정 이득	나. 속도가 빠르다.
다. 위팔노근의 폄	라. ROM에 이용

① 가, 나, 다 ② 가, 다 ③ 나, 라
④ 라 ⑤ 가, 나, 다, 라

▶ 3형 지레
- ROM에 이용, 속도 빠름, 기계적 이득 (〈1)
- 핀셋, 위팔노근(굽힘), 위팔두갈래근(굽힘), 넙다리곧은근(엉덩관절), 뒤넙다리근(무릎관절)
* 안정(균형) 이득 : 1형 지레
* 위팔노근(폄) : 2형 지레

정답 : 6_⑤ 7_⑤ 8_③

09 발허리발가락관절을 받침점으로 했을 때 장딴지근의 작용과 같은 지레의 근육은?

① 위팔세갈래근의 폄
② 위팔노근의 굽힘
③ 위팔두갈래근의 굽힘
④ 위팔노근의 폄
⑤ 위팔세갈래근의 굽힘

▶ 2형 지레
 - 힘에 이용, 속도 느림, 기계적 이득〉1
 - 손수레, 절단기, 장딴지근(발허리발가락관절 받침점), 위팔노근(폄)

10 지레에 대한 설명으로 맞는 것은?

> 가. 뒤넙다리근의 엉덩관절에서의 작용은 1형 지레이다.
> 나. 위팔노근의 굽힘은 3형 지레이다.
> 다. 기계적 이득이 높은 순서는 2형 〉 1형 〉 3형이다.
> 라. 발끝으로 섰을 때 장딴지근의 작용은 2형 지레이다.

① 가, 나, 다   ② 가, 다   ③ 나, 라
④ 라   ⑤ 가, 나, 다, 라

▶ 인체의 지레
 1) 1형 지레
  - 안정(균형) 이득, 기계적 이득 중간
  - 시소, 펌프, 위팔세갈래근(폄), 고리뒤통수관절(뒤비틀림 부근), 장딴지근(비복근, 중간·작은볼기근, 넙다리네갈래근(곧은근 제외), 뒤넙다리근(엉덩관절)
 2) 2형 지레
  - 힘에 이용, 속도 느림, 기계적 이득 (〉1)
  - 손수레, 절단기, 장딴지근(발허리발가락관절 받침점), 위팔노근(폄)
 3) 3형 지레
  - ROM에 이용, 속도 빠름, 기계적 이득(〈1)
  - 핀셋, 위팔노근(굽힘), 위팔두갈래근(굽힘), 넙다리곧은근(엉덩관절), 뒤넙다리근(무릎관절)
  * 안정(균형) 이득 : 1형 지레
  * 위팔노근(폄) : 2형 지레

정답 : 9_④ 10_⑤

Chapter 3
신경 생리와 근육의 운동 생리

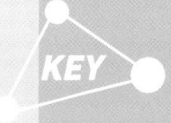

- 이번 chapter에서는 해부학에서도 배우지만 임상운동학을 이해하는데 있어서도 중요한 신경 생리와 근육의 운동 생리에 대해서 다룹니다.
- 말초신경은 크게 가지돌기, 축삭, 연접부로 이루어져 있고, 말초신경섬유는 말이집신경섬유인 A섬유와 B섬유, 민말이집신경섬유인 C섬유로 구성되어 있습니다. 또한 4가지의 관절수용기와 근육방추, 골지힘줄기관과 같은 감수기도 있습니다.
- 근육은 액틴과 마이오신으로 구성된 근원섬유로 구성되어 있다. 근육섬유의 경우 type I 인 적색근(slow twitch fiber)과 type II 인 백색근(fast twitch fiber)으로 나눌 수 있는데, 두 가지 type의 특징을 비교하여 잘 알아두도록 해야 합니다.
- 근수축은 등척성 수축, 동심성·편심성 수축이 있는 등장성 수축, 등속성 수축으로 구분할 수 있습니다. 근육을 기능적으로 분류하면 작용근, 대항근, 협동근, 안정근으로 나눌 수 있는데, 각각의 기능이 무엇인지 알고 인체의 근육작용에 적용할 수 있어야 합니다. 또한 근육은 이는곳과 닿는곳의 거리를 비교하여 분출형-문합형 근육으로 구분할 수 있습니다.
- 근육의 능동 불충분과 수동 불충분이라는 것이 있는데, 능동 불충분이란 근육의 이는곳과 닿는곳이 서로 가까워져서 더 이상 짧아질 수 없는 상태를 말하는 것이고, 수동 불충분이란 근육의 이는곳과 닿는곳이 너무 과도하게 멀어져서 더 이상 늘어날 수 없는 상태를 말합니다. 근육은 길이에 따른 장력의 발생도 다르고, 속도에 따른 수축 형태도 다르게 나타나므로 이를 잘 숙지해놓도록 합니다.

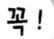 꼭! 알 아 두 기

1. 신경 생리
2. 뼈대근육의 구조
3. 근육섬유의 종류
4. 근육의 기능적 분류
5. 분출형-문합형 근육
6. 능동 불충분과 수동 불충분
7. 근육의 길이-장력 관계
8. 수축 형태-속도 관계

CHAPTER 03 신경 생리와 근육의 운동 생리

1 신경생리

1 말초신경 구조
(1) 가지돌기 (수상돌기) : 다른 신경세포로부터 정보를 받아 신경세포체로 전달, 동심성 섬유
(2) 축삭 : 신경세포체로부터 인접한 신경세포로 신호 전달, 편심성 섬유
(3) 연접부 : 신경세포의 축삭, 가지돌기 및 신경세포체로 신호 전파

2 말초신경섬유 종류
(1) A 섬유 : 말이집신경 (유수신경)섬유, 가장 굵고 신경 전도 속도 빠름, 명확한 통각 전달
(2) B 섬유 : 말이집신경섬유, 자율신경의 신경절이전섬유
(3) C 섬유 : 민말이집신경섬유, 직경이 작아 신경 전도 속도 느림, 불명확한 통각 전달

3 감수기
(1) 관절수용기
   ① Ⅰ형 감수기 : 정적 및 역동적인 물리적 기능 촉진
   ② Ⅱ형 감수기 : 관절에 가해지는 긴장 감지
   ③ Ⅲ형 감수기 : 역동적 동작 감지
   ④ Ⅳ형 감수기 : 통증
(2) 근육방추 (근방추 ; Muscle spindle)
   ① 일차 신장 수용기 : 근육방추의 신장 속도와 길이 감지
   ② 이차 신장 수용기 : 근육방추의 길이 감지
(3) 골지힘줄기관 (골지건기관 ; Golgi Tendon Organs)
   - 근육섬유에서 발생되는 근장력 감지

2 근육운동 생리

1 뼈대근육 구조

(1) 근육다발 〉 근육섬유 〉 근육원섬유 〉 근육 필라멘트

(2) 근원섬유
　① 액틴 (actine) : 가늘다, 트로포닌과 트로포마이오신 결합
　② 마이오신 (myosin) : 굵다, 십자교 형성
　③ 트로포닌 (troponin) : Ca^{2+} 결합 부위
　④ 트로포마이오신 (tropomyosin)

(3) 운동 단위와 신경 지배
　① 운동 신경세포와 그 지배하에 있는 근육섬유를 하나의 기능적 단위로 생각
　② 근육의 활동이 정교한 것은 지배 비율이 적다.
　③ 근육의 활동이 많으면서 빠른 것은 지배 비율이 많다.
　④ 근수축의 강도
　　a. 동시에 활성화되는 운동 단위 수 증가
　　b. 초기에 신경 지배율이 가장 낮은 운동신경세포(운동 뉴런) 활성화
　　c. 각 운동 단위의 자극 빈도 증가

2 근육섬유의 종류

분류	type I 적색근 (slow twitch fiber)	type II 백색근 (fast twitch fiber)
근육섬유 직경	작다	크다
마이오글로빈 함량	높다	낮다
미토콘드리아	많다	적다
산화율	높다	낮다
글리코겐 함량	낮다	높다
ATP 주근원	산화적 인산화	해당작용
수축 속도	느리다	빠르다
피로율	느리다	빠르다
신경 지배율	높다	낮다
신체 운동	장거리 달리기 등 느린 활동	점프 등 순발력
	자세 유지근 – 느린근육	민첩한 운동 – 빠른근육

3 근수축의 종류

(1) 등척성 수축 (isometric contraction)
- 근육의 길이 변화가 없고, 관절의 움직임이 없는 정적인 운동, 관절 안정

(2) 등장성 수축 (isotonic contraction)
인체에서 분리된 근육의 수축이나 중력에 대항하여 수직 방향으로 부하를 들어 올리는 수축

① 동(구)심성 수축 (concentric contraction)
a. 수축하는 동안 근육의 길이가 짧아지는 수축
b. 인체 분절 가속
c. 의자에서 일어설 때 넙다리네갈래근 (대퇴사두근)
d. 물컵을 입으로 가져갈 때 팔꿉관절(주관절) 굽힘근 (굴곡근)

② 편(원)심성 수축 (eccentric contraction)
a. 수축하는 동안 근육의 길이가 늘어나는 수축
b. 인체 분절 감속, 보행 시 충격 흡수
c. 의자에 앉을 때 넙다리네갈래근
d. 물컵을 테이블 위에 내려놓을 때 팔꿉관절 굽힘근

* 근장력 : 편심성 > 등척성 > 동심성

(3) 등속성 수축 (isokinetic contraction)
- 일정한 속도로 운동의 전 범위에 근육의 최대 장력 발생 가능

4 근육의 분류

(1) 기능적 분류

① 작용근 (주동근 ; agonist)
- 관절의 운동을 일으키거나 자세를 유지하는데 주되게 수축하는 근육

② 대항근 (길항근 ; antagonist)
- 작용근과 반대의 해부학적 작용을 가진 근육

③ 협동근 (협력근 ; synergist)
a. 활동하는 근육 부위에 대한 이차적인 동작이나 불필요한 운동을 제한하는 근육
b. 보조협동근 : 작용근 보조 (1차적), 불필요한 운동 제한
c. 순수협동근 : 여러 개 관절에 관여하는 근육이 작용할 때 불필요한 운동 제한

④ 안정근 (고정근 ; stabilizer)
a. 어떤 다른 힘에 대하여 인체를 안정화시키려고 작용하는 근육
b. 주로 등척성 수축

(2) 분출형 - 문합형 근육

분출형 근육 (Spurt muscle)	문합형 근육 (Shunt muscle)
이는곳 (기시부) 거리 〉 닿는곳 (정지부) 거리	이는곳 거리 〈 닿는곳 거리
2형 지레 : 속력 이득	3형 지레 : 기계적 이득
위팔근, 위팔두갈래근 (팔꿈관절)	위팔노근 (팔꿈관절), 위팔두갈래근 긴갈래 (어깨관절)
가동성을 위한 근육	안정근으로써의 역할 (관절 끌어당김)

5 근육의 기계적 성질

(1) 능동 불충분과 수동 불충분

① 능동 불충분
- 근육의 이는곳과 닿는곳이 서로 가까워져서 더 이상 짧아질 수 없는 상태
  예) 무릎관절 굽힘–엉덩관절 폄 = 뒤넙다리근의 능동 불충분

② 수동 불충분
- 근육의 이는곳과 닿는곳이 너무 과도하게 멀어져서 더 이상 늘어날 수 없는 상태
  예) 무릎관절 굽힘–엉덩관절 폄 = 넙다리네갈래근의 수동 불충분

(2) 길이-장력 관계

① 근육에서 생성되는 총장력 = 능동 장력 + 안정 장력
② 세포내액의 전해질 조성 (Ca^{2+}의 농도)에 의해 영향
③ 일정한 근육섬유의 길이에서 보면 장력은 이완기에서보다 신장기에 더 큼.
④ 수동 장력 : 수동적 탄성 성분에 의해 발생
⑤ 최적 길이 : 근육에서 최대 장력이 발생하는 근 길이
⑥ 최대 장력이 발생하는 범위 : 근육원섬유마디(근절)의 길이가 2μm 정도의 범위
⑦ 장력의 변화 : 편심성 〉 등척성 〉 동심성

(3) 힘-속도 관계

① 일이 행해질 때 단축이 느리면 열 발생은 없음.
② 단축이 빠르면 행해진 일의 양 감소, 상대적으로 열이 더 많이 생성
③ 단축이 일어나지 않을 때 최대의 힘 또는 최대 장력 발생
④ 단축의 최대 속도는 수행된 일의 최소
⑤ 저항의 크기가 증가하면 수축 속도는 감소하고 저항이 너무 커져서 근육이 저항을 이길 수 없는 점에 이르면 속도는 0이 된다.

(4) 수축 형태-속도 관계

① 동심성 수축의 장력 증가 : 수축 속도 감소
② 편심성 수축의 장력 증가 : 수축 속도 증가

단원정리문제

01 말초신경의 구조에 대한 설명으로 맞는 것은?

> 가. 가지돌기, 축삭, 연접부로 이루어져 있다.
> 나. 축삭은 동심성 섬유이다.
> 다. 연접부는 신경세포의 축삭, 가지돌기 및 신경세포체로 신호를 전파한다.
> 라. 가지돌기는 편심성 섬유이다.

① 가, 나, 다　　② 가, 다　　③ 나, 라
④ 라　　　　　⑤ 가, 나, 다, 라

02 말초신경섬유에 대한 설명으로 맞지 않는 것은?

① A 섬유는 말이집신경섬유이다.
② A 섬유는 가장 굵고 신경전도 속도가 빠르다.
③ B 섬유는 자율신경의 신경절이전섬유이다.
④ C 섬유는 민말이집신경섬유이다.
⑤ C 섬유는 명확한 통각을 전달한다.

단원정리문제 해설

▶ 말초신경 구조
- 가지돌기 : 다른 신경세포로부터 정보를 받아 신경세포체로 전달, 동심성 섬유
- 축삭 : 신경세포체로부터 인접한 신경세포로 신호 전달, 편심성 섬유
- 연접부 : 신경세포의 축삭, 수상돌기(가지돌기) 및 신경세포체로 신호 전파

▶ 말초신경섬유 종류
- A 섬유 : 말이집신경섬유, 가장 굵고 신경전도 속도 빠름, 명확한 통각 전달
- B 섬유 : 말이집신경섬유, 자율신경의 신경절이전섬유
- C 섬유 : 민말이집신경섬유, 직경이 작아 신경전도 속도 느림, 불명확한 통각 전달

정답 : 1_② 2_⑤

03 관절수용기 중 관절에 가해지는 긴장을 감지하는 것은 몇 형인가?

① Ⅰ형   ② Ⅱ형   ③ Ⅲ형
④ Ⅳ형   ⑤ Ⅴ형

04 관절수용기 중 Ⅳ형 감수기는 어떤 감각과 관련이 있는가?

① 통각   ② 촉각   ③ 온각
④ 압각   ⑤ 냉각

05 골지힘줄기관(GTO)의 기능으로 맞는 것은?

> 가. 근육방추의 신장 속도
> 나. 근육섬유의 신장 속도 감지
> 다. 근육방추의 길이 감지
> 라. 근육섬유의 근장력 감지

① 가, 나, 다   ② 가, 다   ③ 나, 라
④ 라   ⑤ 가, 나, 다, 라

▶ 관절수용기
- Ⅰ형 감수기 : 정적 및 역동적인 물리적 기능 촉진
- Ⅱ형 감수기 : 관절에 가해지는 긴장 감지
- Ⅲ형 감수기 : 역동적 동작 감지
- Ⅳ형 감수기 : 통증

▶ 3번 해설 참조

▶ 근육방추(Muscle spindle)
- 일차 신장 수용기 : 근육방추의 신장 속도와 길이 감지
- 이차 신장 수용기 : 근육방추의 길이 감지

골지힘줄기관(Golgi Tendon Organs)
- 근육섬유에서 발생되는 근장력 감지

정답 : 3_② 4_① 5_④

06 운동 단위에 대한 설명으로 맞는 것은?

> 가. 운동신경세포와 그 지배하에 있는 근육섬유를 말한다.
> 나. 근육 활동이 정교한 것은 지배율이 적다.
> 다. 근육 활동이 많은 것은 지배율이 많다.
> 라. 근육 활동이 빠른 것은 지배율이 적다.

① 가, 나, 다　　② 가, 다　　③ 나, 라
④ 라　　　　　　⑤ 가, 나, 다, 라

▶ 운동 단위와 신경 지배
- 운동신경세포와 그 지배하에 있는 근육섬유를 하나의 기능적 단위로 생각
- 근육의 활동이 정교한 것은 지배 비율이 적다.
- 근육의 활동이 많으면서 빠른 것은 지배 비율이 많다.

07 근수축의 강도를 높이기 위한 방법으로 맞는 것은?

> 가. 운동 단위의 자극 빈도 감소
> 나. 동시에 활성화되는 운동 단위 수 증가
> 다. 초기에 신경지배율이 가장 높은 운동신경세포 활성화
> 라. 운동 단위의 자극 빈도 증가

① 가, 나, 다　　② 가, 다　　③ 나, 라
④ 라　　　　　　⑤ 가, 나, 다, 라

▶ 근수축의 강도
- 동시에 활성화되는 운동 단위 수 증가
- 초기에 신경지배율이 가장 낮은 운동신경세포 활성화
- 각 운동 단위의 자극 빈도 증가

08 적색근에 대한 설명으로 맞는 것은?

① 미토콘드리아가 적다.
② 수축 속도가 빠르다.
③ 신경 지배율이 낮다.
④ 피로율이 높다.
⑤ 자세유지근에 해당된다.

▶ type I 적색근(slow twitch fiber)
- 근육섬유 직경 작다. 마이오글로빈 함량 높다. 미토콘드리아 많다. 산화율 높다. 글리코겐 함량 낮다. 수축 속도 느리다. 피로율 느리다. 신경지배율 높다. 장거리 달리기 등 느린 활동, 자세유지근- 느린근육

정답 : 6_① 7_③ 8_⑤

09 Type II 섬유의 특징으로 맞지 않는 것은?

① 근섬유의 직경이 크다.
② 마이오글로빈 함량이 낮다.
③ 민첩한 운동 시 사용된다.
④ 신경 지배율이 낮다.
⑤ 피로에 강하다.

10 느린 연축 섬유에 대한 설명으로 맞는 것은?

| 가. 근육섬유 직경이 작다. | 나. 해당 과정을 거친다. |
| 다. 글리코겐 함량이 낮다. | 라. 수축 속도가 빠르다. |

① 가, 나, 다   ② 가, 다   ③ 나, 라
④ 라   ⑤ 가, 나, 다, 라

11 백색근에 대한 설명으로 맞는 것은?

| 가. 산화율이 낮다. | 나. 글리코겐 함량 높다. |
| 다. 점프 시에 사용된다. | 라. 신경 지배율이 높다. |

① 가, 나, 다   ② 가, 다   ③ 나, 라
④ 라   ⑤ 가, 나, 다, 라

▶ type II 백색근(fast twitch fiber)
- 근육섬유 직경 크다. 마이오글로빈 함량 낮다. 미토콘드리아 적다. 산화율 낮다. 글리코겐 함량 높다. 수축 속도 빠르다. 피로율 빠르다. 신경 지배율 낮다. 점프 등 순발력, 민첩한 운동-빠른근육

▶ type I 적색근(slow twitch fiber)
- 근육섬유 직경 작다. 마이오글로빈 함량 높다. 미토콘드리아 많다. 산화율 높다. 글리코겐 함량 낮다. 수축 속도 느리다. 피로율 느리다. 신경지배율 높다. 장거리 달리기 등 느린 활동, 자세유지근- 느린근육

▶ 9번 해설 참조

정답 : 9_⑤ 10_② 11_①

12 근육의 길이 변화가 없고, 관절의 움직임이 없는 근수축은 무엇인가?

① 등속성 수축　　② 등장성 수축
③ 동심성 수축　　④ 등척성 수축
⑤ 편심성 수축

13 동심성 수축에 대한 설명으로 맞지 않는 것은?

① 인체 분절의 가속
② 의자에서 일어설 때 넙다리네갈래근
③ 수축하는 동안 근육의 길이가 짧아지는 수축
④ 물컵을 입으로 가져갈 때 팔꿉관절 굽힘근
⑤ 보행 시 충격 흡수

14 의자에 앉을 때 넙다리네갈래근이 작용하는 근수축의 형태는?

① 동심성 수축　　② 등척성 수축
③ 등장성 수축　　④ 등속성 수축
⑤ 편심성 수축

15 근장력이 큰 순서로 맞는 것은?

① 등척성 〉 편심성 〉 동심성　　② 편심성 〉 등척성 〉 동심성
③ 동심성 〉 편심성 〉 등척성　　④ 편심성 〉 동심성 〉 등척성
⑤ 동심성 〉 등척성 〉 편심성

단원정리 문제 해설

▶ 등척성 수축 (isometric contraction)
 - 근육의 길이 변화가 없고 관절의 움직임이 없는 정적인 운동, 관절 안정

▶ 동심성 수축 (concentric contraction)
 - 수축하는 동안 근육의 길이가 짧아지는 수축
 - 인체 분절 가속
 - 의자에서 일어설 때 넙다리네갈래근(대퇴사두근)
 - 물컵을 입으로 가져갈 때 팔꿉관절 굽힘근

▶ 편심성 수축 (eccentric contraction)
 - 수축하는 동안 근육의 길이가 늘어나는 수축
 - 인체 분절 감속, 보행 시 충격 흡수
 - 의자에 앉을 때 넙다리네갈래근
 - 물컵을 테이블 위에 내려놓을 때 팔꿉관절 굽힘근

▶ 근장력
 - 편심성 〉 등척성 〉 동심성

정답 : 12 ④　13 ⑤　14 ⑤　15 ②

16 등속성 수축의 설명으로 맞는 것은?

① 근육의 길이 변화가 없고 관절의 움직임이 없는 정적인 수축
② 수축하는 동안 근육의 길이가 늘어나는 수축
③ 인체에서 분리된 근육의 수축이나 중력에 대항하여 수직 방향으로 부하를 들어 올리는 수축
④ 일정한 속도로 운동의 전 범위에 근육의 최대 장력 발생이 가능한 수축
⑤ 수축하는 동안 근육의 길이가 짧아지는 수축

17 작용근과 대항근의 연결로 맞지 않는 것은?

① 위팔두갈래근 – 위팔세갈래근
② 넙다리네갈래근 – 뒤넙다리근
③ 뒤침근 – 위팔근
④ 발등굽힘근 – 발바닥쪽굽힘근
⑤ 배곧은근 – 척추세움근

18 어떤 다른 힘에 대하여 인체를 안정화시키려고 작용하는 근육의 근수축 형태는 무엇인가?

① 등속성 수축　　② 편심성 수축
③ 등장성 수축　　④ 동심성 수축
⑤ 등척성 수축

19 팔꿉관절 굽힘 시 위팔두갈래근의 작용에 대한 협동근은?

① 위팔세갈래근　　② 원엎침근
③ 뒤침근　　　　　④ 팔꿈치근
⑤ 위팔노근

단원정리문제 해설

▶ 등속성 수축 (isokinetic contraction)
 - 일정한 속도로 운동의 전 범위에 근육의 최대 장력 발생 가능

▶ 작용근 (주동근 ; agonist)
 - 관절의 운동을 일으키거나 자세를 유지하는데 주되게 수축하는 근육
▶ 대항근 (길항근 ; antagonist)
 - 작용근과 반대의 해부학적 작용을 가진 근육

▶ 안정근 (고정근 ; stabilizer)
 - 어떤 다른 힘에 대하여 인체를 안정화시키려고 작용하는 근육
 - 주로 등척성 수축

▶ 팔꿉관절 굽힘 시 위팔두갈래근의 뒤침작용을 방지하기 위하여 원엎침근이 협동근으로 작용

정답 : 16_④　17_③　18_⑤　19_②

20 주먹을 쥘 때 손목관절 폄근의 역할은 무엇인가?

① 작용근　　　　② 대항근
③ 보조협동근　　④ 순수협동근
⑤ 안정근

▶ 순수협동근
- 여러 개 관절에 관여하는 근육이 작용할 때 불필요한 운동 제한
• 주먹을 쥘 때 손목관절의 굽힘을 방지하기 위해 손목관절 폄근이 작용

21 분출형 근육에 대한 설명으로 맞는 것은?

> 가. 지레 2형에 속한다.
> 나. 팔꿈관절에서 위팔두갈래근
> 다. 가동성을 위한 근육
> 라. 이는곳 거리 > 닿는곳 거리

① 가, 나, 다　　② 가, 다　　③ 나, 라
④ 라　　　　　⑤ 가, 나, 다, 라

▶ 분출형 근육(Spurt muscle)
- 이는곳 거리 > 닿는곳 거리
- 지레 2형 : 속력 이득
- 위팔근, 위팔두갈래근(팔꿈관절)
- 가동성을 위한 근육

22 문합형 근육으로 맞는 것은?

> 가. 팔꿈관절에서 위팔노근
> 나. 위팔근
> 다. 어깨관절에서 위팔두갈래근
> 라. 팔꿈관절에서 위팔두갈래근

① 가, 나, 다　　② 가, 다　　③ 나, 라
④ 라　　　　　⑤ 가, 나, 다, 라

▶ 문합형 근육(Shunt muscle)
- 이는곳 거리 < 닿는곳 거리
- 지레 3형 : 기계적 이득
- 위팔노근(팔꿈관절), 위팔두갈래근 긴갈래(어깨관절)
- 안정근으로써의 역할(관절 끌어당김)

정답 : 20_④ 21_⑤ 22_②

23 문합형 근육에 대한 설명으로 맞지 않는 것은?

① 이는곳까지의 거리가 닿는곳까지의 거리보다 길다.
② 지레 3형에 속한다.
③ 안정근으로써의 역할을 한다.
④ 기계적 이득이 있다.
⑤ 위팔노근이 해당된다.

▶ 문합형 근육(Shunt muscle)
- 이는곳 거리 < 닿는곳 거리
- 지레 3형 : 기계적 이득
- 위팔노근(팔꿉관절), 위팔두갈래근 긴갈래(어깨관절)
- 안정근으로써의 역할(관절 끌어당김)

24 무릎을 폄한 상태에서 발의 발등굽힘에 제한이 일어난다면 무엇 때문인가?

① 장딴지근의 능동 불충분
② 가자미근의 수동 불충분
③ 장딴지근의 수동 불충분
④ 가자미근의 능동 불충분
⑤ 긴발가락굽힘근의 능동 불충분

▶ 수동 불충분
- 근육의 이는곳과 닿는곳이 너무 과도하게 멀어져서 더 이상 늘어날 수 없는 상태

25 다음 중 길이-장력 관계가 다른 것은?

① 엎드려 누운자세에서 무릎관절 굽힘 제한 시 넙다리네갈래근
② 손목관절 굽힘 상태에서 손가락관절 굽힘 제한 시 긴발가락굽힘근
③ 바로 누운자세에서 무릎 폄 후 엉덩관절 굽힘 제한 시 뒤넙다리근
④ 무릎을 폄한 상태에서 발의 발등굽힘 제한 시 장딴지근
⑤ 팔꿉관절 폄 상태에서 어깨관절 폄 제한 시 위팔두갈래근

▶ 능동 불충분
- 근육의 이는곳과 닿는곳이 서로 가까워져서 더 이상 짧아질 수 없는 상태
▶ 수동 불충분
- 근육의 이는곳과 닿는곳이 너무 과도하게 멀어져서 더 이상 늘어날 수 없는 상태
  * 손목관절 굽힘 상태에서 손가락관절 굽힘 제한 시 긴발가락굽힘근의 능동불충분 / 나머지는 수동 불충분

정답 : 23_① 24_③ 25_②

26 무릎관절 굽힘 시 엉덩관절 폄이 제한되는 이유로 맞는 것은?

> 가. 넙다리네갈래근의 수동 불충분
> 나. 넙다리네갈래근의 능동 불충분
> 다. 뒤넙다리근의 능동 불충분
> 라. 뒤넙다리근의 수동 불충분

① 가, 나, 다   ② 가, 다   ③ 나, 라
④ 라   ⑤ 가, 나, 다, 라

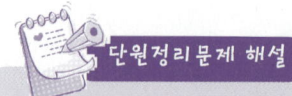

▶ 능동 불충분
- 근육의 이는곳과 닿는곳이 서로 가까워져서 더 이상 짧아질 수 없는 상태
  예 무릎관절 굽힘-엉덩관절 폄 = 뒤넙다리근의 능동 불충분
▶ 수동 불충분
- 근육의 이는곳과 닿는곳이 너무 과도하게 멀어져서 더 이상 늘어날 수 없는 상태
  예 무릎관절 굽힘-엉덩관절 폄 = 넙다리네갈래근(대퇴사두근)의 수동 불충분

27 장력을 증가시키기 위한 수축 형태와 수축 속도의 관계로 맞는 것은?

> 가. 동심성 수축 - 속도 증가
> 나. 동심성 수축 - 속도 감소
> 다. 편심성 수축 - 속도 감소
> 라. 편심성 수축 - 속도 증가

① 가, 나, 다   ② 가, 다   ③ 나, 라
④ 라   ⑤ 가, 나, 다, 라

▶ 수축 형태-속도 관계
- 동심성 수축의 장력 증가 : 수축 속도 감소
- 편심성 수축의 장력 증가 : 수축 속도 증가

정답 : 26_② 27_③

Chapter 4

어깨관절 복합체

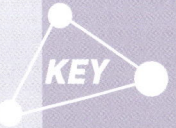

- 이번 chapter에서는 인체에서 가장 큰 운동성을 가지고 있는 어깨관절 복합체에 대해서 다룹니다. 어깨관절 복합체는 손을 사용하거나, 들어올리기, 몸통들기, 목발보행 등에서 체중지지를 위한 중요한 안정 기능을 합니다.

- 이런 광범위한 운동성은 6개의 가동면에 의해 제공되는데, 순수 관절인 복장빗장관절(흉쇄관절 ; Sternoclavicular jt.), 봉우리빗장관절(견쇄관절 ; Acromioclavicular jt.), 오목위팔관절(관절와상완관절 ; Glenohumeral jt.)과 기능적 관절인 어깨가슴관절(Scapulothoracic jt.), 상완상관절(Subacromial jt.), 두갈래근고랑(Bicipital groove)가 있습니다.

- 팔은 단지 복장빗장관절을 통해 몸통과 연결되며, 위팔뼈머리는 관절오목의 면 위에 느슨하게 걸려 있습니다. 이런 구조적 안정성의 결여를 근육과 인대가 보완해 줍니다.

- 근육은 몸통과 팔이음뼈 연결, 어깨뼈와 위팔뼈 연결, 몸통과 위팔뼈 연결 근육인 3개 군으로 구분하는데, 근육은 팔이음뼈 운동과 고정작용, 어깨위팔 사이의 운동 조절작용을 하므로 잘 숙지해두도록 합니다.

- 앞서 말했듯이 어깨관절 복합체는 인체에서 가장 큰 운동성을 가지고 있고, 일상생활에서 많이 쓰이는 관절이기 때문에 전체적으로 잘 알아두길 바랍니다.

꼭! 알 아 두 기

1. 어깨관절 복합체의 순수 관절, 기능적 관절
2. 어깨관절 복합체를 구성하는 근육
3. 어깨위팔 리듬
4. 팔이음뼈와 어깨관절운동
5. 짝힘 (Couple Muscle)
6. 기능적 동작 시 팔이음뼈와 어깨관절운동
7. 앞톱니근과 등세모근의 마비에 의한 운동장애

CHAPTER 04 어깨관절 복합체

1 구성

1 뼈
- 복장뼈(sternum), 갈비뼈(ribs), 빗장뼈(clavicle), 어깨뼈(scapula), 위팔뼈(humerus)

2 관절

(1) 순수 관절
- ① 오목위팔관절(Glenohumeral joint)
  - a. 3축의 절구공이관절
  - b. 관절주머니가 느슨하고 불일치하며, 반원구형
  - c. 근육둘레띠의 힘줄, 어깨위팔인대, 부리위팔인대로 보강
- ② 봉우리빗장관절(Acromioclavicular joint)
  - a. 축으로 활주하는 평면관절
  - b. 관절원반이 있음.
  - c. 봉우리빗장인대, 부리빗장인대로 보강
- ③ 복장빗장관절(Sternoclavicular joint)
  - a. 불일치한 3축의 안장관절
  - b. 관절원반이 있음.
  - c. 가슴우리와 팔을 연결하는 유일한 관절
  - d. 복장빗장인대, 빗장사이인대, 갈비빗장인대로 보강

(2) 기능적 관절
- ① 어깨가슴관절(Scapulothoracic joint)
  - a. 팔의 운동성과 안정성에 필수적
  - b. 위팔뼈를 위한 움직이는 지지면을 제공하여 팔의 운동 범위 증가
  - c. 팔을 90° 이상 들어올릴 때 어깨세모근에 적절한 길이-장력 관계 유지
  - d. 물구나무서기나 팔을 머리 위로 들어 올릴 때 위팔뼈의 안정성 제공
  - e. 쭉 뻗은 팔에 가해지는 힘의 충격 흡수
  - f. 다리마비환자의 이동 동작이나 목발보행에 몸통을 들어올리는 작용

g. 올림(elevation), 내림(depression), 내밈(protraction), 뒤당김(retraction), 위쪽돌림(upward rotation), 아래쪽돌림(downward rotation), 어깨뼈 면에서 어깨관절 벌림(shoulder abduction)

② 봉우리 밑 관절(Subacromial joint)
    a. 근육둘레띠의 힘줄, 위팔두갈래근 긴갈래의 힘줄, 관절주머니, 관절주머니인대, 세모근아래 점액주머니와 봉우리밑 점액주머니의 압박이나 손상 부위
    b. 충돌증후군 (Impingement syndrome) : 위팔관절 앞쪽굽힘 과정에서 큰결절이 봉우리의 전방 1/3 부근에서 충돌하는 것

③ 두갈래근 고랑 (Bicipital groove)
    - 두갈래근의 긴갈래 힘줄은 어깨뼈의 관절위 결절에 부착해서 위팔뼈의 결절사이고랑 내로 내려가기 위해 위팔뼈머리 위에서 활을 형성

2 근육

1 몸통과 팔이음뼈 연결

(1) 앞톱니근 [긴가슴신경]
    - 어깨뼈 벌림, 위쪽돌림

(2) 등세모근 [척수더부신경]
    ① 상 : 올림, 위쪽돌림, 목의 폄, 가쪽굽힘과 반대쪽 돌림
    ② 중간 : 어깨뼈 위쪽돌림, 모음

(3) 큰·작은 마름근 (등쪽어깨신경)
    - 어깨뼈 아래쪽돌림, 모음, 올림

(4) 작은가슴근 [안쪽가슴신경 (내측흉신경)]
    - 어깨뼈 내림, 앞쪽기울임, 2번째 갈비뼈 올림

(5) 어깨올림근[등쪽어깨신경]
    - 어깨뼈 올림, 아래쪽돌림, 목뼈 가쪽굽힘과 같은쪽돌림

2 어깨뼈와 위팔뼈 연결

(1) 어깨세모근 [겨드랑신경]
    - 앞 : 위팔 굽힘, 수평모음 / 중간 : 위팔 벌림 / 뒤 : 위팔 폄, 수평벌림

> **근육둘레띠(회전근개 ; Rotator cuff)**
> - 어깨관절(견관절) 안정성에 관여
> - 위팔뼈머리(상완골두) 내림 방지
> - 가시위근(극상근), 가시아래근(극하근), 작은원근(소원근), 어깨밑근(견갑하근)

(2) 가시위근 [어깨위신경]
 - 위팔 벌림 (어깨세모근 마비 시 벌림 수행)
(3) 가시아래근 [어깨위신경]과 작은원근 [겨드랑신경]
 - 위팔 가쪽돌림, 모음
(4) 어깨밑근 [어깨아래신경]
 - 위팔 안쪽돌림, 팔의 자세에 따라 어깨관절(관절오목위팔관절) 굽힘, 폄, 벌림, 모음
(5) 큰원근 [어깨아래신경]
 - 위팔 안쪽돌림, 모음, 폄
(6) 부리위팔근 [근육피부신경]
 - 위팔 굽힘, 폄
(7) 위팔두갈래근 [근육피부신경]
 ① 긴갈래 : 위팔 벌림 / 짧은갈래 : 위팔 모음
 ② 긴갈래는 어깨세모근과 가시위근이 마비되었을 때 위팔 올림
(8) 위팔세갈래근 [요골신경]
 - 위팔 폄, 모음

3 몸통과 위팔뼈 연결

(1) 넓은등근 [가슴등신경]
 - 위팔 안쪽돌림, 모음, 폄, 어깨뼈 내림, 골반 올림
(2) 큰가슴근 [안쪽가슴신경, 가쪽가슴신경]
 - 위팔 모음, 안쪽돌림, 빗장뼈머리는 위팔 굽힘

3 운동학

1 어깨위팔리듬 (견갑상완리듬)

(1) 벌림 30° 이후 위팔뼈 : 어깨뼈 = 2 : 1 의 비율로 움직임
(2) 목적 : ROM 증가, 관절의 일치도 증가, 작용근의 적절한 길이 – 장력 관계 유지

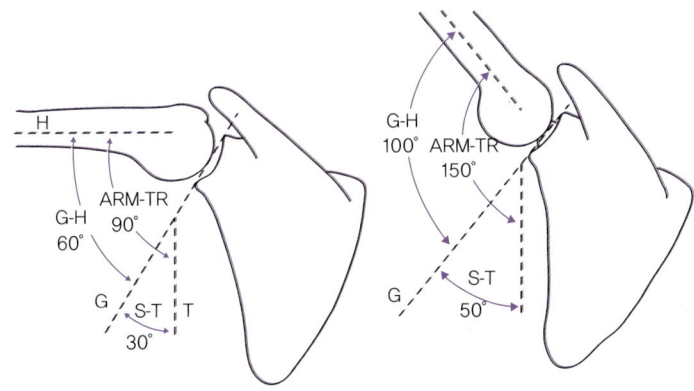

2 팔이음뼈 운동

(1) 어깨뼈 올림 : 위등세모근, 어깨올림근, 큰·작은 마름근
(2) 어깨뼈 내림 및 모음 : 아래등세모근, 중간등세모근
(3) 어깨뼈 벌림 및 위쪽돌림 : 앞톱니근, 큰·작은 마름근
(4) 어깨뼈 모음 : 등세모근 (위·중간·아래)
(5) 어깨뼈 모음 및 아래쪽돌림 : 큰·작은 마름근, 중간등세모근

3 어깨관절 운동

(1) 어깨관절 굽힘 : 앞어깨세모근, 부리위팔근
(2) 어깨관절 폄 : 넓은등근, 큰원근(대원근), 뒤어깨세모근
(3) 어깨관절 벌림 : 중간어깨세모근, 가시위근
(4) 어깨관절 수평 벌림 : 뒤어깨세모근
(5) 어깨관절 수평 모음 : 큰가슴근
(6) 어깨관절 가쪽돌림 : 가시아래근, 작은원근
(7) 어깨관절 안쪽돌림 : 어깨밑근, 큰가슴근, 넓은등근, 큰원근

4 짝힘 (Couple Muscle)

(1) 등세모근-앞톱니근
　① 협동근 : 어깨뼈 위쪽돌림
　② 대항근 : 어깨뼈 벌림-모음

(2) 등세모근 - 마름근
　① 협동근 : 어깨뼈 모음
　② 대항근 : 어깨뼈 위쪽돌림 - 아래쪽돌림
(3) 위등세모근 - 아래등세모근
　① 협동근 : 어깨뼈 위쪽돌림
　② 대항근 : 어깨뼈 올림-내림

5 기능적 동작

(1) 머리 뒤에 손 놓기
　- 팔꿉관절 굽힘, 어깨관절 벌림과 가쪽돌림, 어깨뼈 올림과 내밈과 위쪽돌림
(2) 당기기
　- 팔꿉관절 굽힘, 어깨관절 폄과 모음, 어깨뼈 내림과 뒤당김과 아래쪽돌림
(3) 밀기 (몸통들기)
　- 팔꿉관절 폄, 어깨관절 모음, 어깨뼈 내림과 뒤당김
(4) 던지기
　- 팔꿉관절 굽힘과 뒤침, 어깨관절 벌림과 가쪽돌림과 수평벌림, 어깨뼈 뒤당김

4 근육마비로 인한 운동장애

(1) 앞톱니근 마비 : 날개(익상) 어깨뼈
(2) 등세모근 마비 : 어깨뼈 내림
(3) 앞톱니근과 등세모근 동시 마비 : 어깨뼈의 안정성이 파괴되어 팔을 들 수 없다.

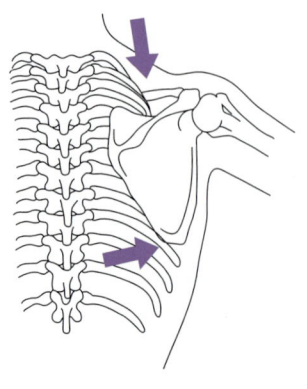
【 등세모근 마비 】

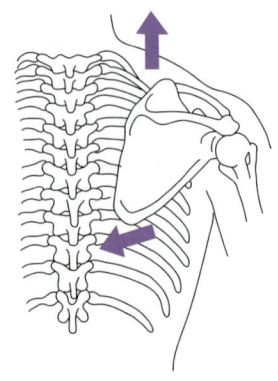
【 앞톱니근 마비 】

단원정리문제

01 팔이음뼈를 구성하는 뼈로 맞지 않는 것은?

① 갈비뼈　　② 어깨뼈　　③ 복장뼈
④ 위팔뼈　　⑤ 자뼈

02 다음 중 순수관절로 맞는 것은?

> 가. 봉우리빗장관절
> 나. 오목위팔관절
> 다. 복장빗장관절
> 라. 어깨가슴관절

① 가, 나, 다　　② 가, 다　　③ 나, 라
④ 라　　⑤ 가, 나, 다, 라

03 다음 중 복장빗장관절에 대한 설명으로 맞지 않는 것은?

① 관절원반이 있다.
② 복장빗장인대, 빗장사이인대, 갈비빗장인대로 보강된다.
③ 순수관절이다.
④ 3축의 절구공이관절이다.
⑤ 가슴우리(흉곽)와 팔을 연결하는 유일한 관절이다.

단원정리문제 해설

▶ 어깨관절(견관절) 복합체 구성뼈
 - 복장뼈(sternum), 갈비뼈(ribs), 빗장뼈(clavicle), 어깨뼈(scapula), 위팔뼈(humerus)

▶ 순수관절
 - 오목위팔관절(Glenohumeral jt.), 봉우리빗장관절(Acromioclavicular jt.), 복장빗장관절(Sternoclavicular jt.)

▶ 복장빗장관절(Sternoclavicular joint)
 - 불일치한 3축의 안장관절
 - 관절원반이 있음.
 - 몸통골격과 팔을 연결하는 유일한 관절
 - 복장빗장인대, 빗장사이인대, 갈비빗장인대로 보강

정답 : 1.⑤　2.①　3.④

04 3축의 절구공이관절로 근육둘레띠의 힘줄로 보강되는 관절은 무엇인가?

① 봉우리빗장관절　　② 오목위팔관절
③ 복장빗장관절　　④ 어깨가슴관절
⑤ 봉우리밑관절

05 어깨가슴관절에 대한 설명으로 맞지 않는 것은?

① 팔의 운동성과 안정성에 필수적이다.
② 다리마비환자의 이동 동작에서 몸통을 들어올리는 작용에 관여한다.
③ 팔을 90° 이상 들어 올릴 때 어깨세모근에 적절한 길이 - 장력 관계 유지한다.
④ 충돌증후군이 잘 발생한다.
⑤ 올림, 내림, 내밈, 뒤당김, 위쪽돌림, 아래쪽돌림의 운동이 일어난다.

06 근육둘레띠가 봉우리의 전방 1/3 부근에서 끼이는 증상은 어떤 관절에서 일어나는가?

① 어깨가슴관절　　② 복장빗장관절
③ 봉우리밑관절　　④ 오목위팔관절
⑤ 봉우리빗장관절

단원정리문제 해설

▶ 오목위팔관절(Glenohumeral joint)
　- 3축의 절구공이관절
　- 관절주머니가 느슨하고 불일치하며, 반원구형
　- 근육둘레띠(회선근개)의 힘줄, 어깨위팔인대(관절상완인대), 부리위팔인대(오구상완인대)로 보강

▶ 어깨등관절(Scapulothoracic joint)
　- 팔의 운동성과 안정성에 필수적
　- 위팔뼈의 위한 움직이는 지지면을 제공하여 팔의 운동 범위 증가
　- 팔을 90° 이상 들어올릴 때 어깨세모근에 적절한 길이-장력 관계 유지
　- 물구나무서기나 팔을 머리 위로 들어 올릴 때 위팔의 안정성 제공
　- 쭉 뻗은 팔에 가해지는 힘의 충격 흡수
　- 다리마비환자의 이동 동작이나 목발보행에 몸통을 들어올리는 작용
　- 올림(elevation), 내림(depression), 내밈(protraction), 뒤당김(retraction), 위쪽돌림(upward rotation), 아래쪽돌림(downward rotation), 어깨뼈 면에서 어깨관절 벌림(shoulder abduction)

▶ 봉우리밑관절(Subacromial joint)
　- 근육둘레띠의 힘줄[가시위근(극상근)], 위팔두갈래로 긴갈래의 힘줄, 관절주머니, 관절주머니인대, 어깨세모근 아래 점액주머니와 봉우리밑 점액주머니의 압박이나 손상 부위
　- 충돌증후군(Impingement syndrome) : 위팔관절 앞쪽굽힘에서 큰결절이 봉우리의 전방 1/3 부근에서 충돌하는 것

정답 : 4_② 5_④ 6_③

07 다음 중 몸통과 팔이음뼈를 연결하는 근육이 아닌 것은?

① 작은가슴근　　② 큰마름근
③ 앞톱니근　　　④ 큰가슴근
⑤ 어깨올림근

▶ 몸통과 팔이음뼈
 - 앞톱니근(전거근), 등세모근, 큰·작은마름근, 작은가슴근, 어깨올림근(견갑거근)

08 다음 중 근육과 지배신경의 연결이 맞지 않는 것은?

① 가시위근 – 어깨아래신경
② 어깨세모근 – 겨드랑신경
③ 넓은등근 – 가슴등신경
④ 어깨올림근 – 등쪽어깨신경
⑤ 앞톱니근 – 긴가슴신경

▶ 가시위근- 어깨위신경

09 어깨세모근의 마비 시 벌림을 수행하는 근육으로 맞는 것은?

① 등세모근　　② 가시위근
③ 큰마름근　　④ 가시아래근
⑤ 앞톱니근

▶ 가시위근[어깨위신경]
 - 위팔 벌림 (어깨세모근 마비 시 벌림 수행)

10 어깨뼈와 위팔뼈를 연결하는 근육으로 맞지 않는 것은?

① 가시아래근　　② 큰원근
③ 어깨밑근　　　④ 어깨세모근
⑤ 작은가슴근

▶ 어깨뼈와 위팔뼈 연결
 - 어깨세모근, 가시위근, 가시아래근, 작은원근, 어깨밑근, 큰원근, 부리위팔근

정답 : 7_④　8_①　9_②　10_⑤

11 다음 중 등쪽어깨신경의 지배를 받는 근육으로 맞는 것은?

가. 큰마름근	나. 작은마름근
다. 어깨올림근	라. 어깨밑근

① 가, 나, 다 ② 가, 다 ③ 나, 라
④ 라 ⑤ 가, 나, 다, 라

▶ 큰·작은마름근[등쪽어깨신경]
- 어깨뼈 아래쪽돌림, 모음, 올림
▶ 어깨올림근[등쪽어깨신경]
- 어깨뼈 올림, 아래쪽돌림, 목뼈쪽 굽힘과 같은쪽 돌림

12 근육둘레띠를 구성하는 근육이 아닌 것은?

① 가시위근 ② 가시아래근
③ 큰원근 ④ 작은원근
⑤ 어깨밑근

▶ 근육둘레띠(Rotator cuff)
- 어깨관절(견관절) 안정성에 관여
- 위팔뼈머리 내림 방지
- 가시위근, 가시아래근, 작은원근, 어깨밑근

13 몸통과 위팔뼈를 연결하는 근육으로 맞는 것은?

가. 큰가슴근	나. 앞톱니근
다. 넓은등근	라. 등세모근

① 가, 나, 다 ② 가, 다 ③ 나, 라
④ 라 ⑤ 가, 나, 다, 라

▶ 몸통과 위팔뼈 연결
- 넓은등근, 큰가슴근

정답 : 11_① 12_③ 13_②

14 넓은등근의 작용으로 맞지 않는 것은?

① 위팔 폄　　　　　② 위팔 안쪽돌림
③ 골반 올림　　　　④ 어깨뼈 내림
⑤ 위팔 벌림

▶ 넓은등근[가슴등신경(흉배신경)]
  - 위팔 안쪽돌림, 모음, 폄, 어깨뼈 내림, 골반 올림

15 어깨올림근에 대한 설명으로 맞는 것은?

| 가. 몸통과 위팔뼈 연결 | 나. 등쪽어깨신경 지배 |
| 다. 어깨뼈 위쪽돌림 | 라. 목뼈 가쪽굽힘 |

① 가, 나, 다　　② 가, 다　　③ 나, 라
④ 라　　　　　⑤ 가, 나, 다, 라

▶ 어깨올림근[등쪽어깨신경(견갑배신경)]
  - 어깨뼈 올림, 아래쪽돌림, 목뼈 가쪽굽힘과 같은쪽 돌림

16 근육과 작용에 대해서 맞지 않는 것은?

① 큰원근 - 위쪽 가쪽돌림, 모음
② 가시위근 - 위팔 벌림
③ 큰가슴근 - 위팔 모음, 안쪽돌림
④ 앞톱니근 - 어깨뼈 벌림, 위쪽돌림
⑤ 마름근 - 어깨뼈 아래쪽돌림, 모음, 올림

▶ 큰원근(어깨아래신경)
  - 위팔 안쪽돌림, 모음, 폄

17 어깨관절 안쪽돌림근으로 맞지 않는 것은?

① 큰원근　　　　　② 넓은등근
③ 어깨밑근　　　　④ 큰가슴근
⑤ 앞톱니근

▶ 어깨관절 안쪽돌림
  - 어깨밑근, 큰가슴근, 넓은등근, 큰원근

정답 : 14_⑤　15_③　16_①　17_⑤

Chapter 04 어깨관절 복합체 | **57**

18 어깨위팔리듬에서 위팔뼈과 어깨뼈의 비율은 어떻게 되는가?

① 위팔뼈 : 어깨뼈 = 1 : 1
② 위팔뼈 : 어깨뼈 = 2 : 1
③ 어깨뼈 : 위팔뼈 = 3 : 1
④ 어깨뼈 : 위팔뼈 = 2 : 1
⑤ 위팔뼈 : 어깨뼈 = 3 : 1

19 어깨위팔리듬이 일어나는 목적은 무엇인가?

> 가. 작용근의 적절한 길이-장력 관계 유지
> 나. ROM 증가
> 다. 관절의 일치도 증가
> 라. 근력 증가

① 가, 나, 다　　② 가, 다　　③ 나, 라
④ 라　　⑤ 가, 나, 다, 라

20 어깨뼈의 벌림과 위쪽돌림을 하는 근육이 아닌 것은?

> 가. 앞톱니근　　　나. 작은마름근
> 다. 큰마름근　　　라. 어깨올림근

① 가, 나, 다　　② 가, 다　　③ 나, 라
④ 라　　⑤ 가, 나, 다, 라

단원정리문제 해설

▶ 어깨위팔 리듬(견갑상완 리듬)
- 벌림 30° 이후 위팔뼈 : 어깨뼈 = 2 : 1 의 비율로 움직임
- 목적 : ROM 증가, 관절의 일치도 증가, 작용근(주동근)의 적절한 길이-장력 관계 유지

▶ 어깨위팔리듬
- 벌림 30° 이후 위팔뼈 : 어깨뼈 = 2 : 1 의 비율로 움직임
- 목적 : ROM 증가, 관절의 일치도 증가, 작용근의 적절한 길이-장력 관계 유지

▶ 어깨뼈 벌림 및 위쪽돌림
- 앞톱니근(전거근), 큰마름근(대능형근), 작은마름근(소능형근)

정답 : 18_②　19_①　20_④

21 다음 중 어깨관절의 폄근으로 맞는 것은?

가. 큰원근	나. 작은원근
다. 넓은등근	라. 중간 어깨세모근

① 가, 나, 다　　② 가, 다　　③ 나, 라
④ 라　　　　　　⑤ 가, 나, 다, 라

▶ 어깨관절 폄
- 넓은등근(광배근), 큰원근, 뒤어깨세모근

22 어깨뼈의 안정성이 파괴되어 팔을 들 수 없다면 어떤 근육의 손상인가?

가. 등세모근	나. 어깨올림근
다. 앞톱니근	라. 가시아래근

① 가, 나, 다　　② 가, 다　　③ 나, 라
④ 라　　　　　　⑤ 가, 나, 다, 라

▶ 머리 뒤에 손 놓기
- 팔꿉관절 굽힘, 어깨관절 벌림과 가쪽돌림, 어깨뼈 올림과 내림과 위쪽돌림

▶ 짝힘(Couple Muscle)
1) 등세모근-앞톱니근
   - 협동근 : 어깨뼈 위쪽돌림 / 대항근 : 어깨뼈 벌림-모음
2) 등세모근-마름근
   - 협동근 : 어깨뼈 모음 / 대항근 : 어깨뼈 위쪽돌림-아래쪽돌림
3) 위등세모근-하부
   - 협동근 : 어깨뼈 위쪽돌림 / 대항근 : 어깨뼈 올림-내림

23 어깨관절 근육의 짝힘에 대한 설명으로 맞지 않는 것은?

① 등세모근 - 앞톱니근 협동근 : 어깨뼈 아래쪽돌림
② 등세모근 - 마름근 대항근 : 어깨뼈 위쪽돌림-아래쪽돌림
③ 위등세모근 - 아래등세모근 대항근 : 어깨뼈 올림-내림
④ 등세모근 - 앞톱니근 대항근 : 어깨뼈 벌림-모음
⑤ 등세모근 - 마름근 협동근 : 어깨뼈 모음

정답 : 21_② 22_① 23_①

24 근육과 작용의 연결이 맞지 않는 것은?

① 어깨관절 수평 모음 : 큰가슴근
② 어깨뼈 모음 : 등세모근 위, 중간, 아래
③ 어깨관절 가쪽돌림 : 가시위근, 작은원근
④ 어깨뼈 벌림 및 위쪽돌림 : 앞톱니근, 큰마름근, 작은마름근
⑤ 어깨관절 굽힘 : 어깨세모근 전부, 부리위팔근

25 빗질을 하기 위해 머리 뒤에 손을 두는 동작에 필요한 운동으로 맞지 않는 것은?

① 어깨뼈 위쪽돌림
② 어깨뼈 뒤당김
③ 어깨관절 가쪽돌림
④ 어깨관절 벌림
⑤ 팔꿉관절 굽힘

26 앉은자세에서 몸통을 들기 위해 작용하는 근육의 운동으로 맞지 않는 것은?

① 팔꿉관절 폄
② 어깨관절 모음
③ 어깨뼈 내림
④ 어깨뼈 뒤당김
⑤ 어깨관절 가쪽돌림

27 다음 중 날개 어깨뼈가 나타나는 원인으로 맞는 것은?

① 앞톱니근 단축
② 넓은등근 마비
③ 앞톱니근마비
④ 마름근 단축
⑤ 등세모근 마비

 단원정리문제 해설

▶ 어깨관절 가쪽돌림
 - 가시아래근(극하근), 작은원근

▶ 머리 뒤에 손 놓기
 - 팔꿉관절 굽힘, 어깨관절 벌림과 가쪽돌림, 어깨뼈 올림과 내밈과 위쪽돌림

▶ 밀기(몸통들기)
 - 팔꿉관절 폄, 어깨관절 모음, 어깨뼈 내림과 뒤당김

▶ 근육마비로 인한 운동장애
 - 앞톱니근마비 : 날개 어깨뼈
 - 등세모근 마비 : 어깨뼈 내림
 - 앞톱니근과 등세모근 동시 마비 : 어깨뼈의 안정성이 파괴되어 팔을 들 수 없다.

정답 : 24_③ 25_② 26_⑤ 27_③

Chapter 5

팔꿉관절과 아래팔

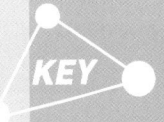

- 이번 chapter에서는 팔꿉관절(주관절)과 아래팔(전완)에 대해서 다룹니다. 팔꿉관절은 하나의 관절주머니(관절낭)에 3개의 관절인 위팔자뼈관절(상완척골관절 ; Humeroulnar jt.), 위팔노뼈관절(상완요골관절 ; Humeroradial jt.), 먼쪽노자관절(근위요척관절 ; Proximal Radioulnar jt.)을 포함한 구조적으로 안정된 관절입니다. 이 관절은 아래팔을 돌림하거나 손에서 어깨까지의 거리를 가까이, 멀리 유지하여 손의 위치를 조절하는 작용을 합니다. 또한 당기거나 미는 동작을 이용하여 몸통을 들어 올리는데 중요한 역할을 합니다.

- 팔꿉관절의 운동축은 도르래(활차)와 위팔뼈작은머리의 중심을 연결하는 선으로 굽힘과 폄이 일어난다. 위팔의 세로축과 아래팔의 세로축이 이루는 각을 운반각이라고 하는데, 이 각도의 크고 작음에 따라 흔히 총상기형이라고 하는 안굽이팔꿈치(내반주)와 밖굽이팔꿈치(외반주)가 나타납니다.

- 팔꿉관절의 근육 중 같은 운동에서 협력수축을 하는 근육들이 있는데, 한 가지 예로 위팔두갈래근(상완이두근)과 뒤침근(회외근)의 경우 둘 다 팔꿉관절의 뒤침에 관여하지만, 팔꿉관절 90° 굽힘에서는 위팔두갈래근이, 팔꿉관절 폄 상태에서는 뒤침근이 더 효율적으로 작용합니다.

- 팔굽혀펴기와 앉은자세에서 몸통들기 같은 팔꿉관절의 닫힌사슬운동의 경우 올라갈 때와 내려갈 때의 작용근과 근수축 형태가 다르기 때문에 비교해서 잘 알아두도록 합니다.

꼭! 알 아 두 기

1. 팔꿉관절과 아래팔을 이루는 관절
2. 팔꿉관절과 아래팔을 구성하는 근육
3. 팔꿉관절의 운동축과 운반각
4. 팔꿉관절 근육의 협력 수축
5. 팔꿉관절 근육의 최소, 최대 길이
6. 팔꿉관절의 닫힌사슬운동

CHAPTER 05 팔꿉관절과 아래팔

1 구성

1 뼈
- 위팔뼈(humerus), 노뼈(Radius), 자뼈(Ulnar)

2 관절
(1) 팔꿉관절
   ① 위팔자관절 (완척관절)
      a. 위팔뼈의 도르래 (활차)와 자뼈의 도르래패임
      b. 굽힘, 폄, 굽힘 시 안쪽굽음각, 폄 시 바깥굽음각
   ② 위팔노관절 (완요관절)
      a. 위팔뼈의 작은머리와 노뼈머리
      b. 굽힘, 폄, 아래팔 돌림

(2) 몸쪽 노자관절 (요척관절)
   ① 중쇠관절 (차축관절)
   ② 노뼈머리와 자뼈 (척골)의 노뼈패임 (요골절흔)
   ③ 엎침, 뒤침

(3) 먼쪽 노자관절
   ① 중쇠관절
   ② 자뼈머리와 노뼈의 자뼈패임
   ③ 엎침, 뒤침

2 근육

1 팔꿉관절 굽힘근
   (1) 위팔근 [근육피부신경]
      ① 순수한 팔꿉관절 굽힘근
      ② 자뼈에 부착
      ③ 근검사 시 엎침 된 자세
   (2) 위팔두갈래근 [근육피부신경]
      ① 어깨관절 굽힘, 팔꿉관절 굽힘, 아래팔 뒤침
      ② 노뼈거친면에 부착
      ③ 근검사 시 뒤침된 자세
   (3) 위팔노근 [노신경(요골신경)]
      ① 팔꿉관절 굽힘
      ② 노뼈 먼쪽에 부착
      ③ 근검사 시 중립 자세
   (4) 원엎침근(원회내근)[정중신경]
      - 팔꿉관절 굽힘, 아래팔 엎침
   (5) 긴·짧은 노쪽손목폄근 [노신경]

2 팔꿉관절 폄근 [노신경]
   (1) 위팔세갈래근
      - 어깨관절 폄, 팔꿉관절 폄
   (2) 팔꿈치근
      - 팔꿉관절 폄

3 팔꿉관절 뒤침근 [노신경]
   - 위팔두갈래근, 뒤침근, 긴엄지벌림근, 짧은엄지폄근, 집게폄근

4 팔꿉관절 엎침근 [정중신경]
   - 원엎침근, 네모엎침근, 노쪽손목굽힘근, 긴손바닥근

3 운동학

1 운동축과 운반각

(1) 굽힘-폄의 운동축
- 도르래와 위팔뼈작은머리(capitulum)의 중심을 연결하는 선

(2) 운반각
- 위팔의 세로축과 아래팔의 세로축이 이루는 각
  ① 안굽이팔꿈치(총상기형) : 운반각의 각도가 5~10° 보다 작을 때
  ② 밖굽이팔꿈치(외반주) : 운반각의 각도가 5~15° 보다 클 때
  ＊ 안굽이팔꿈치의 발생 빈도가 더 높다.

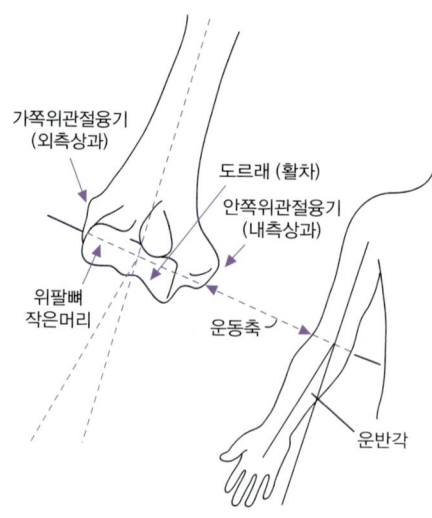

2 협력 수축

(1) 위팔두갈래근과 뒤침근
  ① 팔꿉관절 90° 굽힘에서 위팔두갈래근이 뒤침 작용으로 가장 효과적 (뒤침근의 4배)
  ② 팔꿉관절 폄에서 뒤침근의 2배

(2) 원엎침근과 네모엎침근
  ① 빠르고 힘있는 동작 : 원엎침근
  ② 느린 동작 : 네모엎침근

(3) 위팔세갈래근과 팔꿈치근
- 위팔세갈래근이 팔꿈치근에 비해 가로면이 5배, 단축거리가 2배 더 큼.

3 최소 근육 길이 : 능동 불충분

(1) 위팔두갈래근 : 어깨관절 굽힘, 팔꿉관절 굽힘, 아래팔 뒤침
(2) 위팔세갈래근 : 어깨관절 폄, 팔꿉관절 폄
(3) 원엎침근 : 팔꿉관절 굽힘, 아래팔 엎침

4 최대 근육 길이 : 수동 불충분

(1) 위팔두갈래근 : 어깨관절 폄, 팔꿉관절 폄, 아래팔 엎침
(2) 위팔세갈래근 : 어깨관절 굽힘, 팔꿉관절 굽힘
(3) 원엎침근 : 팔꿉관절 폄, 아래팔 뒤침

5 작용근, 대항근, 협동근 작용

(1) 팔꿉관절 굽힘
　① 작용근 : 위팔두갈래근
　② 대항근 : 위팔세갈래근
　③ 협동근 : 엎침근
(2) 아래팔 뒤침
　① 작용근 : 위팔두갈래근, 뒤침근
　② 대항근 : 엎침근
　③ 협동근 : 위팔세갈래근

6 팔꿉관절의 닫힌사슬운동 (폐쇄성 연쇄운동)

(1) 팔굽혀 펴기 & 앉은자세에서 몸통 들기
　① 내려갈 때 : 팔꿉관절 굽힘 - 팔꿉관절 폄근 [위팔세갈래근]의 편심성 수축
　② 올라갈 때 : 팔꿉관절 폄 - 팔꿉관질 폄근 [위팔세갈래근]의 동심성 수축
(2) 턱걸이
　① 내려갈 때 : 팔꿉관절 폄 - 팔꿉관절 굽힘근 [위팔두갈래근]의 편심성 수축
　② 올라갈 때 : 팔꿉관절 굽힘 - 팔꿉관절 굽힘근 [위팔두갈래근]의 동심성 수축

큰가슴근

- 어깨관절을 모음함으로써 팔꿉관절 폄
- 팔꿉관절이 굽힘 된 채로 손을 물체 위에 놓고 큰가슴근 수축 → 팔꿉관절 폄
- 위팔세갈래근이 마비된 환자가 가벼운 물체를 밀거나 문을 닫거나 서랍을 닫을 때 사용

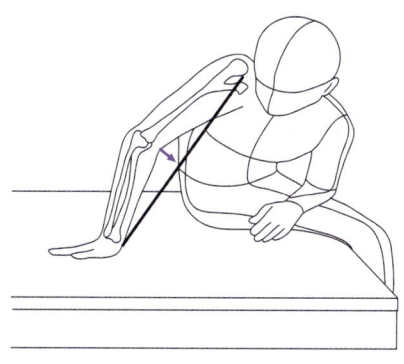

단원정리문제

01 팔꿉관절과 아래팔의 관절에 대한 설명으로 맞지 않는 것은?

① 몸쪽 노자관절은 엎침과 뒤침 작용을 한다.
② 굽힘 시 안쪽굽음각을 형성하는 것은 위팔노관절이다.
③ 위팔노관절은 위팔뼈 작은머리와 노뼈머리가 만나는 관절이다.
④ 먼쪽 노자관절은 자뼈머리와 노뼈의 자뼈패임이 만나는 관절이다.
⑤ 팔꿉관절은 위팔자관절과 위팔노관절로 이루어져 있다.

02 다음 중 팔꿉관절 굽힘근으로 맞는 것은?

가. 위팔노근
나. 긴·짧은 노쪽손목 폄근
다. 위팔근
라. 팔꿈치근

① 가, 나, 다   ② 가, 다   ③ 나, 라
④ 라   ⑤ 가, 나, 다, 라

▶ 팔꿉관절과 아래팔의 관절
1) 팔꿉관절
- 위팔자관절(완척관절) : 위팔뼈의 도르래와 자뼈의 도르래패임/굽힘, 폄, 굽힘 시 안쪽굽음각, 폄 시 바깥굽음각
- 위팔노관절(완요관절) : 위팔뼈의 작은머리와 노뼈머리 / 굽힘, 폄, 아래팔 돌림
- 몸쪽 노자관절 : 중쇠관절 / 노뼈머리와 자뼈의 노뼈패임 / 엎침, 뒤침
- 먼쪽 노자관절 : 중쇠관절 / 자뼈머리와 노뼈의 자뼈패임 / 엎침, 뒤침

▶ 팔꿉관절 굽힘근
- 위팔근[근피신경], 위팔두갈래근[근육피부신경], 위팔노근(상완요골근)[노신경], 원엎침근[정중신경], 긴노쪽손목폄근[노신경]

정답 : 1_② 2_①

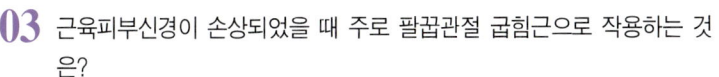

03 근육피부신경이 손상되었을 때 주로 팔꿉관절 굽힘근으로 작용하는 것은?

① 위팔근
② 위팔두갈래근
③ 위팔노쪽근
④ 원엎침근
⑤ 긴노쪽손목폄근

▶ 팔꿉관절 굽힘근
- 위팔근[근피신경], 위팔두갈래근[근육피부신경], 위팔노근[노신경], 원엎침근[정중신경], 긴노쪽손목폄근[노신경]

04 아래팔 엎침된 자세에서 팔꿉관절 굽힘근으로 강하게 작용하는 근육은?

① 위팔근
② 위팔두갈래근
③ 위팔노쪽근
④ 원엎침근
⑤ 긴노쪽손목폄근

▶ 위팔근[근육피부신경]
- 순수한 팔꿉관절 굽힘근
- 자뼈에 부착
- 근검사 시 엎침된 자세

05 팔꿉관절 폄에서 팔꿈치근의 작용은?

① 작용근
② 대항근
③ 순수협동근
④ 보조협동근
⑤ 고정근

▶ 팔꿉관절 폄근[노신경]
- 위팔세갈래근 : 어깨관절 폄(긴갈래), 팔꿉관절 폄(작용근)
- 팔꿈치근 : 팔꿉관절 폄(보조근)

06 팔꿉관절 굽힘근에 대한 설명으로 맞지 않는 것은?

① 위팔근은 노뼈에 부착한다.
② 위팔노쪽근은 근검사 시 중립 자세를 취한다.
③ 위팔두갈래근은 노쪽거친면에 부착한다.
④ 원엎침면은 팔꿉관절 굽힘, 아래팔 엎침 작용을 한다.
⑤ 위팔노쪽근은 노쪽 먼쪽에 부착한다.

▶ 팔꿉관절 굽힘근
- 위팔근[근육피부신경] : 순수한 팔꿉관절 굽힘근 / 자뼈에 부착 / 근검사 시 엎침된 자세
- 위팔두갈래근[근육피부신경] : 어깨관절(견관절) 굽힘, 팔꿉관절 굽힘, 아래팔 뒤침 / 노뼈거친면에 부착 / 근검사 시 뒤침된 자세
- 위팔노근[노신경] : 팔꿉관절 굽힘 / 노뼈 먼쪽에 부착 / 근검사 시 중립 자세
- 원엎침근 : 팔꿉관절 굽힘, 아래팔 엎침
- 긴 짧은 노쪽손목폄근[노신경]

정답 : 3.③ 4.① 5.④ 6.①

07 다음 중 근육과 지배신경의 연결로 맞는 것은?

> 가. 위팔노쪽근 - 노신경
> 나. 원엎침근 - 정중신경
> 다. 팔꿈치근 - 노신경
> 라. 위팔근 - 근육피부신경

① 가, 나, 다 ② 가, 다 ③ 나, 라
④ 라 ⑤ 가, 나, 다, 라

▶ 근육의 지배신경
- 위팔노쪽근 - 노신경
- 원엎침근 - 정중신경
- 팔꿈치근 - 노신경
- 위팔근 - 근육피부신경

08 팔꿈관절의 운반각에 대한 설명으로 맞는 것은?

① 위팔의 세로축과 아래팔의 가로축이 이루는 각이다.
② 안굽이팔꿈치는 운반각의 각도가 5~10° 보다 클 때이다.
③ 밖굽이팔꿈치는 운반각의 각도가 5~10° 보다 작을 때이다.
④ 안굽이팔꿈치가 밖굽이팔꿈치보다 발생 빈도가 더 높다.
⑤ 밖굽이팔꿈치는 총상기형이라고도 한다.

▶ 운반각
- 위팔의 세로축과 아래팔의 세로축이 이루는 각
- 안굽이팔꿈치(총상기형) : 운반각의 각도가 5~10°보다 작을 때
- 밖굽이팔꿈치 : 운반각의 각도가 5~15°보다 클 때
- 안굽이팔꿈치의 발생 빈도가 더 높다.

09 위팔두갈래근이 뒤침근 4배의 힘으로 작용하는 굽힘 각도는?

① 30° ② 60° ③ 90°
④ 120° ⑤ 150°

▶ 위팔두갈래근과 뒤침근
- 팔꿈관절 90° 굽힘에서 위팔두갈래근이 뒤침작용으로 가장 효과적(뒤침근의 4배)
- 팔꿈관절 폄에서 뒤침근의 2배

정답 : 7_⑤ 8_④ 9_③

10 협력 수축작용을 하는 근육의 연결로 맞는 것은?

> 가. 위팔세갈래근 - 팔꿈치근
> 나. 위팔두갈래근 - 뒤침근
> 다. 원엎침근 - 네모엎침근
> 라. 위팔노쪽근 - 팔꿈치근

① 가, 나, 다
② 가, 다
③ 나, 라
④ 라
⑤ 가, 나, 다, 라

11 다음 중 길이-장력 관계가 맞지 않는 것은?

① 위팔세갈래근의 능동 불충분 : 어깨관절 폄, 팔꿈치관절 폄
② 원엎침근의 수동 불충분 : 팔꿈치관절 폄, 아래팔 뒤침
③ 위팔두갈래근의 능동 불충분 : 어깨관절 굽힘, 팔꿈치관절 굽힘, 아래팔 엎침
④ 위팔세갈래근의 수동 불충분 : 어깨관절 굽힘, 팔꿈치관절 굽힘
⑤ 원엎침근의 능동 불충분 : 팔꿈치관절 굽힘, 아래팔 엎침

12 팔꿈치관절 굽힘 시 협동근으로 작용하는 근육은?

① 위팔두갈래근
② 위팔세갈래근
③ 뒤침근
④ 엎침근
⑤ 팔꿈치근

단원정리문제 해설

▶ 협력 수축
① 위팔두갈래근과 뒤침근(회외근)
 - 팔꿈치관절 90° 굽힘에서 위팔두갈래근이 뒤침작용으로 가장 효과적(뒤침근의 4배)
 - 팔꿈치관절 폄에서 뒤침근의 2배
② 원엎침근(원회내근)과 네모엎침근
 - 빠르고 힘있는 동작 : 원엎침근
 - 느린 동작 : 네모엎침근
③ 위팔세갈래근과 팔꿈치근(주근)
 - 위팔세갈래근이 팔꿈치근에 비해 가로면이 5배, 단축거리가 2배 더 큼.

▶ 최소 근육 길이 : 능동 불충분
 - 위팔두갈래근 : 어깨관절(견관절) 굽힘, 팔꿈치관절 굽힘, 아래팔 뒤침
 - 위팔세갈래근 : 어깨관절 폄, 팔꿈치관절 폄
 - 원엎침근 : 팔꿈치관절 굽힘, 아래팔 엎침
▶ 최대 근육 길이 : 수동 불충분
 - 위팔두갈래근 : 어깨관절 폄, 아래팔 엎침
 - 위팔세갈래근 : 어깨관절 굽힘, 팔꿈치관절 굽힘
 - 원엎침근 : 팔꿈치관절 폄, 아래팔 뒤침

▶ 팔꿈치관절 굽힘
 - 작용근 : 위팔두갈래근
 - 대항근 : 위팔세갈래근
 - 협동근 : 엎침근

정답 : 10_① 11_③ 12_④

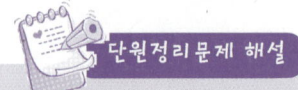
단원정리 문제 해설

13 아래팔 엎침 시 근육의 작용으로 맞는 것은?

> 가. 엎침근 - 대항근
> 나. 위팔두갈래근 - 작용근
> 다. 위팔세갈래근 - 협동근
> 라. 뒤침근 - 작용근

① 가, 나, 다 ② 가, 다 ③ 나, 라
④ 라 ⑤ 가, 나, 다, 라

▶ 아래팔 뒤침
  - 작용근 : 위팔두갈래근, 뒤침근
  - 대항근 : 엎침근
  - 협동근 : 위팔세갈래근

14 앉은자세에서 몸통을 들어 올릴 때 작용근과 수축 형태로 맞는 것은?

① 팔꿉관절 굽힘근 - 동심성 수축
② 팔꿉관절 폄근 - 편심성 수축
③ 팔꿉관절 굽힘근 - 편심성 수축
④ 팔꿉관절 폄근 - 동심성 수축
⑤ 팔꿉관절 뒤침근 - 동심성 수축

▶ 앉은자세에서 몸통 들기
  - 내려갈 때 : 팔꿉관절 굽힘 → 팔꿉관절 폄근(위팔세갈래근)의 편심성 수축
  - 올라갈 때 : 팔꿉관절 폄 → 팔꿉관절 폄근(위팔세갈래근)의 동심성 수축

정답 : 13_⑤ 14_④

15 턱걸이를 할 때 근육의 작용으로 맞는 것은?

> 가. 내려갈 때 위팔두갈래근의 편심성 수축
> 나. 내려갈 때 위팔세갈래근의 동심성 수축
> 다. 올라갈 때 위팔두갈래근의 동심성 수축
> 라. 올라갈 때 위팔세갈래근의 편심성 수축

① 가, 나, 다 ② 가, 다 ③ 나, 라
④ 라 ⑤ 가, 나, 다, 라

▶ 턱걸이
 - 내려갈 때 : 팔꿈관절 폄 → 팔꿈관절 굽힘근[위팔두갈래근]의 편심성 수축
 - 올라갈 때 : 팔꿈관절 굽힘 → 팔꿈관절 굽힘근[위팔두갈래근]의 동심성 수축

16 위팔세갈래근이 마비된 환자가 서랍을 닫을 때 사용하는 근육으로 맞는 것은?

① 넓은등근 ② 큰원근
③ 큰가슴근 ④ 작은가슴근
⑤ 가시위근

▶ 큰가슴근
 - 어깨관절을 모음함으로써 팔꿈관절 폄
 - 팔꿈관절이 굽힘된 채로 손을 물체 위에 놓고 큰가슴근 수축 → 팔꿈관절 폄
 - 위팔세갈래근이 마비된 환자가 가벼운 물체를 밀거나 문을 닫거나 서랍을 닫을 때 사용

정답 : 15_② 16_③

MEMO

Chapter 6
손목관절과 손

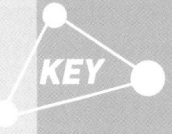

- 이번 chapter에서는 복잡하고 다양한 목적을 가진 손목관절(수근관절)과 손에 대해서 다룹니다. 손은 강한 힘으로 쥘 수 있고, 섬세한 일을 조작할 수도 있고, 밀기, 때리기, 목발이나 의자차의 조작에 사용됩니다. 또한 촉각을 위한 감각기관으로 정보를 제공하고 말 대신 의사를 표현하는 기관으로도 사용됩니다.

- 손목을 이루는 손목뼈는 몸쪽의[손배뼈, 반달뼈, 세모뼈, 콩알뼈], 먼쪽의[큰마름뼈, 작은마름뼈, 알머리뼈, 갈고리뼈]로 총 8개의 뼈로 이루어져 있습니다. 손목관절은 구조적으로 매우 안정적이고 손에 광범위한 운동성을 제공하는 많은 뼈와 관절, 인대로 구성된 매우 복잡한 부위입니다.

- 손목관절을 구성하는 근육은 운동 방향에 따라 굽힘근, 폄근, 노쪽벌림근, 자쪽벌림근으로 나눌 수 있고, 손가락에 작용하는 근육은 외재근육과 내재근육으로 구분할 수 있습니다. 손목관절의 운동축은 노쪽손목관절과 중간손목관절에서 일어나며, 운동마다 일어나는 축이 조금씩 다릅니다.

- 손의 쥐기 형태를 보면 우리가 물건을 쥘 때 물체의 형태에 따라 후크식으로 쥐거나 원통형으로 쥐듯이 종류가 다양합니다. 손의 근육을 지배하는 신경은 정중신경, 자신경, 노신경 3가지가 있는데, 이 말초신경들이 손상을 받았을 때 나타나는 증상에 대해서 알아놓도록 합니다.

꼭! 알아두기

1. 손목관절과 손을 이루는 뼈의 구성
2. 손목관절과 손의 관절
3. 손목관절과 손을 구성하는 근육
4. 손목관절의 운동과 운동축
5. 손가락의 운동
6. 주먹쥐기
7. 쥐기 형태의 종류
8. 손의 운동신경 지배와 말초신경 손상

CHAPTER 06 손목관절과 손

1 구성

1 뼈

(1) 노뼈, 자뼈, 몸쪽 손목뼈
  - 손배뼈, 반달뼈, 세모뼈, 콩알뼈
(2) 먼쪽 손목뼈
  - 큰마름뼈, 작은마름뼈, 알머리뼈, 갈고리뼈

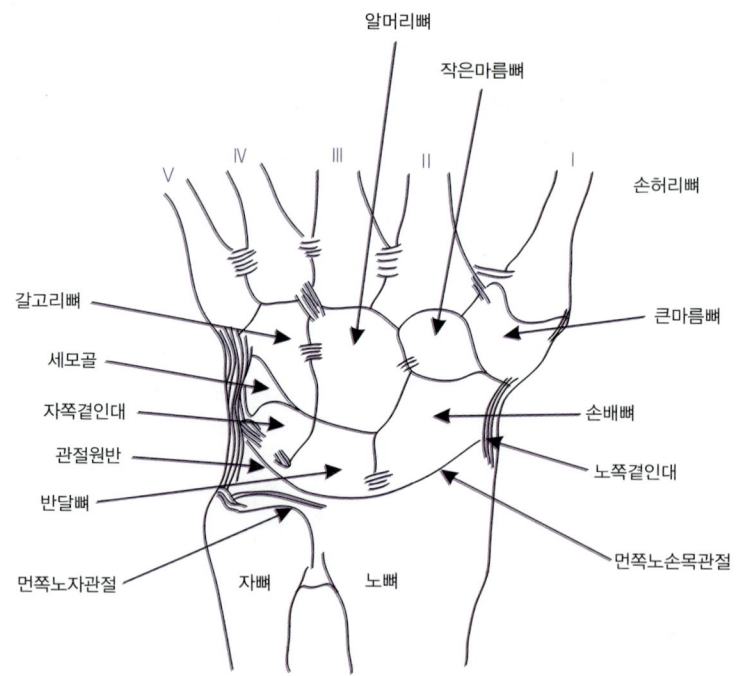

2 관절

(1) 노쪽손목관절 (Radiocarpal joint)
  ① 노뼈 먼쪽의 오목한 관절면과 손배뼈와 반달뼈의 볼록한 관절면으로 형성

② 굽힘, 폄, 노쪽치우침(요측편위), 자쪽치우침(척측편위)
- (2) 중간손목관절 (중간수근관절 ; Midcarpal joint)
    ① 손목뼈의 몸쪽줄과 먼쪽줄로 형성
    ② 굽힘, 폄, 노쪽치우침, 자쪽치우침
- (3) 손목손허리관절 (수근중수관절 ; Carpometacarpal joint)
    ① 2~4번째 손허리뼈(중수골) 바닥은 서로 관절하고, 손목뼈의 먼쪽줄(작은마름뼈, 알머리뼈, 갈고리뼈)과도 관절
    ② 집게와 가운데 1~2°, 반지 10~15°, 새끼 25~30° 손바닥 등쪽운동
- (4) 엄지의 손목손허리관절 (Carpometacarpal joint of Thumb)
    ① 엄지 손허리뼈의 바닥과 큰마름뼈로 형성
    ② 안장관절
    ③ 굽힘, 폄, 벌림, 모음, 맞섬
- (5) 손허리손가락관절 (중수지절관절 ; Metacarpophalangeal joint)
    ① 손허리뼈의 머리와 몸쪽손가락의 바닥으로 형성
    ② 융기관절(과상관절)
    ③ 굽힘, 폄, 모음, 벌림
- (6) 손가락사이관절 (지절간관절 ; Interphalangeal joint)
    ① 경첩관절(접번관절)
    ② 몸쪽손가락사이관절, 먼쪽손가락사이관절
    ③ 엄지는 1개의 손가락사이관절을 가짐.

2 근육

1 손목관절 굽힘
- 노쪽손목굽힘근(요측수근굴근), 자쪽손목굽힘근(척측수근굴근), 긴손바닥근(장장근)

2 손목관절 폄
- 긴노쪽손목폄근(장요측수근신근), 짧은노쪽손목폄근, 자쪽손목폄근

3 손목관절 노쪽, 자쪽벌림
- (1) 노쪽벌림
    - 긴노쪽손목폄근, 노쪽손목굽힘근(엄지벌림근(무지외전근)과 짧은 엄지폄근 (단무지 신근) 도움)
- (2) 자쪽벌림
    - 자쪽손목폄근, 자쪽손목굽힘근

(3) 자쪽손목굽힘근과 자쪽손목폄근
- 굽힘 시 작용근-대항근, 자쪽벌림 시 협동근

4 손가락에 작용하는 근육

(1) 외재근육
- 온손가락폄근, 집게폄근, 새끼폄근, 긴엄지폄근, 짧은엄지폄근, 긴엄지벌림근, 얕은손가락굽힘근, 깊은손가락굽힘근, 긴엄지굽힘근

(2) 내재근육
- 4개의 벌레근, 3개의 바닥쪽뼈사이근, 4개의 등쪽뼈사이근, 엄지두덩근육[엄지맞섬근, 짧은엄지 벌림근, 엄지모음근, 짧은엄지굽힘근], 새끼두덩근육[새끼맞섬근, 새끼벌림근, 짧은새끼굽힘근], 짧은손바닥근

3 운동학

1 손목관절의 운동과 운동축

(1) 노쪽벌림 1/2, 자쪽벌림 1/3이 중간손목관절에서 일어나며, 나머지는 노쪽손목관절에서 일어남.
(2) 노쪽벌림의 끝느낌은 단단함. 자쪽벌림의 끝느낌은 팽팽함.
(3) 완전 폄 시 노뼈와 자뼈의 먼쪽이 서로 약간 벌어짐 → 먼쪽을 꽉 쥐면 완전 폄 불가능
(4) 손목관절 굽힘 : 노쪽손목관절 50°, 중간손목관절 35°
   폄 : 노쪽손목관절 35°, 중간손목관절 50°
(5) 운동축 : 폄축 (O)은 굽힘축 (△)보다 먼쪽에 위치

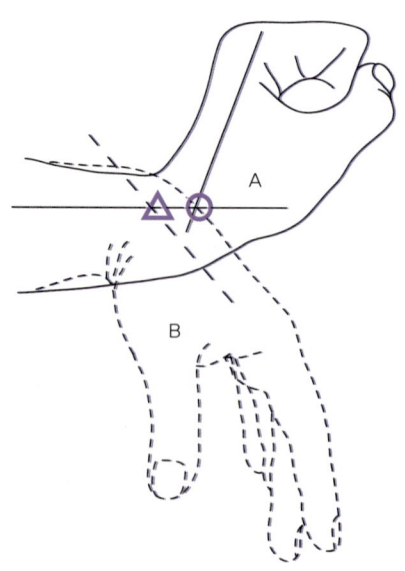

2 손의 운동

(1) 손가락 폄
  ① 벌레근과 깊은손가락굽힘근은 좀처럼 동시에 수축하는 일이 없음.
  ② 벌레근은 온손가락폄근에 의한 손허리손가락관절의 과다폄을 방지
  ③ 손가락 폄에서 벌레근 수축의 기능은 적절한 길이-장력 자세를 유지하도록 깊은손가락굽힘근을 신장하여 다음의 수축을 준비하도록 하는 것

(2) 손가락의 모음과 벌림
  ① 손허리손가락관절이 폄 : 벌림, 모음은 자유롭게 일어나고 곁인대가 느슨
  ② 손허리손가락관절이 굽힘 : 모음은 자동적이나 벌림은 극히 제한되고 곁인대가 팽팽
  ③ 손가락 벌림근 : 4개의 등쪽뼈사이근, 새끼벌림근
  ④ 손가락 모음근 : 3개의 바닥쪽뼈사이근

3 엄지의 운동

(1) 엄지가 다른 손가락에 비하여 현저한 운동성을 가지고 있는 이유
  ① 엄지의 손목손허리관절은 안장관절 형태이고, 관절주머니가 느슨하기 때문에 돌림 가능
  ② 엄지의 손허리뼈는 인대에 의해 다른 손허리뼈에 구속되지 않기 때문에 집게와 엄지 사이가 많이 벌어짐.
  ③ 엄지의 손허리손가락관절과 손가락사이관절에서 일어나는 운동이 실제적으로 엄지 운동의 다양함을 나타냄.
  ④ 엄지에 작용하는 9개의 근육이 잘 협력하여 섬세한 운동을 할 수 있음.

(2) 엄지의 근육
  ① 외재근육 : 긴엄지굽힘근, 긴 짧은엄지폄근, 긴엄지벌림근
  ② 내재근육 : 엄지모음근, 짧은엄지굽힘근, 짧은엄지벌림근, 엄지맞섬근
  ③ 첫 번째 등쪽뼈사이근의 가쪽머리가 엄지 손허리뼈의 뼈 사이에 붙어 있음.

(3) 엄지와 새끼의 운동에서 손목관절 근육의 협동작용
  ① 새끼벌림
    a. 자쪽손목굽힘근[안정근(고정근)] : 콩알뼈 고정
    b. 긴엄지벌림근 [협동근] : 자쪽손목굽힘근의 손목관절 자쪽굽힘 방지
  ② 엄지폄
    a. 긴엄지벌림근 [안정근]
    b. 자쪽손목폄근 [협동근] : 긴엄지벌림근의 손목관절 노쪽돌림 방지
  ③ 엄지굽힘
    a. 긴손바닥근 [안정근] : 손바닥널힘줄 고정
    b. 짧은노쪽손목폄근 [협동근] : 긴손바닥근의 손목관절 굽힘 방지

4 주먹 쥐기

(1) 깊은손가락굽힘근
  - 먼쪽손가락사이관절 굽힘
(2) 얕은손가락굽힘근
  - 손목관절이 굽힘되었을 때 깊은손가락굽힘근의 능동 불충분을 보조하여 작용
(3) 뼈사이근[내재근육]
  - 손가락 굽힘작용
(4) 손목 폄근
  - 협동근
(5) 손가락 굽힘과 손목관절 굽힘
  - 긴손가락굽힘근의 능동 불충분, 긴손가락폄근의 수동 불충분

5 쥐기 형태

(1) 갈고리 잡기 (hook grasp)
  - 가방을 들 때처럼 손가락 4개를 갈고리로 사용
(2) 원통형 잡기 (cylindric grasp)
  - 손의 바닥쪽면 활용, 엄지는 물체 위를 둘러쌈.
(3) 주먹쥐기식 잡기 (fist grasp)
  ① 가는 물건을 단단히 잡는 방법
  ② 골프채나 망치 잡는 형태
(4) 구형 잡기 (spheric grasp)
  - 공이나 사과와 같은 구형의 형태를 잡는 형태
(5) 손가락 끝 집기 (tip prehension)
  ① 엄지 끝과 다른 손가락의 끝을 사용
  ② 구슬, 핀, 동전 같은 작은 물건을 집는 형태
(6) 손가락 바닥쪽면 집기 (palmar prehension)
  ① 엄지가 하나 또는 그 이상의 손가락과 맞섬, 먼쪽손가락의 바닥쪽 표면을 이용
  ② 지우개나 펜과 같은 작은 물건을 집거나 잡을 때 이용
(7) 가쪽면 집기 (lateral prehension)
  ① 엄지와 집게의 가쪽면 이용
  ② 카드나 열쇠 같은 두께가 얇은 물체를 잡을 때 이용

4 손의 운동신경 지배

1 손의 작용하는 근육의 신경지배

(1) 노신경
  ① 아래팔과 가쪽위관절융기에서 시작하는(기시하는) 손목과 손가락의 모든 폄근 지배
  ② 긴노쪽손목폄근, 짧은노쪽손목폄근, 자쪽손목폄근, 온손가락폄근, 집게폄근, 새끼폄근, 긴엄지폄근, 짧은엄지폄근, 긴엄지벌림근

(2) 정중신경
  ① 아래팔과 안쪽위관절융기에서 시작하는 대부분의 굽힘근 지배
  ② 노쪽손목굽힘근, 장장근, 얕은손가락굽힘근, 깊은손가락굽힘근의 노쪽 1/2, 2개의 노쪽 벌레근, 긴엄지굽힘근, 짧은엄지굽힘근 얕은 부분[표층], 엄지맞섬근, 짧은엄지벌림근

(3) 자신경
  ① 대부분 손의 작은 근육 지배
  ② 자쪽손목굽힘근, 깊은손가락굽힘근의 자쪽 1/2, 2개의 자쪽 벌레근, 모든 뼈사이근, 모든 새끼두덩근육, 짧은 손바닥근, 짧은엄지굽힘근의 심층, 엄지모음근

2 말초신경 손상

(1) 노신경 마비
  ① 손목의 폄근과 손가락 긴손가락폄근 마비
  ② Wrist drop

(2) 자신경 마비
  ① 반지와 새끼의 깊은손가락굽힘근과 벌레근, 뼈사이근 마비
  ② Claw hand

(3) 정중신경 마비
  ① 대부분 손가락의 굽힘근 작용 상실 → 쥐는 것이 심하게 영향
  ② Ape hand

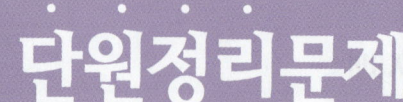

01 다음 중 몸쪽 손목뼈가 아닌 것은?

① 손배뼈
② 반달뼈
③ 세모뼈
④ 알머리뼈
⑤ 콩알뼈

> ▶ 몸쪽 손목뼈(수근골) : 손배뼈(주상골), 반달뼈(월상골), 세모뼈(삼각골), 콩알뼈(두상골)
> - 먼쪽 손목뼈 : 큰마름뼈, 작은마름뼈, 알머리뼈, 갈고리뼈

02 엄지의 손목손허리관절에 대한 설명으로 맞지 않는 것은?

① 안장관절이다.
② 굽힘, 폄, 벌림, 모음, 맞섬 운동이 있다.
③ 엄지 손허리뼈의 바닥과 작은마름뼈로 형성되어 있다.
④ 2개의 축을 가진 관절이다.
⑤ 오목면과 볼록면을 동시에 가지고 있다.

> ▶ 엄지의 손목손허리관절 (Carpometacarpal joint of Thumb)
> - 엄지 손허리뼈의 바닥과 큰마름뼈로 형성
> - 안장관절
> - 굽힘, 폄, 벌림, 모음, 맞섬
> - 자유도 2

03 2~4번째 손허리뼈와 관절을 이루는 손목뼈로 맞는 것은?

| 가. 갈고리뼈 | 나. 알머리뼈 |
| 다. 작은마름뼈 | 라. 큰마름뼈 |

① 가, 나, 다
② 가, 다
③ 나, 라
④ 라
⑤ 가, 나, 다, 라

> ▶ 손목손허리관절(Carpometacarpal joint)
> - 2~4번째 손허리뼈(중수골) 바닥은 서로 관절하고, 손목뼈의 먼쪽줄(작은마름뼈, 알머리뼈, 갈고리뼈)과도 관절

> 정답 : 1.④ 2.③ 3.①

04 노손목관절에 대한 설명으로 맞는 것은?

> 가. 노뼈먼쪽끝 - 손배뼈, 세모뼈
> 나. 굽힘, 폄
> 다. 노뼈먼쪽끝이 오목한 관절면
> 라. 노쪽치우침, 자쪽치우침

① 가, 나, 다 ② 가, 다 ③ 나, 라
④ 라 ⑤ 가, 나, 다, 라

▶ 노손목관절(Radiocarpal joint)
- 노뼈먼쪽끝의 오목한 관절면과 손배뼈와 반달뼈의 볼록한 관절면으로 형성
- 굽힘, 폄, 노쪽치우침, 자쪽치우침

05 손목관절과 손의 관절에 대한 설명으로 맞지 않는 것은?

① 손허리손가락관절은 융기관절이다.
② 중간손목관절은 손목뼈의 몸쪽줄과 먼쪽줄로 형성되어 있다.
③ 엄지의 손목손허리관절은 안장관절이다.
④ 엄지는 2개의 손가락사이관절을 가진다.
⑤ 노손목관절은 노뼈의 먼쪽끝과 손배뼈와 반달뼈의 관절면으로 형성되어 있다.

▶ 손가락사이관절(Interphalangeal joint)
- 경첩관절(접번관절)
- 몸쪽손가락사이관절, 먼쪽손가락사이관절
- 엄지는 1개의 손가락사이관절을 가짐.

06 자쪽벌림 시 자쪽손목굽힘근과 협동근인 것은?

① 긴노쪽손목폄근
② 노쪽손목굽힘근
③ 자쪽손목폄근
④ 짧은노쪽손목폄근
⑤ 긴손바닥근

▶ 자쪽손목굽힘근과 자쪽손목폄근
- 굽힘 시 작용근-대항근 / 자쪽벌림 시 협동근

정답 : 4_⑤ 5_④ 6_③

07 손의 외재근육으로 맞지 않는 것은?

① 새끼벌림근　　② 집게폄근
③ 얕은손가락굽힘근　　④ 짧은엄지폄근
⑤ 긴엄지벌림근

▶ 외재근육 : 온손가락폄근(총지신근), 집게폄근, 새끼폄근, 긴엄지폄근, 짧은엄지폄근, 긴엄지벌림근, 얕은손가락굽힘근, 깊은손가락굽힘근(심지굴근), 긴엄지굽힘근

08 엄지두덩근육 중 내재근육이 아닌 것은?

① 엄지맞섬근　　② 짧은엄지벌림근
③ 엄지모음근　　④ 긴엄지벌림근
⑤ 짧은엄지굽힘근

▶ 엄지두덩근육(무지구근)
- 엄지맞섬근, 짧은엄지벌림근, 엄지모음근, 짧은엄지굽힘근, 긴엄지벌림근[외재근육]

09 다음 중 내재근육으로 맞는 것은?

가. 짧은엄지폄근
나. 4개의 등쪽뼈사이근
다. 4개의 바닥쪽뼈사이근
라. 4개의 벌레근

① 가, 나, 다　　② 가, 다　　③ 나, 라
④ 라　　⑤ 가, 나, 다, 라

▶ 내재근육
- 4개의 벌레근, 3개의 바닥쪽뼈사이근, 4개의 등쪽뼈사이근, 엄지두덩근육(무지구근)[엄지맞섬근, 짧은엄지벌림근, 엄지모음근, 짧은엄지굽힘근], 새끼두덩근육(소지구근)[새끼맞섬근, 새끼벌림근, 짧은새끼굽힘근], 짧은 손바닥근(단장근)

10 새끼의 벌림 시 협동근으로 작용하는 근육은 무엇인가?

① 자쪽손목굽힘근　　② 자쪽손목폄근
③ 긴엄지벌림근　　④ 짧은엄지벌림근
⑤ 새끼맞섬근

▶ 새끼벌림
- 자쪽손목굽힘근(척측수근굴근)[고정근] : 콩알뼈(두상골) 고정
- 긴엄지벌림근(협동근) : 자쪽손목굽힘근(척측수근굴근)의 손목관절 자쪽굽힘 방지

정답 : 7_① 8_④ 9_③ 10_③

11 손가락의 모음과 벌림에 대한 설명으로 맞지 않는 것은?

① 손가락 벌림근은 4개의 등쪽뼈사이근과 새끼벌림근이다.
② 손허리손가락관절을 굽힘하면 곁인대가 팽팽하다.
③ 손가락 모음근은 3개의 바닥쪽뼈사이근이다.
④ 손허리손가락관절을 펌하면 곁인대가 느슨해져서 벌림과 모음이 자유롭다.
⑤ 손허리손가락관절을 굽힘하면 벌림은 자동으로 일어난다.

▶ 손가락의 모음과 벌림
 - 손허리손가락관절이 폄 : 벌림, 모음은 자유롭게 일어나고 곁인대가 느슨
 - 손허리손가락관절이 굽힘 : 모음은 자동적이나 벌림은 극히 제한되고 곁인대가 팽팽
 - 손가락 벌림근 : 4개의 등쪽뼈사이근, 새끼벌림근
 - 손가락 모음근 : 3개의 바닥쪽뼈사이근

12 손목관절의 운동과 운동축에 대한 설명으로 맞지 않는 것은?

① 노쪽벌림의 끝느낌은 단단함이다.
② 완전 폄 시 노뼈와 자뼈의 먼쪽이 좁아진다.
③ 손목관절의 폄은 노쪽손목관절 35°, 중간손목관절 50°이다.
④ 폄축은 굽힘축보다 먼쪽에 위치한다.
⑤ 자쪽벌림의 끝느낌은 팽팽함이다.

▶ 손목관절의 운동과 운동축
 - 노쪽벌림 1/2, 자쪽벌림 1/3이 중간손목관절에서 일어나며, 나머지는 노쪽손목관절에서 일어남
 - 노쪽벌림의 끝느낌은 단단함. 자쪽벌림의 끝느낌은 팽팽함
 - 완전 폄 시 노뼈와 자뼈의 먼쪽이 서로 약간 벌어짐 → 먼쪽 꽉 쥐면 완전 폄 불가능
 - 손목관절 굽힘 : 노쪽손목관절 50°, 중간손목관절 35°
   폄 : 노쪽손목관절 35°, 중간손목관절 50°
 - 운동축 : 폄축 (O)은 굽힘축 (△)보다 먼쪽에 위치

13 엄지 굽힘 시 긴손바닥근의 역할은 무엇인가?

① 고정근   ② 대항근
③ 보조 협동근   ④ 순수 협동근
⑤ 안정근

▶ 엄지굽힘(무지굴곡)
 - 긴손바닥근(장장근)[고정근] : 손바닥널 힘줄(수장건막) 고정
 - 짧은노쪽손목폄근(협동근) : 긴손바닥근(장장근)의 손목관절 굽힘 방지

정답 : 11_⑤ 12_② 13_⑤

14 엄지 폄 시 긴엄지벌림근의 손목관절 노쪽돌림을 방지하기 위해 작용하는 근육은?

① 자쪽손목폄근
② 자쪽손목굽힘근
③ 긴엄지벌림근
④ 긴엄지굽힘근
⑤ 짧은엄지굽힘근

▶ 엄지폄
- 긴엄지벌림근(고정근)
- 자쪽손목폄근(협동근) : 긴엄지벌림근의 손목관절 노쪽돌림 방지

15 주먹쥐기에 작용하는 근육이 아닌 것은?

① 깊은손가락굽힘근　② 얕은손가락굽힘근
③ 뼈사이근　　　　　④ 긴손가락폄근
⑤ 벌레근

▶ 주먹쥐기
- 깊은손가락굽힘근 : 먼쪽손가락사이관절 굽힘
- 얕은손가락굽힘근 : 손목관절이 굽힘되었을 때 깊은손가락굽힘근의 능동 불충분을 보조하여 작용
- 뼈사이근(내재근육) : 손가락 굽힘작용
- 손목 폄근 : 협동근
- 손가락 굽힘과 손목관절 굽힘 : 긴손가락굽힘근(장지굴근)의 능동 불충분, 긴손가락폄근의 수동 불충분

16 손목관절 굽힘 시 손가락 굽힘이 완전히 일어나지 않는 이유는 무엇인가?

　가. 긴손가락굽힘근의 능동 불충분
　나. 긴손가락굽힘근의 수동 불충분
　다. 긴손가락폄근의 수동 불충분
　라. 긴손가락폄근의 능동 불충분

① 가, 나, 다　　② 가, 다　　③ 나, 라
④ 라　　　　　⑤ 가, 나, 다, 라

▶ 손가락 굽힘과 손목관절 굽힘 : 긴손가락굽힘근의 능동 불충분, 긴손가락폄근의 수동 불충분

정답 : 14_① 15_⑤ 16_②

17 다음 중 정중신경이 지배하는 근육으로 맞지 않는 것은?

① 긴손바닥근
② 엄지맞섬근
③ 깊은손가락굽힘근 자쪽 1/2
④ 2개의 노쪽 벌레근
⑤ 짧은엄지벌림근

18 다음 중 엄지의 모음 운동에 관여하는 신경은 무엇인가?

① 겨드랑신경　　　② 근육피부신경
③ 노신경　　　　　④ 정중신경
⑤ 자신경

19 말초신경의 손상으로 나타나는 증상이 맞게 연결된 것은?

> 가. 자신경 - claw hand
> 나. 노신경 - wrist drop
> 다. 정중신경 - ape hand
> 라. 자신경 - wrist drop

① 가, 나, 다　　② 가, 다　　③ 나, 라
④ 라　　　　　⑤ 가, 나, 다, 라

단원정리 문제 해설

▶ 정중신경
- 아래팔과 안쪽위관절융기(내측상과)에서 시작하는 대부분의 굽힘근 지배
- 노쪽손목굽힘근, 긴손바닥근, 얕은손가락굽힘근, 깊은손가락굽힘근의 노쪽 1/2, 2개의 노쪽 벌레근, 긴엄지굽힘근, 짧은엄지굽힘근 표층, 엄지맞섬근, 짧은엄지벌림근

▶ 자신경
- 대부분 손의 작은 근육 지배
- 자쪽손목굽힘근(척측수근굴근), 깊은손가락굽힘근의 자쪽 1/2, 2개의 자쪽 벌레근, 모든 뼈사이근, 모든 새끼두덩근육(소지구근), 짧은 손바닥근(단장근), 짧은엄지굽힘근의 심층, 엄지모음근

▶ 말초신경 손상
- 노신경 마비 : 손목의 폄근과 손가락 긴손가락폄근 마비 / wrist drop
- 자신경 마비 : 반지와 새끼의 깊은손가락굽힘근과 벌레근, 뼈사이근 마비 / claw hand
- 정중신경 마비 : 대부분 손가락의 굽힘근 작용 상실 → 쥐는 것이 심하게 영향 / ape hand

정답 : 17_③　18_⑤　19_①

MEMO

Chapter 7

골반과 엉덩관절

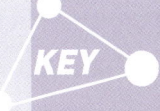

- 이번 chapter에서는 중요한 의미가 있는 골반대와 운동성이 많은 엉덩관절에 대해서 다룹니다. 엉치엉덩관절, 두덩결합, 꼬리뼈관절로 이루어져 있는 골반대는 운동량은 적지만 손상 받기가 쉽고 과운동성이나 저운동성으로 인한 통증과 기능장애를 유발합니다.

- 엉덩관절은 인체에서 운동성이 많으며, 구조적으로 어깨관절보다 더 안정된 관절입니다. 또한 몸통과 지면 사이에 큰 힘을 전달하며, 이행작용의 중요한 구성 요소로 작용한다.

- 엉덩관절을 보강하는 인대로는 엉덩(장골)넙다리인대, 궁둥(좌골)넙다리인대, 두덩(치골)넙다리인대가 있는데, 이 중 엉덩넙다리인대는 일명 Y인대로 불리며, 엉덩관절 과다폄을 방지하는 작용을 합니다. 엉덩관절의 근육은 앞쪽, 뒤쪽, 가쪽, 안쪽으로 나누어 구분하였는데, 각 근육의 작용과 기능을 잘 알아두도록 한다.

- 엉덩관절의 축은 두 넙다리뼈머리의 중심을 연결한 선으로 굽힘-폄축은 가로 방향, 벌림-모음축은 앞뒤 수평, 가쪽돌림-안쪽돌림축은 수직으로 각각 다릅니다. 넙다리의 기울임각이라는 것이 있는데, 이는 넙다리뼈 경부와 해부학적 축이 이루는 각 (정상 125°)을 말합니다. 기울임각이 정상각인 125°보다 작으면 안굽이엉덩관절, 125°보다 크면 밖굽이 엉덩관절이라고 합니다. 비틀림각이란 넙다리과의 가로축과 넙다리뼈목이 이루는 각 (정상 15°)인데, 정상보다 크면 안짱다리인 앞비틀림, 작으면 팔자걸음인 뒤비틀림이라고 합니다. 골반기울임각은 평균 50~60°로 골반기울임이 증가하면 앞쪽기울임, 감소하면 뒤쪽기울임이라고라고 하는데, 각각 작용하는 근육이 다르므로 잘 알아두도록 합니다.

꼭! 알 아 두 기

1. 골반을 이루는 관절과 엉덩관절
2. 엉덩관절을 보강하는 인대
3. 골반과 엉덩관절을 구성하는 근육
4. 엉덩관절의 운동축
5. 기울임각
6. 비틀림각 (torsion)
7. 골반기울임
8. 엉덩관절의 임상적 문제

CHAPTER 07 골반과 엉덩관절

1 구성

1 뼈
- 엉덩뼈, 궁둥뼈, 두덩뼈, 넙다리뼈

2 관절

(1) 엉치엉덩관절 (Sacroiliac joint)
  ① 가동관절
  ② 엉치뼈면 : 초자연골 / 엉덩뼈면 : 섬유연골
  ③ 운동 : 고정된 엉덩뼈에 대하여 엉치뼈 혹은 엉치뼈에 대한 엉덩뼈가 위아래미끄러짐 운동과 약간의 앞뒤 운동
    a. 운동 범위 : 2~8°, 평균 4°
    b. 골반 숙이기(nutation)
      - 엉치뼈곶이 앞뒤쪽으로 움직이며, 엉치뼈와 꼬리뼈의 먼쪽면이 뒤쪽으로 움직이는 것
      - 엉덩뼈능선은 서로 가까워지고, 궁둥뼈결절은 멀어짐.
      - 골반 출구를 확장
    c. 골반 들기(counternutation)
      - 엉치뼈곶이 앞뒤쪽으로 움직이며, 꼬리뼈는 전방으로 움직임.
      - 엉덩뼈능선은 서로 멀어지고, 궁둥뼈결절은 가까워짐.
      - 골반 입구를 확장
    d. 서 있거나 걸을 때 머리, 팔 몸통의 무게는 허리뼈 5번에서 엉치뼈로, 그리고 골반을 통해 두덩결합부와 넙다리뼈머리로 전달
  ④ 인대 : 뼈사이인대, 긴·짧은 뒤엉치엉덩인대(골반 들기 운동 제한), 앞·뒤 엉치엉덩인대, 엉치뼈결절인대와 엉치가시인대(골반 숙이기 조절)

(2) 두덩결합 (Symphysis pubis)
  ① 관절면 : 초자연골, 섬유성 연골 관절원반에 의해 분리
  ② 아주 작은 범위의 운동 (엉치엉덩관절과 동반)

(3) 꼬리뼈 관절(Coccygeal joint)
　① 엉치꼬리뼈관절과 꼬리뼈사이관절은 섬유연골결합
　② 약간의 앞뒤 운동 → 배쪽, 등쪽, 가쪽인대에 의해 제한
(4) 엉덩관절
　① 절구공이관절
　② 굽힘, 폄, 벌림, 모음, 가쪽돌림, 안쪽돌림
　③ 넙다리뼈머리인대
　　a. 넙다리뼈머리에 혈관 공급
　　b. 모음, 굽힘, 가쪽돌림 / 벌림, 폄, 안쪽돌림 방지

3 인대

(1) 엉덩 넙다리인대 (Iliofemoral ligament)
　① 엉덩관절 앞·위부분
　② Y인대
　③ 골반의 젖힘 방지 (아래 부분), 모음 제한
(2) 두덩 넙다리인대 (Pubofemoral ligament)
　① 엉덩관절 앞·아래 부분
　② 엉덩관절 가쪽돌림 벌림 제한
(3) 궁둥 넙다리인대 (Ischiofemoral ligament)
　① 엉덩관절 뒤·아래 부분
　② 엉덩관절 안쪽돌림, 벌림 제한
　　＊엉덩관절 굽힘 시 느슨해지고 폄 시 팽팽해진다.

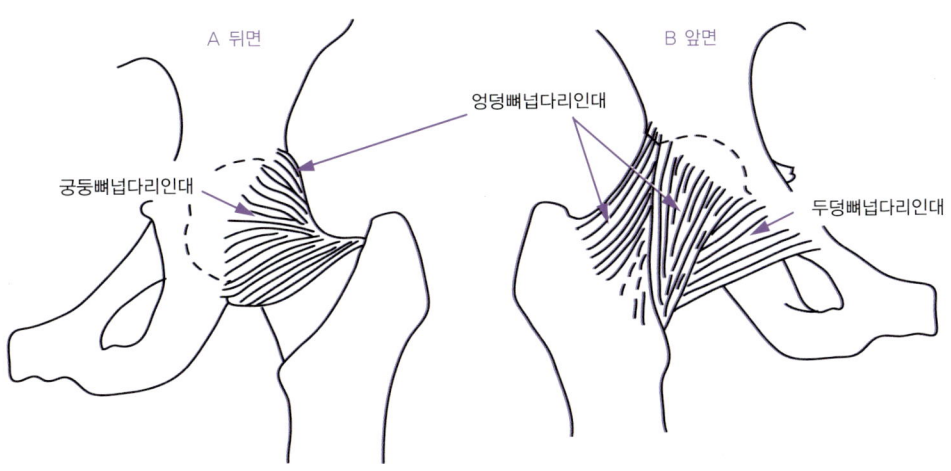

2 근육

1 종류

(1) 뒤근육
- 큰볼기근, 뒤넙다리근[넙다리두갈래근, 반힘줄근, 반막모양근], 큰모음근 뒤, 가쪽돌림근 [궁둥구멍근, 넙다리네모근, 위·아래쌍동이근, 속·바깥 폐쇄근]

(2) 앞근육
- 넙다리곧은근, 넙다리빗근, 넙다리근막긴장근, 엉덩허리근, 두덩근

(3) 가쪽 근육
- 중간볼기근, 작은볼기근, 넙다리근막긴장근, 궁둥구멍근

(4) 안쪽 근육
- 큰모음근, 긴-짧은모음근, 두덩정강근, 두덩근

2 기능

(1) 근육의 각 부위에 따른 작용
 ① 큰볼기근 : 폄 / 위부분은 벌림, 아래 부분은 모음
 ② 중간볼기근 : 벌림 / 앞부분은 안쪽돌림, 뒤부분은 가쪽돌림

(2) 관절운동 범위에 따른 작용
 ① 중간볼기근, 넙다리근막긴장근 : 엉덩관절 폄 시 안쪽돌림근 / 90° 굽힘 시 안쪽돌림 지레요소가 더욱 증가
 ② 궁둥구멍근 : 엉덩관절 폄 시 가쪽돌림근 / 엉덩관절 굽힘 시 안쪽돌림근
 ③ 엉덩관절 모음근 : 엉덩관절 폄 시 근육의 작용선은 축 앞 / 굽힘 시 축의 뒤

(3) 두 관절 근육의 작용
 ① 굽힘근
  a. 엉덩허리근, 넙다리곧은근, 넙다리빗근, 넙다리근막긴장근
  b. 엉덩관절 굽힘근의 최대 등척성 토크 값은 근육이 늘어났을 때 최고, 엉덩관절 굽힘 시 감소
  c. 90° 이상에서의 굽힘은 엉덩허리근에 의해 이루어짐.
  d. 앉은 자세 : 몸통의 약증, 마비된 쪽으로 구부리고, 대항근의 구심성, 원심성 수축으로 조절
  e. 윗몸일으키기 : 작용근 - 배근 (약하면 허리뼈 부위 젖힘) / 안정근 - 엉덩허리근
  f. 다리곧게올리기 : 작용근 - 엉덩허리근 / 안정근 - 배근
 ② 폄근
  a. 큰볼기근, 넙다리두갈래근, 반막모양근, 반힘줄근, 모음근
  b. 앉거나 선자세에서 골반 조절 : 일차적 뒤넙다리근 작용, 빠른운동과 저항운동에서 큰볼기근 가담
  c. 무릎관절 폄에서 엉덩관절 폄 : 엉덩관절 가쪽돌림 시 큰볼기근 작용 / 엉덩관절 안쪽돌림 시 뒤넙다리근 작용

d. 무릎관절 굽힘에서 엉덩관절 폄 : 뒤넙다리근의 능동 불충분
e. 무릎관절 폄에서 양쪽 엉덩관절 폄 : 허리뼈 폄근작용 증가
f. 앉은자세에서 엉덩관절 폄근 : 몸을 앞으로 숙일 때 엉덩관절 폄근 편심성 수축 / 앉은자세로 되돌아 올 때 동심성 수축

③ 벌림근
- 중간볼기근, 작은볼기근, 넙다리근막긴장근, 큰볼기근 위부분, 넙다리빗근, 궁둥구멍근과 폐쇄근, 엉덩허리근

④ 모음근

⑤ 돌림근
a. 가쪽돌림 : 궁둥구멍근, 넙다리네모근, 위·아래쌍동이근(상·하쌍자근), 속·바깥폐쇄근
b. 안쪽돌림 : 작은볼기근, 중간볼기근, 넙다리근막긴장근

3 운동학

1 운동축

(1) 넙다리의 축
① 해부학적 축 : 넙다리뼈 사이를 통과하는 선
② 역학적 축 : 엉덩관절과 무릎관절의 중심을 연결하는 선

(2) 엉덩관절의 축
① 두 넙다리뼈머리의 중심을 연결한 선
② 선자세에서 폄과 굽힘의 축 : 가로 방향
③ 선자세에서 모음과 벌림의 축 : 앞뒤로 수평
④ 선자세에서 안쪽돌림과 가쪽돌림의 축
  : 수직, 넙다리의 역학적 축과 동일

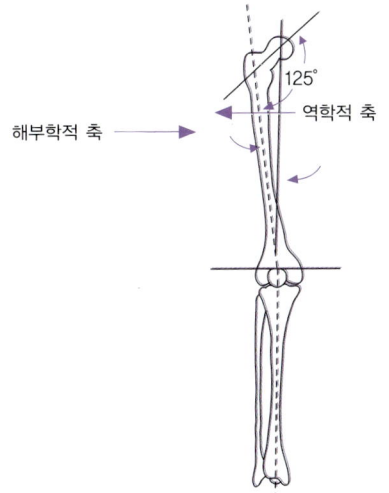

2 넙다리의 기울임각 (경사각)

- 넙다리뼈머리와 해부학적 축이 이루는 각 (정상 125°)

(1) 굽은넙다리뼈 (coxa vara)
- 기울임각이 125° 이하, 다리 길이 짧아짐.

(2) 펴진넙다리뼈 (coxa valga)
- 기울임각이 125° 이상, 다리 길이 길어짐.

3 넙다리의 비틀림각 (염전각 ; torsion)

- 넙다리뼈관절융기 가로와 넙다리뼈목이 이루는 각 (정상 15°)

(1) 앞비틀림 (anteversion)
- 비틀림각(염전각)이 15° 이상, 안짱다리 (in-toeing)

(2) 뒤비틀림 (retroversion)
- 비틀림각이 15° 이하, 팔자걸음 (out-toeing)

4 골반 기울임

(1) 골반 기울임각 (골반경사각)
- 두덩결합의 가장 앞부분과 위뒤엉덩뼈가시를 연결한 면과 수평면이 이루는 각 (평균 50~60°)

(2) 앞쪽 기울임 (전방경사 ; forward tilt)
 ① 골반 기울임 증가
 ② 엉덩관절 굽힘근, 척추 폄근작용

(3) 뒤쪽 기울임 (후방경사 ; backward tilt)
 ① 골반 기울임 감소
 ② 엉덩관절 폄근, 척추 굽힘근 작용

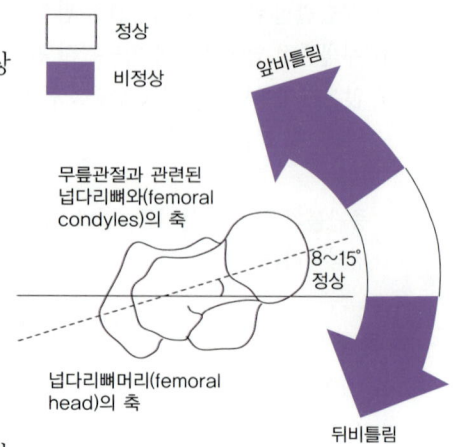

【 넙다리의 비틀림각 】

4   엉덩관절의 임상적 문제

1 엉덩관절 벌림근 약증

(1) Trendelenburg's sign : 골반을 지지측 반대쪽으로 떨어뜨리는 것
(2) 한쪽 손상 : 절음발이 보행 (limping gait), 몸통 손상쪽 굽힘
(3) 양쪽 손상 : 오리걸음 (waddling gait)
(4) 미손상쪽에 지팡이나 아래팔 목발을 잡고 보상

2 엉덩관절 벌림근 마비

(1) 한쪽 다리로 골반 수평을 유지하면서 서 있는 것이 불가능
(2) 중간볼기근 파행 : HAT 중심을 엉덩관절 운동축 가쪽으로 옮기며 보행

3 하반신 마비

(1) 엉덩넙다리인대 아래부분 (Y인대)에 의하여 골반이 폄 상태에서 유지되도록 함.
(2) 넓은등근 (광배근)에 의해 엉덩관절을 들어 올림 → swing through 보행 가능

단원정리문제

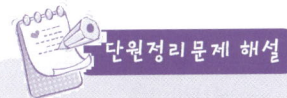
단원정리문제 해설

01 엉치엉덩관절에 대한 설명으로 맞는 것은?

> 가. 엉치뼈면은 초자연골로 이루어져 있다.
> 나. 운동 범위는 평균 4°이다.
> 다. 골반 숙이기는 골반 출구를 확장시킨다.
> 라. 가동관절이다.

① 가, 나, 다 ② 가, 다 ③ 나, 라
④ 라 ⑤ 가, 나, 다, 라

▶ 엉치엉덩관절(Sacroiliac joint)
- 가동관절
- 엉치뼈면(천골면) : 초자연골 / 엉덩뼈면 (장골면) : 섬유연골
- 운동 범위 : 2~8°, 평균 4°

02 골반 들기에 대한 설명으로 맞는 것은?

> 가. 엉치뼈곶이 앞뒤쪽으로 움직인다.
> 나. 엉덩뼈능선은 가까워지고 궁둥뼈결절은 멀어진다.
> 다. 꼬리뼈가 앞쪽으로 움직인다.
> 라. 골반 출구를 확장한다.

① 가, 나, 다 ② 가, 다 ③ 나, 라
④ 라 ⑤ 가, 나, 다, 라

▶ 골반 들기(counternutation)
- 엉치뼈곶(천골갑)이 앞뒤쪽으로 움직이며, 꼬리뼈(미골)는 앞쪽으로 움직임
- 엉덩뼈능선(장골능)은 서로 멀어지고 궁둥뼈(좌골)결절은 가까워짐.
- 골반 입구를 확장

정답 : 1_⑤ 2_②

03 골반 숙이기를 조절하는 인대로 맞는 것은?

① 엉치뼈결절인대
② 뼈사이인대
③ 긴뒤엉치엉덩인대
④ 짧은뒤엉치엉덩인대
⑤ 앞엉치엉덩인대

04 엉덩관절의 인대에 대한 설명으로 맞는 것은?

> 가. 엉덩넙다리인대는 골반의 젖힘 제한
> 나. 궁둥넙다리인대는 엉덩관절 안쪽돌림과 모음 제한
> 다. 두덩넙다리인대는 엉덩관절 가쪽돌림과 벌림 제한
> 라. 엉덩관절 굽힘 시 팽팽해지고 폄 시 느슨해진다.

① 가, 나, 다 ② 가, 다 ③ 나, 라
④ 라 ⑤ 가, 나, 다, 라

05 Y인대로 불리는 엉덩관절의 인대는 무엇인가?

① 궁둥넙다리인대
② 엉치넙다리인대
③ 꼬리넙다리인대
④ 두덩넙다리인대
⑤ 엉덩넙다리인대

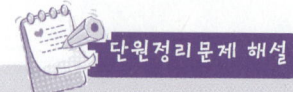

▶ 엉치엉덩관절(천장관절)의 인대
 - 뼈사이인대, 긴·짧은 뒤엉치엉덩인대 (골반 들기운동 제한), 앞·뒤 천장인대, 엉치뼈결절인대와 엉치가시인대(골반 숙이기 조절)

▶ 엉덩관절인대
 - 엉덩넙다리인대(Iliofemoral ligament) : 엉덩관절 전상부, Y인대, 골반의 젖힘 방지(하부), 모음 제한
 - 두덩넙다리인대(Pubofemoral ligament) : 엉덩관절 앞 아래부분, 엉덩관절 가쪽돌림, 벌림 제한
 - 궁둥넙다리인대(Ischiofemoral ligament) : 엉덩관절 위 아래부분, 엉덩관절 안쪽돌림, 벌림 제한
 - 엉덩관절 굽힘 시 느슨해지고 폄 시 팽팽해진다.

▶ 엉덩넙다리인대(Iliofemoral ligament)
 - 엉덩관절 앞뒤부분, Y인대, 골반의 젖힘 방지(아래 부분), 모음 제한

정답 : 3_① 4_② 5_⑤

06 궁둥구멍근의 관절운동 범위에 따른 작용으로 맞는 것은?

> 가. 엉덩관절 굽힘 시 가쪽돌림근
> 나. 엉덩관절 굽힘 시 안쪽돌림근
> 다. 엉덩관절 폄 시 안쪽돌림근
> 라. 엉덩관절 폄 시 가쪽돌림근

① 가, 나, 다 ② 가, 다 ③ 나, 라
④ 라 ⑤ 가, 나, 다, 라

07 다음 중 엉덩관절 굽힘근으로 맞지 않는 것은?

① 넙다리근막긴장근 ② 넙다리곧은근
③ 넙다리빗근 ④ 큰볼기근
⑤ 엉덩허리근

08 엉덩관절 90° 이상에서 굽힘에 작용하는 근육은 무엇인가?

① 엉덩허리근 ② 넙다리곧은근
③ 넙다리빗근 ④ 넙다리근막긴장근
⑤ 배근

단원정리문제 해설

▶ 궁둥구멍근(이상근)
 - 엉덩관절 폄 시 가쪽돌림근, 엉덩관절 굽힘 시 안쪽돌림근

▶ 엉덩관절 굽힘근
 - 엉덩허리근(장요근), 넙다리곧은근(대퇴직근), 넙다리빗근(봉공근), 넙다리근막긴장근(대퇴근막장근)

▶ 엉덩허리근
 - 90° 이상에서의 굽힘에 작용

정답 : 6 ③ 7 ④ 8 ①

Chapter 07 골반과 엉덩관절 | 95

09 윗몸일으키기를 할 때 엉덩허리근의 작용으로 맞는 것은?

① 순수협동근 ② 작용근
③ 안정근   ④ 대항근
⑤ 보조협동근

▶ 윗몸일으키기
- 작용근 : 배근(약하면 허리뼈 부위 젖힘 (과신전))
- 안정근 : 엉덩허리근

10 무릎관절을 펴고 엉덩관절 폄과 가쪽돌림을 한다면 작용하는 근육은?

① 넙다리네갈래근 ② 중간볼기근
③ 뒤넙다리근   ④ 큰볼기근
⑤ 작은볼기근

▶ 무릎관절 폄에서 엉덩관절 폄
- 엉덩관절 가쪽돌림 시 큰볼기근 작용
- 엉덩관절 안쪽돌림 시 뒤넙다리근 작용

11 앉은자세에서 몸을 앞으로 숙일 때 엉덩관절 폄근의 수축 형태는?

① 등척성 수축 ② 등장성 수축
③ 편심성 수축 ④ 동심성 수축
⑤ 등속성 수축

▶ 앉은자세에서 엉덩관절 폄근
- 몸을 앞으로 숙일 때 엉덩관절 폄근 편심성 수축
- 앉은자세로 되돌아 올 때 동심성 수축

정답 : 9_③ 10_④ 11_③

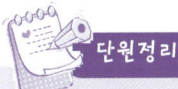
단원정리 문제 해설

12 엉덩관절의 축에 대한 설명으로 맞는 것은?

> 가. 선자세에서 모음 - 벌림 축 : 수직
> 나. 선자세에서 굽힘 - 폄 축 : 가로 방향
> 다. 선자세에서 안쪽돌림 - 가쪽돌림 축 : 수평
> 라. 두 넙다리뼈머리의 중심을 연결한 선

① 가, 나, 다 ② 가, 다 ③ 나, 라
④ 라 ⑤ 가, 나, 다, 라

▶ 엉덩관절의 축
 - 두 넙다리뼈머리의 중심을 연결한 선
 - 선자세에서 굽힘과 폄의 축 : 가로 방향
 - 선자세에서 모음과 벌림의 축 : 앞뒤로 수평
 - 선자세에서 안쪽돌림과 가쪽돌림의 축 : 수직, 대퇴의 역학적 축과 동일

13 다리곧게올리기 시 작용근과 안정근의 연결로 맞는 것은?

> 가. 작용근 - 배근
> 나. 작용근 - 엉덩허리근
> 다. 안정근 - 엉덩허리근
> 라. 안정근 - 배근

① 가, 나, 다 ② 가, 다 ③ 나, 라
④ 라 ⑤ 가, 나, 다, 라

▶ 다리곧게올리기
 - 작용근 : 엉덩허리근
 - 안정근 : 배근

14 다음 근육의 각 부위에 따른 작용으로 맞지 않는 것은?

① 큰볼기근 위부분 - 벌림
② 중간볼기근 뒤부분 - 안쪽돌림
③ 큰볼기근 아래부분 - 모음
④ 중간볼기근 전체 - 벌림
⑤ 큰볼기근 전체 - 폄

▶ 근육의 각 부위에 따른 작용
 - 큰볼기근 : 폄 / 위부분은 벌림, 아래부분은 모음
 - 중간볼기근 : 벌림 / 앞부분은 안쪽돌림, 뒤부분은 가쪽돌림

정답 : 12_③ 13_③ 14_②

15 넙다리의 기울임각에 대한 설명으로 맞지 않는 것은?

① 정상 각도는 125° 이다.
② 굽은넙다리뼈는 다리 길이가 짧아진다.
③ 펴진넙다리뼈는 기울임각이 125° 이상이다.
④ 넙다리뼈머리와 역학적 축이 이루는 각이다.
⑤ 굽은넙다리뼈는 기울임각이 125° 이하이다.

16 넙다리뼈의 비틀림각에 대한 설명으로 맞는 것은?

① 넙다리뼈관절융기 세로축과 넙다리뼈목이 이루는 각이다.
② 정상 각도는 15° 이다.
③ 앞비틀림은 비틀림각이 15° 이하이다.
④ 안짱다리는 뒷경사가 원인이다.
⑤ 뒤비틀림은 비틀림각이 15° 이상이다.

17 다음 중 뒤쪽기울임에 대한 설명으로 맞는 것은?

가. 작용근 : 엉덩관절 폄근	나. 골반기울임 증가
다. 대항근 : 척추폄근	라. 척추 굽힘근 약증

① 가, 나, 다   ② 가, 다   ③ 나, 라
④ 라   ⑤ 가, 나, 다, 라

단원정리문제 해설

▶ 넙다리의 경사각
- 넙다리뼈머리와 해부학적 축이 이루는 각 (정상 125°)
- 굽은넙다리뼈(내반고 ; coxa vara) : 경사각이 125° 이하, 다리 길이 짧아짐.
- 펴진넙다리뼈(외반고 ; coxa valga) : 경사각이 125° 이상, 다리 길이 길어짐.

▶ 넙다리의 비틀림각(torsion)
- 넙다리뼈관절융기 가로축과 넙다리뼈목이 이루는 각 (정상 15°)
- 앞비틀림(anteversion) : 비틀림각이 15° 이상, 안짱다리(in-toeing)
- 뒤비틀림(retroversion) : 비틀림각이 15° 이하, 팔자걸음(out-toeing)

▶ 뒤쪽기울임(backward tilt)
- 골반기울임 감소
- 엉덩관절 폄근, 척추굽힘근 작용

정답 : 15_④ 16_② 17_②

18 다음 중 평균 골반기울임각으로 맞는 것은?

① 10~20° ② 30~40° ③ 50~60°
④ 70~80° ⑤ 90~100°

19 엉덩관절 벌림근 약증 시 나타나는 증상이 아닌 것은?

① 한쪽 손상일 경우 절음발이 보행을 한다.
② 미손상쪽에 지팡이를 잡는다.
③ 골반을 지지측 반대로 떨어뜨리며 걷는다.
④ 양쪽 손상일 경우 오리걸음으로 걷는다.
⑤ 몸통을 미손상쪽으로 굽힘한다.

20 하반신 마비환자의 골반을 편 상태로 유지는 역할을 하는 인대는?

① 궁둥넙다리인대
② 엉덩넙다리인대 위부분
③ 두덩넙다리인대
④ 엉덩넙다리인대 아래부분
⑤ 엉치넙다리인대

21 하반신 마비환자가 목발보행을 할 때 다리를 들어올리는 작용을 하는 근육은?

① 큰가슴근   ② 넓은등근   ③ 앞톱니근
④ 배근   ⑤ 엉덩허리근

▶ 골반기울임각
- 두덩결합의 가장 앞부분과 위뒤엉덩뼈 가시를 연결한 면과 수평면이 이루는 각 (평균 50~60°)

▶ 엉덩관절 벌림근 약증
- Trendelenburg's sign : 골반을 지지측 반대쪽으로 떨어뜨리는 것
- 한쪽 손상 : 절음발이 보행(limping gait), 몸통 손상쪽 굽힘
- 양쪽 손상 : 오리걸음(waddling gait)
- 미손상쪽에 지팡이나 아래팔 목발을 잡고 보상

▶ 하반신 마비
- 엉덩넙다리인대 아래부분(Y인대)에 의하여 골반이 편 상태에서 유지되도록 함.
- 넓은등근(광배근)에 의해 엉덩관절을 들어 올림 → swing through 보행 가능

▶ 20번 해설 참조

정답 : 18_③ 19_⑤ 20_④ 21_②

MEMO

Chapter 8

무릎관절

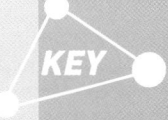

- 이번 chapter에서는 한 관절주머니에 3개의 관절이 포함되어 있는 무릎관절에 대해서 다룹니다. 무릎관절은 넙다리뼈, 정강뼈, 무릎뼈의 3개의 뼈와 정강넙다리관절, 무릎넙다리관절로 구성되어 있는 복합관절입니다.

- 무릎관절은 기립자세에서 체중을 지지하고 안정성 제공, 발 고정 상태에서 몸을 돌림시키는 작용을 가능하게 합니다. 무릎관절의 운동성은 주로 뼈의 구조 때문에 일어나고, 안정성은 물렁조직인 인대, 근육, 연골 등에 의해 제공됩니다. 섬유연골인 반달판막은 충격 흡수, 압력 분산작용을 하고, 곁인대는 폄된 무릎관절에 안정성 제공, 굽힘된 무릎관절의 축돌림을 가능하게 하며, 십자인대는 넙다리뼈에 대해 정강뼈의 앞뒤쪽 이동을 방지하는 작용을 합니다. 무릎관절의 근육은 두 관절 근육이 많은데, 이 근육들의 능동 불충분과 수동 불충분 관계를 잘 알아두도록 합니다.

- 무릎관절의 축회전은 관절의 굽힘 상태에서 곁인대가 느슨해지므로 돌림이 일어나는 것인데, 무릎관절 90° 굽힘에서 총회전은 평균 40°이고, 이 때 바깥돌림은 안쪽돌림의 2배로 일어납니다. 이런 축회전은 발 고정 상태에서 몸을 돌림시키는 폐쇄성 운동에서 나타납니다.

- 무릎관절의 마지막 돌림(Screw-home mechanism)은 무릎관절 폄 마지막 20°에서 고정된 넙다리뼈에 대한 정강뼈의 20° 바깥돌림이 일어나는 것으로 무릎 폄 시 정교함과 에너지 효율을 극대화시키는 작용을 합니다.

- 무릎관절의 배열을 보면 넙다리의 해부학적 축과 정강뼈의 해부학적 축이 만나는 각(평균 170°)이 있고, 넙다리네갈래근의 힘줄과 무릎인대가 이루는 각인 Q각이 있는데, 이 각의 정도에 따른 변형에 대해서 잘 알아두도록 합니다.

꼭! 알 아 두 기

1. 무릎관절을 구성하는 뼈
2. 무릎관절을 이루는 관절의 종류
3. 반달판막과 곁인대, 십자인대
4. 무릎관절을 구성하는 근육
5. 축돌림
6. 무릎관절의 마지막 돌림
7. 무릎관절 배열과 변형
8. 무릎관절에서 넙다리네갈래근과 뒤넙다리근의 토크

CHAPTER 08 무릎관절

1 구성

1 뼈
- 넙다리뼈, 정강뼈, 종아리뼈, 무릎뼈

2 관절

(1) 무릎넙다리관절 (Patellofemoral joint)
  ① 변형된 평면관절
  ② 무릎뼈의 역할
    a. 운동축으로부터 작용선까지의 거리를 증가시키면 넙다리네갈래근의 토크와 지레 증가
    b. 무릎관절 굽힘 시 넙다리뼈관절융기 먼쪽 관절면 보호
    c. 넙다리 위의 압축 감소와 힘 분산
    d. 무릎관절 굽힘 시 저항하는 넙다리네갈래힘줄에 가해지는 압박력 감소

(2) 정강넙다리관절 (경골대퇴관절; Tibiofemoral joint)
  ① 변형된 경첩관절
  ② 볼록한 넙다리 안가쪽관절융기는 오목한 정강관절융기 관절
  ③ 구르기는 굽힘 초기에 많이 일어나고, 미끄러짐은 굽힘 마지막에 많이 일어남.

3 반달판막 (Meniscus)
(1) 섬유연골
(2) 정강넙다리관절의 일치성 증가
(3) 충격 흡수, 압력 분산
(4) 무릎 굽힘 : 뒤쪽으로 이동
(5) 무릎 폄 : 앞쪽으로 이동

4 곁인대 (측부인대; Collateral ligament)
(1) 무릎관절 폄 시 팽팽하고 굽힘 시 느슨함.
(2) 폄된 무릎관절에 안정성 제공, 굽힘된 무릎관절 축돌림 가능
(3) 안쪽 곁인대 : 넙다리뼈에 대해 정강뼈의 벌림 방지

(4) 가쪽 곁인대 : 넙다리뼈에 대해 정강뼈의 모음 방지

5 십자인대 (Cruciate ligament)

(1) 앞십자인대 (ACL)
① 정강뼈 앞면에서 넙다리 쪽으로 위, 뒤, 가쪽
② 넙다리뼈에 대해 정강뼈의 앞쪽 이동 방지

(2) 뒤십자인대 (PCL)
① 정강뼈 뒷면에서 넙다리뼈 쪽으로 위, 앞, 안쪽
② 넙다리뼈에 대해 정강뼈의 뒤쪽 이동 방지

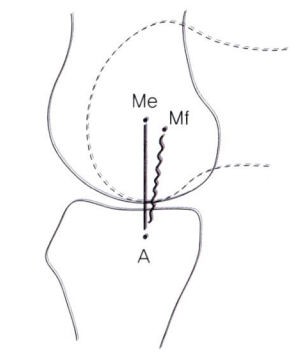

 불행삼주징(unhappy triad)
• 안쪽곁인대 + 앞십자인대 + 안쪽반달판 손상

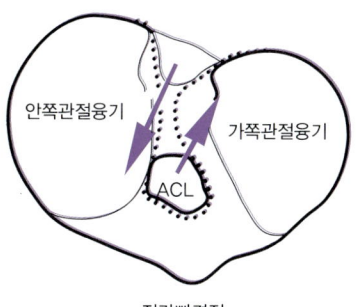

2 근육

1 무릎관절 폄근

(1) 넙다리곧은근 : 엉덩관절 굽힘, 무릎관절 폄
(2) 가쪽넓은근 : 무릎관절 폄
(3) 안쪽넓은근 : 무릎관절 폄, 무릎뼈 가쪽 이동 방지
(4) 중간넓은근 : 무릎관절 폄

2 무릎관절 굽힘근

(1) 넙다리두갈래근 : 엉덩관절 폄, 가쪽돌림, 무릎관절 굽힘, 가쪽돌림
(2) 반힘줄근 : 엉덩관절 폄, 안쪽돌림, 무릎관절 굽힘, 가쪽돌림
(3) 반막모양근 : 엉덩관절 폄, 안쪽돌림, 무릎관절 굽힘, 안쪽돌림
(4) 장딴지근 : 무릎관절 굽힘, 발목 발바닥쪽 굽힘
(5) 오금근 : 무릎관절 굽힘, 안쪽돌림
(6) 넙다리빗근 : 엉덩관절 굽힘, 벌림, 가쪽돌림, 무릎관절 굽힘
(7) 두덩정강근
(8) 장딴지빗근
- 오금근 : 폄된 무릎관절의 잠김을 풀어주는 돌림작용, 체중이 부하된 무릎관절 굽힘자세에서 넙다리뼈 관절융기 앞쪽미끄러짐을 방지하는 뒤십자인대 보강 역할

3 돌림근

(1) 반힘줄근, 반막모양근, 오금근, 두덩정강근, 넙다리빗근

(2) 거위발 (pes anserinus) : 두덩정강근, 넙다리빗근, 반힘줄근의 힘줄의 먼쪽부착면

4 한 관절근육과 두 관절근육

(1) 한 관절근육 : 3개의 넓은근, 오금근, 넙다리두갈래근, 짧은갈래

(2) 두 관절근육 : 넙다리곧은근, 넙다리빗근, 두덩정강근, 반힘줄근, 반막모양근, 넙다리두갈래근 긴갈래, 장딴지근

(3) 무릎관절 굽힘과 엉덩관절 폄 : 뒤넙다리근의 능동 불충분, 넙다리곧은근의 수동 불충분

(4) 무릎관절 폄과 엉덩관절 굽힘 : 뒤넙다리근의 수동 불충분, 넙다리곧은근의 능동 불충분

(5) 무릎관절 굽힘과 엉덩관절 굽힘 : 뒤넙다리근, 넙다리곧은근의 적절한 길이 - 장력 관계 유지

(6) 무릎관절 폄과 엉덩관절 폄 : 뒤넙다리근, 넙다리곧은근의 적절한 길이 - 장력 관계 유지

(7) 무릎관절 폄과 발목관절 발바닥쪽굽힘 : 장딴지근의 적절한 길이 - 장력 관계 유지

(8) 무릎관절 굽힘과 발목관절 발바닥쪽굽힘 : 장딴지근의 능동 불충분

3 운동학

1 굽힘 - 폄 운동축

(1) 넙다리 안쪽 - 가쪽관절융기 중심을 통과하는 선과 유사

(2) 무릎관절이 폄 위치에서 굽힘할 때 무릎관절의 해부학적 축은 2cm 정도 이동

2 축회전

(1) 정강뼈 융기사이융기 가장자리 안쪽에 위치한 세로축에서 일어남.

(2) 무릎관절이 굽힘 상태에 있을 때 가로면에서 일어남.

(3) 무릎관절 굽힘 상태에서 곁인대가 느슨해지므로 돌림이 일어남.

(4) 무릎관절 90° 굽힘에서 총돌림은 평균 40°, 가쪽돌림은 안쪽돌림의 2배

(5) 수동적인 끝느낌 : 팽팽함 (인대 구조의 제한)

(6) 닫힌사슬운동 (운동연쇄) : 무릎으로 선자세, 앉은자세, 쪼그린 자세에서 몸을 돌리기, 방향 틀기

3 무릎관절의 마지막 돌림 (Screw-home mechanism)

(1) 무릎관절 폄 마지막 20°에서 고정된 넙다리뼈에 대한 정강뼈의 20° 가쪽돌림

(2) 무릎 폄 시 정교함과 에너지 효율 극대화

(3) 시상면에서 작용하는 힘을 지지하는 역학적 안정성 제공

4 종속 운동

(1) 무릎관절의 잠금 자세인 완전 폄 자세에서 종속 운동 일어나지 않음.

(2) 무릎관절이 25° 이상 굽힘되고 넙다리가 고정되면 정강뼈는 넙다리에 대해 벌림, 모음, 앞뒤, 안가쪽 미끄러짐 운동

5 무릎관절 배열과 변형

(1) 넙다리뼈의 해부학적 축과 정강뼈의 해부학적 축이 만나는 각(평균 170°)

　① 밖굽이무릎(genu valgum) : 이 각이 170°보다 작을 때

　② 안굽이무릎(genu varum) : 이 각이 170°보다 작을 때

(2) Q각

　① 넙다리네갈래근의 힘줄과 무릎인대를 이루는 각(평균 남자 11°, 여자 15°)

　② Q각의 증가 이유 : 넓은 골반, 넙다리앞경사각(대퇴전경각) 증가, 무릎관절 밖굽이 무릎, 엎침된 발, 정강뼈 가쪽비틀림각

(3) 무릎뼈의 주행 방향

　① 무릎관절 굽힘 : 안쪽 아래 방향(안쪽 아래)

　② 무릎관절 폄 : 가쪽 위 방향(가쪽 위)

6 무릎관절에서 토크

(1) 넙다리네갈래근의 최고 토크값 : 무릎관절 굽힘 50~60°

(2) 뒤넙다리근의 최고 토크값 : 엉덩관절 굽힘, 무릎관절 폄 자세

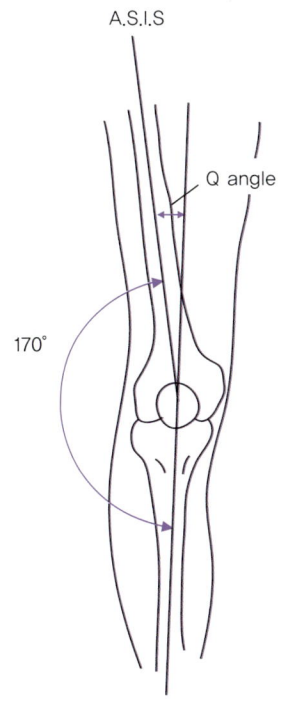

단원정리문제

01 무릎뼈의 기능으로 맞지 않는 것은?

① 넙다리뼈 위의 압박을 감소, 힘을 분산시킨다.
② 운동축으로부터 작용선까지의 거리를 감소시킨다.
③ 넙다리네갈래힘줄의 압박력을 감소시킨다.
④ 넙다리네갈래근의 토크와 지레를 증가시킨다.
⑤ 무릎관절 굽힘 시 넙다리뼈관절융기 먼쪽 관절면을 보호한다.

▶ 무릎뼈의 역할
- 운동축으로부터 작용선까지의 거리를 증가시키면 넙다리네갈래근(대퇴사두근)의 토크와 지레 증가
- 무릎관절 굽힘 시 넙다리뼈관절융기 먼쪽 관절면 보호
- 넙다리 위의 압축 감소와 힘 분산
- 무릎관절(슬관절) 굽힘 시 저항하는 넙다리네갈래힘줄(사두근건)에 가해지는 압박력 감소

02 정강넙다리관절에 대한 설명으로 맞는 것은?

> 가. 넙다리 안가쪽관절융기는 볼록면이다.
> 나. 미끄러짐은 굽힘 초기에 많이 일어난다.
> 다. 정강관절융기는 오목면이다.
> 라. 평면관절이다.

① 가, 나, 다 ② 가, 다 ③ 나, 라
④ 라 ⑤ 가, 나, 다, 라

▶ 정강넙다리관절(Tibiofemoral joint)
- 변형된 경첩관절
- 볼록한 넙다리 안가쪽관절융기, 오목한 정강관절융기 관절
- 구르기는 굽힘 초기에 많이 일어나고 미끄러짐은 굽힘 마지막에 많이 일어남.

정답 : 1_② 2_②

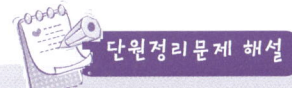
단원정리문제 해설

03 무릎의 운동과 반달판막의 이동 방향으로 맞는 것은?

| 가. 무릎 굽힘 : 앞쪽 | 나. 무릎 굽힘 : 뒤쪽 |
| 다. 무릎 폄 : 뒤쪽 | 라. 무릎 폄 : 앞쪽 |

① 가, 나, 다   ② 가, 다   ③ 나, 라
④ 라   ⑤ 가, 나, 다, 라

▶ 반달판막 (Meniscus)
 - 섬유연골
 - 정강넙다리관절의 일치성 증가
 - 충격 흡수, 압력 분산
 - 무릎 굽힘 : 뒤쪽으로 이동
 - 무릎 폄 : 앞쪽으로 이동

04 곁인대에 대한 설명으로 맞지 않는 것은?

① 안쪽곁인대는 넙다리뼈에 대해 정강뼈의 벌림을 방지한다.
② 폄된 무릎관절에 안정성을 제공한다.
③ 가쪽곁인대는 넙다리뼈에 대해 정강뼈의 모음을 방지한다.
④ 무릎관절 폄 시 느슨하고 굽힘 시 팽팽하다.
⑤ 굽힘된 무릎관절에 축돌림을 가능하게 한다.

▶ 곁인대(Collateral ligament)
 - 무릎관절 폄 시 팽팽하고 굽힘 시 느슨함.
 - 폄된 무릎관절에 안정성 제공, 굽힘된 무릎관절 축돌림 가능
 - 안쪽 곁인대 : 넙다리뼈에 대해 정강뼈의 벌림 방지
 - 가쪽 곁인대 : 넙다리뼈에 대해 정강뼈의 모음 방지

05 다음 중 무릎뼈의 가쪽 이동을 방지하는 근육으로 맞는 것은?

① 넙다리곧은근   ② 가쪽넓은근
③ 안쪽넓은근   ④ 중간넓은근
⑤ 반힘줄근

▶ 안쪽넓은근
 - 무릎관절 폄, 무릎뼈 가쪽 이동 방지

정답 : 3_③ 4_④ 5_③

06 불행삼주징(unhappy triad)을 일컫는 구조로 맞는 것은?

① 가쪽곁인대 + 뒤십자인대 + 가쪽반달판막
② 가쪽곁인대 + 앞십자인대 + 안쪽반달판막
③ 안쪽곁인대 + 뒤십자인대 + 안쪽반달판막
④ 안쪽곁인대 + 앞십자인대 + 가쪽반달판막
⑤ 안쪽곁인대 + 앞십자인대 + 안쪽반달판막

07 앞십자인대에 대한 설명으로 맞는 것은?

> 가. 정강뼈 앞면에서 넙다리뼈 쪽으로 앞, 뒤, 가쪽으로 주행
> 나. 정강뼈 뒷면에서 넙다리뼈 쪽으로 위, 앞, 안쪽으로 주행
> 다. 넙다리뼈에 대해 정강뼈의 전방 이동 방지
> 라. 넙다리뼈에 대해 정강뼈의 뒤쪽 이동 방지

① 가, 나, 다   ② 가, 다   ③ 나, 라
④ 라   ⑤ 가, 나, 다, 라

08 무릎관절 굽힘근 중 폄된 무릎관절의 잠김을 풀어주는 돌림작용을 하는 근육으로 맞는 것은?

① 넙다리두갈래근   ② 오금근
③ 장딴지근   ④ 넙다리빗근
⑤ 반막모양근

단원정리문제 해설

▶ 불행삼주징(unhappy triad)
- 안쪽곁인대 + 앞십자인대 + 안쪽반달판막 손상

▶ 십자인대(Cruciate ligament)
1) 앞십자인대(ACL)
  - 정강뼈 앞면에서 넙다리쪽으로 앞, 뒤, 가쪽 / 넙다리뼈에 대해 정강뼈의 앞쪽이동 방지
2) 뒤십자인대(후십자인대 ; PCL)
  - 정강뼈 뒷면에서 넙다리쪽으로 위, 앞, 안쪽 / 넙다리뼈에 대해 정강뼈의 뒤쪽이동 방지

▶ 오금근
- 폄된 무릎관절의 잠김을 풀어주는 돌림작용
- 체중이 부하된 무릎관절 굽힘 자세에서 넙다리뼈관절융기(대퇴과의) 앞쪽미끄러짐을 방지하는 뒤십자인대 보강 역할

정답 : 6_⑤ 7_② 8_②

09 다음 중 근육의 작용으로 맞지 않는 것은?

① 장딴지근 : 무릎관절 굽힘, 발목 발바닥쪽굽힘
② 넙다리빗근 : 엉덩관절 굽힘, 벌림, 가쪽돌림, 무릎관절 굽힘
③ 반힘줄근 : 엉덩관절 폄, 가쪽돌림, 무릎관절 굽힘, 가쪽돌림
④ 넙다리두갈래근 : 엉덩관절 폄, 가쪽돌림, 무릎관절 굽힘, 가쪽돌림
⑤ 반막모양근 : 엉덩관절 폄, 안쪽돌림, 무릎관절 굽힘, 안쪽돌림

▶ 반힘줄근
- 엉덩관절 폄, 안쪽돌림, 무릎관절(슬관절) 굽힘, 가쪽돌림

10 무릎관절 돌림근으로 맞지 않는 것은?

① 두덩정강근   ② 반막모양근
③ 오금근   ④ 넙다리빗근
⑤ 가쪽넓은근

▶ 무릎관절 돌림근
- 반힘줄근, 반막모양근, 오금근, 두덩정강근(박근), 넙다리빗근

11 다음 중 거위발(pes anserinus)을 이루는 근육으로 맞는 것은?

> 가. 넙다리빗근
> 나. 반힘줄근
> 다. 두덩정강근
> 라. 반막모양근

① 가, 나, 다   ② 가, 다   ③ 나, 라
④ 라   ⑤ 가, 나, 다, 라

▶ 거위발(pes anserinus)
- 두덩정강근, 넙다리빗근, 반힘줄근의 힘줄의 먼쪽착부면

정답 : 9_③ 10_⑤ 11_①

12 무릎관절을 굽힘한 자세에서 엉덩관절의 폄운동 범위가 불완전한 이유는 무엇인가?

> 가. 뒤넙다리근의 수동 불충분
> 나. 뒤넙다리근의 능동 불충분
> 다. 넙다리곧은근의 능동 불충분
> 라. 넙다리곧은근의 수동 불충분

① 가, 나, 다   ② 가, 다   ③ 나, 라
④ 라   ⑤ 가, 나, 다, 라

▶ 무릎관절 굽힘과 엉덩관절 폄
 - 뒤넙다리근(슬건근)의 능동 불충분, 넙다리곧은근(대퇴직근)의 수동 불충분

13 Q각이 증가하는 원인으로 맞지 않는 것은?

① 무릎관절의 가쪽번짐
② 정강뼈의 안쪽비틀림각
③ 넓은 골반
④ 넙다리뼈 앞경사각 증가
⑤ 엎침된 발

▶ Q각의 증가 이유
 - 넓은 골반, 넙다리앞경사각 증가, 무릎관절 가쪽번짐, 엎침된 발, 정강뼈(경골) 가쪽비틀림각

14 무릎관절의 축돌림에 대한 설명으로 맞지 않는 것은?

① 가쪽돌림이 안쪽돌림보다 크다.
② 끝느낌은 인대 구조의 제한에 의한 팽팽함이다.
③ 정강뼈 융기사이융기 가장자리 안쪽에 위치한 가로축에서 일어난다.
④ 무릎관절 굽힘 상태에서 돌림이 잘 일어난다.
⑤ 앉은자세에서 몸통을 돌릴 때 일어난다.

▶ 축돌림
 - 정강뼈 융기사이융기 가장자리 안쪽에 위치한 세로축에서 일어남.
 - 무릎관절이 굽힘 상태에 있을 때 가로면에서 일어남.
 - 무릎관절 굽힘 상태에서 곁인대가 느슨해지므로 굴림이 일어남.
 - 무릎관절 90° 굽힘에서 총돌림은 평균 40°. 가쪽돌림은 안쪽돌림의 2배
 - 수동적인 끝느낌 : 팽팽함(인대 구조의 제한)
 - 닫힌사슬운동(운동연쇄) : 무릎으로 선 자세, 앉은 자세, 쪼그린 자세에서 몸을 돌리기, 방향 틀기

정답 : 12_③ 13_② 14_③

15 Screw-home mechanism이 일어나는 무릎관절의 폄 각도는?

① 10° ② 20° ③ 30°
④ 60° ⑤ 90°

16 무릎관절 폄 시 무릎잠김 기전에 대한 설명으로 맞는 것은?

> 가. 넙다리뼈에 대한 정강뼈의 안쪽돌림
> 나. 넙다리뼈에 대한 정강뼈의 가쪽돌림
> 다. 정강뼈에 대한 넙다리뼈의 가쪽돌림
> 라. 정강뼈에 대한 넙다리뼈의 안쪽돌림

① 가, 나, 다 ② 가, 다 ③ 나, 라
④ 라 ⑤ 가, 나, 다, 라

17 Q각에 대한 설명으로 맞지 않는 것은?

① Q각이 작으면 밖굽이무릎이다.
② 넙다리네갈래근의 힘줄과 무릎인대가 이루는 각이다.
③ 넙다리앞경사각의 증가로 Q각이 증가한다.
④ 평균 170°이다.
⑤ Q각이 크면 안굽이무릎이다.

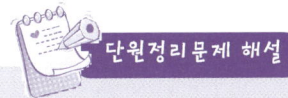

단원정리 문제 해설

▶ 무릎관절의 마지막 돌림(Screw-home mechanism)
 - 무릎관절 폄 마지막 20°에서 고정된 넙다리뼈에 대한 정강뼈의 20° 가쪽돌림
 - 무릎 폄 시 정교함과 에너지 효율 극대화
 - 시상면에서 작용하는 힘을 지지하는 역학적 안정성 제공

▶ 무릎관절의 마지막 돌림(Screw-home mechanism)
 - 무릎관절 폄 마지막 20°에서 고정된 넙다리뼈에 대한 정강뼈의 20° 가쪽돌림
 - 무릎 폄 시 정교함과 에너지 효율 극대화
 - 시상면에서 작용하는 힘을 지지하는 역학적 안정성 제공

▶ 무릎관절 배열과 변형
 1) 넙다리뼈의 해부학적 축과 정강뼈의 해부학적 축이 만나는 각 (평균 170°)
  - 밖굽이무릎(외반슬 ; genu valgum) : 이 각이 170°보다 작을 때
  - 안굽이무릎(내반슬 ; genu varum) : 이 각이 170°보다 작을 때
 2) Q각 : 넙다리네갈래근의 힘줄과 무릎인대(무릎뼈 중심)가 이루는 각 (평균 남자 11°, 여자 15°)
 3) Q각의 증가 이유 : 넓은 골반, 넙다리앞경사각 증가, 무릎관절 가쪽번짐, 엎침된 발, 정강뼈 가쪽비틀림각

정답 : 15_② 16_③ 17_④

18 다음 중 맞지 않는 것은?

① 무릎관절 굽힘 - 엉덩관절 폄 : 뒤넙다리근의 능동 불충분
② 무릎관절 폄 - 엉덩관절 굽힘 : 넙다리곧은근의 능동 불충분
③ 무릎관절 폄 - 발목관절 발바닥쪽굽힘 : 장딴지근의 적절한 길이 - 장력 관계
④ 무릎관절 굽힘 - 엉덩관절 굽힘 : 넙다리곧은근의 적절한 길이 - 장력 관계
⑤ 무릎관절 굽힘 - 발목관절 발바닥쪽굽힘 : 장딴지근의 수동 불충분

▶ 두 관절 근육의 길이-장력관계
- 무릎관절(슬관절) 폄과 발목관절 발바닥쪽굽힘 : 장딴지근의 적절한 길이-장력 관계 유지
- 무릎관절 굽힘과 발목관절 발바닥쪽굽힘 : 장딴지근의 능동 불충분

19 무릎관절 폄 시 무릎뼈의 주행 방향으로 맞는 것은?

① 가쪽 위 방향
② 가쪽 아래 방향
③ 안쪽 위 방향
④ 안쪽 아래 방향
⑤ 가쪽 뒤 방향

▶ 무릎뼈의 주행 방향
- 무릎관절 굽힘 : 안쪽 아래 방향
- 무릎관절 폄 : 가쪽 위 방향

20 넙다리네갈래근의 최고 토크값이 나타나는 무릎관절 굽힘 각도는?

① 10~20°
② 30~40°
③ 50~60°
④ 70~80°
⑤ 89~90°

▶ 넙다리네갈래근(대퇴사두근)의 최고 토크값
- 무릎관절 굽힘 50~60°

정답 : 18_⑤ 19_① 20_③

Chapter 9
발목관절과 발

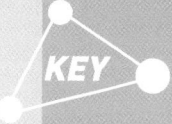

- 이번 chapter에서는 유연하고 견고한 특징을 가지고 있는 발목관절과 발에 대해서 다룹니다. 발목관절과 발은 체중지지, 다리의 고정과 조절 작용, 불규칙한 지면에서 발의 조정, 충격 흡수, 보행 등의 다양한 기능을 합니다. 발목관절과 발을 구성하는 뼈는 정강뼈, 종아리뼈, 발목뼈(목말뼈, 발꿈치뼈, 손배뼈, 입방뼈, 1~3번째 쐐기뼈, 발허리뼈, 발가락뼈)로, 특히 발목뼈의 종류와 위치에 대해서 잘 알아두어야 합니다.

- 발목관절과 발을 이루는 관절은 다양한데 흔히 발목관절이라고 하는 등쪽굽힘과 발바닥쪽굽힘이 일어나는 발목관절부터 안쪽번짐과 가쪽번짐이 일어나는 목말밑관절 등 관절의 종류가 많습니다. 우리가 흔히 발목을 삐었을 때 손상을 받는 가쪽의 앞목말종아리인대부터 안쪽의 삼각인대 등 발목관절을 보강해주는 인대에 대해서 알아두어야 합니다.

- 발목관절의 근육은 앞쪽, 뒤쪽, 가쪽으로 구분하는데, 각 근육의 작용이 중요하므로 꼭 잘 숙지해야 합니다. 발의 발활은 안쪽세로발활, 가쪽세로발활, 가로발활로 나눌 수 있는데, 각 발활을 이루는 뼈의 종류가 다르므로 비교하여 잘 알아두어야 하며, 발은 등쪽굽힘, 발바닥쪽굽힘, 발활의 정도에 따라 변형이 일어나는데, 각 변형의 이름과 증상을 알아야 합니다.

꼭! 알 아 두 기

1. 발목관절과 발을 구성하는 뼈
2. 발목관절과 발을 이루는 관절의 종류
3. 발목관절과 발을 보강하는 인대
4. 발목관절과 발을 구성하는 근육
5. 발활
6. 발의 변형

CHAPTER 09 발목관절과 발

1 구성

1 뼈
- 정강뼈, 종아리뼈, 발목뼈 [목말뼈, 발꿈치뼈, 손배뼈, 입방뼈, 1~3번째 쐐기뼈, 발허리뼈, 발가락뼈]

2 관절

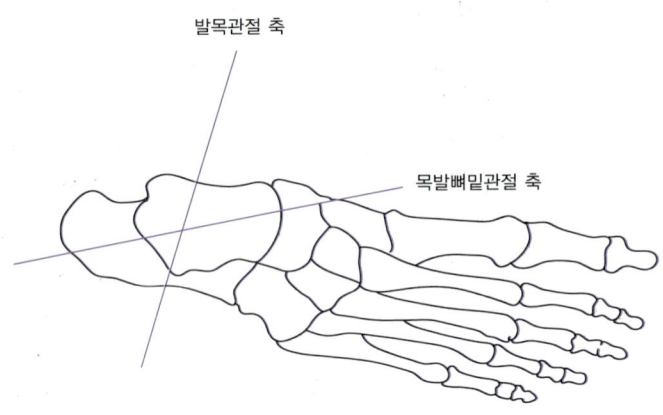

(1) 발목관절 (거퇴관절 ; Talocural joint)
   ① 경첩관절
   ② 운동축 : 양쪽 복사의 끝 바로 먼쪽을 연결한 선, 안쪽에서 가쪽으로 뒤·아래 방향
   ③ 운동 : 발목관절의 등쪽굽힘, 발바닥쪽굽힘
   ④ 정강뼈 비틀림각 : 무릎관절 축과 발목관절 축을 연결한 선이 이루는 각 (평균 20~30°)

(2) 정강종아리관절 (경비관절 ; Tibiofibular joint)
   ① 인대결합으로 분류
   ② 몸쪽정강종아리관절 : 평면관절, 종아리뼈의 위아래 미끄러짐과 돌림
   ③ 먼쪽정강종아리관절 : 정강뼈의 오목면과 종아리뼈의 볼록면이 관절, 등쪽굽힘은 종아리뼈머리의 위쪽 움직임 야기, 발바닥쪽굽힘은 종아리뼈머리의 아래쪽 움직임 야기

(3) 목말밑관절 (거골하관절 ; Subtalar joint)
   ① 일축관절
   ② 운동축 : 발꿈치뼈 뒤가쪽에서 발목뼈굴을 지나 앞·위·안쪽으로 주행
   ③ 운동 : 안쪽굽힘(모음, 뒤침전, 발바닥쪽굽힘 동반), 바깥굽음(벌림, 엎침, 등쪽굽힘 동반)
(4) 가로발목뼈관절 (횡족근관절 ; Transverse tarsal joint), 중간발목뼈관절 (중간족근관절 ; Midtarsal joint)
   ① 쇼파르관절 (Chopart joint)
   ② 뒤쪽발에 대한 앞쪽발의 운동
      a. 뒤침 : 발의 세로발활 높아짐.
      b. 엎침 : 발의 세로발활 낮아짐.
(5) 발목발허리관절 (족근중족관절 ; Tarsometatarsal joint)
   - 입방뼈와 3개의 1~3 쐐기뼈가 5개의 발허리뼈 바닥과 관절
(6) 발허리발가락관절 (중족지절관절 ; Metatarsophalangeal joint)
   - 발허리발가락관절 굽힘 30~45°, 젖힘(과신전) 90°
(7) 발가락사이관절 (지절간관절 ; Interphalangeal joint)

3 인대

(1) 앞뒤 정강종아리인대
(2) 정강종아리뼈사이막
(3) 안쪽곁인대 : 뒤정강종아리인대, 정강발꿈치인대, 정강발배인대, 앞정강종아리인대
(4) 가쪽곁인대 : 뒤목말종아리인대, 발꿈치종아리인대, 앞목말종아리인대

2 근육

1 뒤쪽 근육군 [정강신경]

(1) 종아리세갈래근 (하퇴삼두근)
   ① 장딴지근
      - 발목관절 발바닥쪽굽힘, 무릎관절 굽힘
   ② 가자미근
      a. 발목관절 발바닥쪽굽힘
      b. 자세조절근
(2) 뒤정강근
   ① 발목관절 안쪽굽힘, 발바닥쪽굽힘 보조
   ② 마비 시 편평발 변형
   ③ 단축 시 안쪽말발

(3) 긴발가락굽힘근 & 긴엄지굽힘근
　　① 발목관절 발바닥쪽굽힘, MP, IP 관절 굽힘
　　② 세로발활 지지
　　③ 발끝밀기 단계에서 지면에 힘을 주기 위해 수축

2 앞쪽 근육군 [깊은종아리신경]

(1) 앞정강근
　　① 발목관절 등쪽굽힘
　　② 마비 시 발처짐(족하수 ; foot drop), 엉덩관절과 무릎관절 과도하게 굽힘
(2) 긴발가락폄근 & 긴엄지폄근
　　- 발목관절 등쪽굽힘, MP, IP 관절 폄

3 가쪽 근육군 [얕은종아리신경]

(1) 긴·짧은종아리근
　　① 발목관절 바깥굽힘, 발바닥쪽굽힘
　　② 닫힌 사슬 운동에서 발의 발활 지지, 지면에 발의 조절, 고정된 발에 대한 다리 조절
　　③ 마비 시 발목 불안정, 안쪽굽힘 뻠

4 내재근육 (4층)

(1) 엄지벌림근, 짧은발가락굽힘근, 새끼벌림근
(2) 발바닥네모근, 벌레근
(3) 짧은엄지굽힘근, 엄지모음근, 짧은새끼굽힘근
(4) 등쪽뼈사이근, 발바닥쪽 뼈사이근

3 운동학

1 발활 (foot arch)

(1) 안쪽세로발활
　　- 발꿈치뼈, 목말뼈, 발배뼈, 안쪽쐐기뼈, 제 1 발허리뼈
(2) 가쪽세로발활
　　- 발꿈치뼈, 입방뼈, 제 5 발허리뼈
(3) 가로발활
　　- 3개의 쐐기뼈, 입방뼈

2 닫힌사슬운동 (연쇄운동)에서 동적 근력

(1) 뒤정강근, 긴종아리근
- 발바닥에 넓게 분포, 가로발활에 중요 작용, 중간발활 튼튼하게 함.

(2) 긴엄지굽힘근, 엄지벌림근
- 안쪽세로발활

(3) 새끼벌림근
- 가쪽세로발활

(4) 짧은발가락굽힘근, 발바닥네모근, 긴발가락굽힘근
- 중간발바닥 부위, 중간 발활 튼튼하게 유지

(5) 엄지모음근
- 가로발활

3 발의 하중 분포

(1) 발꿈치뼈
- 발허리뼈머리 = 50 : 50

(2) 엄지 발허리뼈머리
- 나머지 발허리뼈머리 = 2 : 1 : 1 : 1 : 1

4 발의 변형

(1) 가쪽들린휜발증 (외반족 ; pes valus)
- 발활 감소

(2) 안쪽들린휜발증 (내반족 ; pes varus)
- 발활 증가

(3) 발꿈치들린휜발증 (첨족 ; pes equinus)
- 발목관절 발바닥쪽굽힘 굳어짐

(4) 안쪽말발 (첨내반족 ; equinovarus)
- 발목관절 발바닥쪽굽힘, 안쪽굽힘

(5) 바깥말발 (첨외반족 ; equinovalgus)
- 발목관절 등쪽굽힘, 바깥굽힘

(6) 등쪽굽은조막발 (종골족 ; pes calcaneus)
- 발목관절 등쪽굽힘 굳어짐

(7) 오목발 (요족 ; pes caves)
- 세로발활의 안가쪽 모두 증가

(8) 엄지발가락가쪽휨증 (무지외반 ; hallux valgus)
- 발허리발가락관절에서 엄지발가락 가쪽 이동

단원정리문제

01 발목관절의 안쪽에서 가쪽으로의 운동축으로 맞는 것은?

가. 앞	나. 뒤쪽
다. 위	라. 아래

① 가, 나, 다 ② 가, 다 ③ 나, 라
④ 라 ⑤ 가, 나, 다, 라

02 다음 중 목말밑관절의 운동축의 주행 방향으로 맞는 것은?

① 앞·위·가쪽 ② 뒤·아래·안쪽
③ 뒤·위·가쪽 ④ 앞·아래·안쪽
⑤ 앞·위·안쪽

03 다음 중 목말밑관절에서 일어나는 운동으로 맞는 것은?

가. 등쪽굽힘	나. 바깥굽힘
다. 발바닥쪽굽힘	라. 안쪽굽힘

① 가, 나, 다 ② 가, 다 ③ 나, 라
④ 라 ⑤ 가, 나, 다, 라

단원정리문제 해설

▶ 발목관절 ; Talocural joint
- 경첩관절, 발목관절
- 운동축 : 양쪽복사의 끝 바로 먼쪽을 연결한 선, 안쪽에서 가쪽으로 뒤·아래방향
- 운동 : 발목관절의 발등굽힘, 발바닥쪽굽힘
- 정강뼈 비틀림각(염전각) : 무릎관절(슬관절) 축과 발목관절 축을 연결한 선이 이루는 각 (평균 20~30°)

▶ 목말밑관절(거골하관절 ; Subtalar joint)
- 일축관절
- 운동축 : 발꿈치뼈 뒤가쪽에서 발목뼈굴을 지나 앞·위·안쪽으로 주행
- 운동 : 안쪽굽힘(모음, 뒤침전, 발바닥쪽굽힘 동반), 바깥굽힘(벌림, 엎침, 등쪽굽힘 동반)

▶ 2번 해설 참조

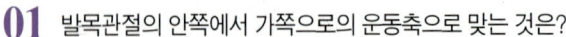
정답 : 1.③ 2.⑤ 3.⑤

04 정강종아리관절에 대한 설명으로 맞지 않는 것은?

① 몸쪽정강종아리관절은 평면관절이다.
② 먼쪽정강종아리관절은 정강뼈의 볼록면과 종아리뼈의 오목면이 관절한다.
③ 인대결합이다.
④ 발등굽힘은 종아리뼈머리의 위쪽 움직임을 야기한다.
⑤ 몸쪽정강종아리관절은 종아리뼈의 위아래 미끄러짐 운동을 한다.

▶ 정강종아리관절(경비관절 ; Tibiofibular joint)
 - 인대결합으로 분류
 - 몸쪽정강종아리관절(상경비관절) : 평면관절, 종아리뼈의 위아래 미끄러짐과 돌림
 - 먼쪽정강종아리관절(하경비관절) : 정강뼈의 오목면과 종아리뼈의 볼록면이 관절
 - 발등굽힘은 종아리뼈머리(비골두)의 위쪽 움직임 야기, 발바닥쪽굽힘은 종아리뼈머리의 아래 움직임 야기

05 안쪽굽힘 운동 시 동반되어서 일어나는 운동으로 맞는 것은?

| 가. 모음 | 나. 엎침 |
| 다. 발바닥쪽굽힘 | 라. 등쪽굽힘 |

① 가, 나, 다   ② 가, 다   ③ 나, 라
④ 라   ⑤ 가, 나, 다, 라

▶ 목말밑관절(거골하관절)의 운동
 - 안쪽굽힘 : 모음, 뒤침전, 발바닥쪽굽힘 동반
 - 바깥굽힘 : 벌림, 엎침, 등족굽힘 동반

06 가로발목뼈관절에서 발의 세로발활이 높아지는 운동은 무엇인가?

① 발등쪽굽힘   ② 발바닥쪽굽힘
③ 뒤침   ④ 엎침
⑤ 가쪽돌림

▶ 가로발목뼈관절(횡족근관절 ; Transverse tarsal joint), 중간발목뼈관절(중간족근관절 ; Midtarsal joint)
 - 뒤침 : 발의 세로발활 높아짐.
 - 엎침 : 발의 세로발활 낮아짐.

정답 : 4_② 5_② 6_③

07 발목발허리관절을 이루는 발목뼈로 맞는 것은?

가. 쐐기뼈	나. 목말뼈
다. 입방뼈	라. 발배뼈

① 가, 나, 다   ② 가, 다   ③ 나, 라
④ 라   ⑤ 가, 나, 다, 라

▶ 발목발허리관절(족근중족관절 ; Tarsometatarsal joint)
- 입방뼈와 3개의 쐐기뼈(설상골)가 5개의 발허리뼈 바닥과 관절

08 발목관절의 가쪽곁인대로 맞는 것은?

가. 정강발꿈치인대
나. 앞목발종아리인대
다. 뒤정강종아리인대
라. 발꿈치종아리인대

① 가, 나, 다   ② 가, 다   ③ 나, 라
④ 라   ⑤ 가, 나, 다, 라

▶ 발목관절의 인대
- 안쪽곁인대 : 뒤정강종아리인대(후경비인대), 정강발꿈치인대(경종인대), 정강발배인대, 앞정강종아리인대
- 가쪽곁인대 : 뒤목발종아리인대, 발꿈치종아리인대(종비인대), 앞목발종아리인대

09 다음 중 자세조절근에 사용되는 근육은 무엇인가?

① 장딴지근   ② 앞정강근
③ 긴종아리근   ④ 뒤정강근
⑤ 가자미근

▶ 가자미근
- 발목관절 발바닥쪽굽힘
- 자세조절근

정답 : 7_② 8_③ 9_⑤

10 마비 시 편평발을 유발할 수 있는 근육으로 맞는 것은?

① 긴종아리근　　　　② 뒤정강근
③ 짧은종아리근　　　④ 앞정강근
⑤ 긴발가락폄근

▶ 뒤정강근
- 발목관절 안쪽굽힘, 발바닥쪽굽힘 보조
- 마비 시 편평발 변형
- 단축 시 안쪽말발

11 다음 중 발목관절 바깥굽힘과 발바닥쪽 굽힘작용을 하는 근육은 무엇인가?

① 긴 · 짧은 종아리근　　② 앞정강근
③ 장딴지근　　　　　　④ 긴손가락굽힘근
⑤ 뒤정강근

▶ 긴·짧은 종아리근
- 발목관절 바깥굽힘, 발바닥쪽굽힘
- 닫힌 사슬 운동에서 발의 아치(족궁) 지지, 지면에 발의 조절, 고정된 발에 대한 다리 조절
- 마비 시 발목 불안정, 안쪽굽힘 뻠

12 다음 중 근육과 지배신경의 연결로 맞지 않는 것은?

① 가자미근 – 정강신경
② 긴종아리근 – 얕은종아리신경
③ 앞정강근 – 깊은종아리신경
④ 뒤정강근 – 정강신경
⑤ 긴엄지폄근 – 얕은종아리신경

▶ 앞면 근육군
- 깊은종아리신경(심비골신경)
- 앞정강근, 긴발가락폄근, 긴엄지폄근(장무지신근)

정답 : 10_② 11_① 12_⑤

13 다음 중 마비 시 발처짐이 나타나는 근육은?

① 가자미근　　　　② 뒤정강근
③ 장딴지근　　　　④ 앞정강근
⑤ 긴엄지굽힘근

▶ 앞정강근
- 발목관절 발등굽힘
- 마비 시 발처짐(족하수 ; foot drop), 엉덩관절과 무릎관절(슬관절) 과도하게 굽힘

14 다음 중 뒤정강근의 작용으로 맞는 것은?

| 가. 등쪽굽힘 | 나. 발바닥쪽굽힘 |
| 다. 바깥굽힘 | 라. 안쪽굽힘 |

① 가, 나, 다　　② 가, 다　　③ 나, 라
④ 라　　　　　⑤ 가, 나, 다, 라

▶ 뒤정강근
- 발목관절 안쪽굽힘, 발바닥쪽굽힘 보조
- 마비 시 편평발 변형
- 단축 시 안쪽말발(첨내반족)

15 다음 중 가쪽 세로발활을 이루는 것으로 맞는 것은?

| 가. 입방뼈 | 나. 발꿈치뼈 |
| 다. 제 5 발허리뼈 | 라. 목발뼈 |

① 가, 나, 다　　② 가, 다　　③ 나, 라
④ 라　　　　　⑤ 가, 나, 다, 라

▶ 가쪽세로발활
- 발꿈치뼈, 입방뼈, 제 5 발허리뼈

정답 : 13_④　14_③　15_①

16 안쪽세로발활을 이루는 것으로 맞지 않는 것은?

① 발꿈치뼈　　② 목말뼈　　③ 발배뼈
④ 입방뼈　　⑤ 쐐기뼈

17 다음 중 발의 가로발활에 관여하는 근육으로 맞는 것은?

① 긴엄지굽힘근　　② 새끼벌림근
③ 엄지모음근　　④ 발바닥네모근
⑤ 긴발가락굽힘근

18 발의 발활을 이루는 근육의 연결로 맞지 않는 것은?

① 뒤정강근 : 가로발활
② 엄지벌림근 : 가쪽발활
③ 발바닥네모근 : 중간발활
④ 새끼벌림근 : 가쪽발활
⑤ 엄지모음근 : 가로발활

19 다음 중 발의 기형에 대한 설명으로 맞지 않는 것은?

① 오목발 : 세로발활의 안가쪽 모두 증가
② 발꿈치들린휜발증 : 발목관절 발바닥쪽굽힘 구축
③ 엄지발가락가쪽첨증 : 발허리발가락관절에서 엄지발가락 가쪽 이동
④ 가쪽들린휜발증 : 발활 증가
⑤ 안쪽말발 : 발목관절 발바닥쪽굽힘, 안쪽굽힘

▶ 안쪽세로발활
　- 발꿈치뼈, 목말뼈, 발배뼈, 안쪽쐐기뼈, 제 1 발허리뼈

▶ 닫힌사슬운동에서 동적 근력
　- 뒤정강근, 긴종아리근 : 발바닥에 넓게 분포, 가로발활에 중요 작용, 중간발활 튼튼하게 함.
　- 긴엄지굽힘근, 엄지벌림근 : 안쪽발활
　- 새끼벌림근 : 가쪽발활
　- 짧은발가락굽힘근, 발바닥네모근, 긴발가락굽힘근(장지굴근) : 중간발바닥부위(중간족척 부위), 중간발활(중족궁) 튼튼하게 유지
　- 엄지모음근 : 가로발활

▶ 17번 해설 참조

▶ 가쪽들린휜발증 (pes valus)
　- 활 감소
▶ 안쪽들린휜발증 (pes varus)
　- 발활 증가

정답 : 16_④　17_③　18_②　19_④

MEMO

Chapter 10

머리와 목, 몸통

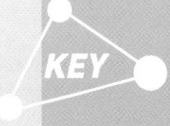

- 이번 chapter에서는 인체에서 가장 중요하고 기반이 되는 머리와 목, 몸통에 대해서 다룹니다.
- 척추는 목뼈(환추, 축추, 5개의 척추뼈), 등뼈(12개의 갈비뼈, 복장뼈), 허리뼈(5개), 엉치뼈(5개 엉치뼈 유합), 꼬리뼈로 이루어져 있습니다.
- 관절은 앞·뒤척추관절과 목뼈, 등뼈, 허리뼈의 관절로 구분할 수 있습니다. 앞·뒤척추관절의 경우 보강해주는 인대들이 있는데, 이 인대들의 위치와 작용에 대해서 잘 알아두어야 합니다.
- 목뼈의 관절의 경우 고리뼈를 기준으로 고리뒤통수관절, 고리중쇠관절이 있는데, 우리가 고개를 끄덕이고 돌림하는 운동이 이 관절에서 대부분 일어납니다.
- 몸통의 근육은 크게 앞면의 배근과 뒷면의 척추세움근, 옆면의 허리네모근으로 나눌 수 있습니다. 척추는 앞면, 뒷면, 목뼈, 등뼈, 허리뼈에 따라 기능이 다양하고, 일어나는 운동 또한 다르기 때문에 이를 잘 구분하여 숙지하는 것이 중요합니다.

꼭! 알 아 두 기

1. 척추를 구성하는 뼈
2. 척추(앞·뒤척추, 목뼈, 등뼈, 요추)를 이루는 관절의 종류
3. 목뼈와 몸통을 구성하는 근육
4. 척추의 기능

CHAPTER 10 머리와 목, 몸통

1 구성

1 뼈

- 목뼈 [고리뼈, 중쇠뼈, 5개의 척추뼈], 등뼈 [12개의 갈비뼈, 복장뼈], 허리뼈 (5개), 엉치뼈 (5개 엉치뼈 유합), 꼬리뼈

2 관절

(1) 앞척추관절 (Anterior vertebral joint)
   ① 구성 : 척추체, 추간원반, 인대
   ② 앞세로인대 : 넓고 강함, 섬유테와 척추체몸통면에 붙어 있음. 뒤쪽굽힘 제한
   ③ 뒤세로인대 : 좁음, 섬유테와 척추체몸통의 위모서리에 붙어 있음. 앞쪽굽힘 제한

(2) 뒤척추관절 (Posterior vertebral joint)
   ① 구성 : 척추고리(추궁), 가로돌기, 가시돌기, 양쪽 척추후관절, 관절주머니, 인대
   ② 한 척추의 아래관절돌기와 아래척추의 위관절돌기로 형성
   ③ 황색인대 : 척추후관절주머니 앞쪽에서 C2~엉치뼈까지 척추뼈고리판 연결, 앞쪽굽힘 제한
   ④ 가시사이인대 : 인접한 가시돌기 사이에 붙어 있는 황색인대의 연속
   ⑤ 가시끝인대 : 가시돌기 끝에 붙어 있는 가시사이인대의 연속, 앞쪽굽힘 제한
   ⑥ 가로돌기사이인대 : 인접한 가로돌기 연결

(3) 목뼈 (경추)
   ① 고리뒤통수관절(Atlanto-Occipital joint)
      - 융기관절, 머리 끄덕이는 운동
   ② 고리중쇠관절(Atlanto-Axial joint)
      - 중쇠관절, 목뼈 부분 돌림운동
   ③ 목뼈관절(Cervical vertebral articulation)
      - 수평면에서 수평면과 이마면 사이 45° 각도로 변함.

(4) 등뼈
　① 갈비뼈관절 (Costal joint)
　　- 뒤쪽으로 등뼈의 양쪽에 있는 갈비뼈에 의해 두 개의 관절 형성
　② 갈비척추관절 (Costovertebral joint)
　　- 2~9번째 갈비뼈가 인접한 두 척추와 척추사이 척추원반과 관절
　③ 갈비가로돌기관절 (Costotransverse joint)
　　- 1~10번째 갈비뼈가 인접한 가로돌기와 관절
(5) 허리뼈
　① 허리뼈후관절
　　- 시상면과 이마면을 향하는 반달 모양
　② 두덩결합
　③ 엉치엉덩관절(SI joint)
　④ 허리엉치이음부 (Lumbaosacral junction)
　　- 엉치허리인대와 가쪽굽힘 제한, 엉치허리인대에 의해 보강

2　근육

1 목뼈

(1) 앞쪽목근육 (전경추부 근육)
　① 앞머리곧은근
　　- 머리 굽힘
　② 가쪽머리곧은근
　　- 머리 가쪽굽힘
　③ 머리긴근
　　a. 양쪽 : 머리와 윗목 굽힘
　　b. 한쪽 : 머리와 윗목돌림과 가쪽굽힘
　④ 목긴근
　　- 목의 굽힘
　⑤ 목갈비근
　　a. 양쪽 : 목 굽힘
　　b. 한쪽 : 같은 방향으로 가쪽굽힘
　⑥ 흉쇄목빗근
　　- 머리와 목 폄, 수축 방향으로 가쪽굽힘, 반대 방향으로 머리돌림

(2) 뒤쪽목근육 (후경추부 근육)
  ① 뒤통수밑근
    a. 양쪽 : 고리뒤통수관절에서 머리 폄
    b. 한쪽 : 가쪽굽힘, 돌림
  ② 가로돌기가시근
  ③ 척주세움근
    a. 양쪽 : 고리뒤통수관절과 목에서 폄
    b. 한쪽 : 가쪽굽힘

2 몸통의 근육

(1) 앞면
  ① 배곧은근 : 몸통 굽힘
  ② 배바깥빗근, 배속빗근 : 몸통 돌림(오른쪽 돌림 시 오른쪽 배속빗근, 왼쪽 배바깥빗근 작용)
  ③ 배가로근
(2) 뒷면
  ① 척주세움근 [엉덩갈비근, 가장긴근, 가시근] : 몸통 폄
  ② 짧은등쪽근군 [반가시근, 뭇갈래근, 돌림근, 가시사이근, 가로돌기사이근]
(3) 측면
  ① 허리네모근 : 골반 올림
  ② 엉덩허리근

3 운동학

1 척추

(1) 앞면의 기능
  - 체중지지 (압축력에 대한 저항), 충격 흡수, 운동성
(2) 뒷면의 기능
  - 척수 보호, 운동 유도 및 제한, 몸통과 팔다리 근육의 지레팔 길이 증가
(3) 굽힘, 폄, 가쪽굽힘, 돌림, 앞・뒤 전단, 가쪽전단, 관절분리, 압축

2 목뼈

(1) 기능
- 자세 유지, 운동의 기능 보유, 머리부 지지, 척추 중 운동 범위가 가장 크다.

(2) 전체적으로 굽힘, 폄, 돌림 운동량이 많은 곳
- C5~C6

3 등뼈(흉추)

(1) 기능
- 머리와 몸통을 지지하고 운동 허용, 심장과 허파와 혈관 보호, 호흡에 관여, 근육 부착점

(2) 복장뼈
- 앞쪽굽힘, 뒤쪽굽힘, 가쪽굽힘, 돌림운동

(3) 갈비뼈
- 올림, 내림

(4) 호흡운동
① 들숨운동 : 가슴우리 상승, 가로막 하강 / 가로막, 바깥갈비사이근, 목빗근, 목갈비근
② 날숨운동 : 가슴우리 하강, 가로막 상승 / 속갈비사이근, 배근

4 허리뼈

(1) 기능
- 체중지지, 충격 흡수, 운동성, 척수 보호

(2) 굽힘, 폄, 돌림

(3) 운동량이 가장 많은 곳
- L5~S1

5 척추의 편심성 조절

(1) 중력선이 앞으로 이동
- 폄근에 의해 조절

(2) 중력선이 뒤로 이동
- 굽힘근에 의해 조절

(3) 중력선이 옆으로 이동
- 반대쪽 측면 근육에 의해 조절

단원정리문제

01 다음 중 척추의 인대에 대한 설명으로 맞지 않는 것은?

① 뒤세로인대 : 앞쪽굽힘 제한
② 가시끝인대 : 가시돌기 끝에 붙어 있는 가시사이인대의 연속
③ 가시사이인대 : 황색인대의 연속
④ 앞세로인대 : 뒤쪽굽힘 제한
⑤ 황색인대 : C1~엉치뼈까지 척추뼈고리판을 연결

02 목뼈의 돌림이 가장 많이 일어나는 부위는 어디인가?

① 뒤통수 ~ C1　　② C1 ~ C2
③ C3 ~ C4　　　　④ C5 ~ C6
⑤ C6 ~ C7

03 목빗근의 작용으로 맞는 것은?

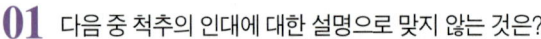

| 가. 목 굽힘 | 나. 같은쪽 가쪽굽힘 |
| 다. 같은쪽 머리돌림 | 라. 반대쪽 머리돌림 |

① 가, 나, 다　② 가, 다　③ 나, 라
④ 라　　　　⑤ 가, 나, 다, 라

▶ 척추의 인대
- 앞세로인대 : 넓고 강함, 섬유테와 척추체몸통에 붙어 있음. 뒤쪽굽힘 제한
- 뒤세로인대 : 좁음, 섬유테와 척추체몸통의 위모서리에 붙어 있음. 앞쪽굽힘 제한
- 황색인대 : 척추후관절주머니 앞쪽에서 C2~엉치뼈까지 척추뼈고리판 연결, 앞쪽굽힘 제한
- 가시사이인대 : 인접한 가시돌기 사이에 붙어 있는 황색인대의 연속
- 가시끝인대 : 가시돌기 끝에 붙어 있는 가시사이인대의 연속. 앞쪽굽힘 제한
- 가로돌기사이인대 : 인접한 가로돌기 연결

▶ 목뼈
- 고리뒤통수관절(환추후두관절 ; Atlanto-Occipital joint) : 융기관절, 머리 끄덕이는 운동
- 고리중쇠관절(환추축추관절 ; Atlanto-Axial joint) : 중쇠관절, 목뼈부분 돌림 운동
- 목뼈관절(경추관절 ; Cervical vertebral articulation) : 수평면에서 수평면과 이마면 사이 45° 각도로 변함.

▶ 목빗근
- 머리와 목 폄, 수축 방향으로 가쪽굽힘, 반대 방향으로 머리돌림

정답 : 1.⑤ 2.② 3.③

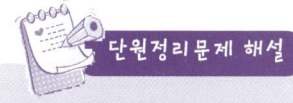

단원정리문제 해설

04 목뼈의 앞쪽 근육이 아닌 것은?

① 가쪽머리곧은근
② 목긴근
③ 목빗근
④ 가로돌기가시근
⑤ 목갈비근

▶ 앞쪽목 근육
- 앞머리곧은근, 가쪽머리곧은근, 머리긴근, 목긴근, 목갈비근, 목빗근

05 다음 중 근육의 작용으로 맞는 것은?

① 척추세움근 : 몸통 굽힘
② 배곧은근 : 몸통 돌림
③ 배바깥근 : 몸통 폄
④ 뭇갈래근 : 몸통 굽힘
⑤ 허리네모근 : 골반 올림

▶ 몸통 근육
1) 앞면
 - 배곧은근 : 몸통 굽힘
 - 배바깥빗근, 배속빗근 : 몸통 돌림 (오른쪽 돌림 시 오른쪽 배속빗근, 왼쪽 배바깥빗근 작용)
 - 배가로근(복횡근)
2) 뒷면
 - 척주세움근(엉덩갈비근, 가장긴근, 가시근) : 몸통 폄
 - 짧은등쪽근군(반가시근, 뭇갈래근, 돌림근, 가시사이근, 가로돌기사이근)
3) 측면
 - 허리네모근 : 골반 올림
 - 엉덩허리근

06 목뼈에서 운동량이 가장 많은 부분은?

① 뒤통수 ~ C1
② C1 ~ C2
③ C3 ~ C4
④ C5 ~ C6
⑤ C6 ~ C7

▶ 목뼈
- 기능 : 자세 유지, 운동의 기능 보유, 머리부지지, 척추 중 운동 범위가 가장 크다.
- 전체적으로 굽힘, 폄, 돌림운동량이 많은 곳 : C5~C6

07 허리뼈에서 운동량이 가장 많은 부위로 맞는 것은?

① L1 ~ L2
② L2 ~ L3
③ L3 ~ L4
④ L4 ~ L5
⑤ L5 ~ S1

▶ 허리뼈
- 기능 : 체중지지, 충격 흡수, 운동성, 척수 보호
- 굽힘, 폄, 돌림
- 운동량이 가장 많은 곳 : L5~S1

정답 : 4.④ 5.⑤ 6.④ 7.⑤

Chapter 10 머리와 목, 몸통 | 131

08 척추 뒷면의 기능으로 맞는 것은?

```
가. 충격 흡수
나. 척수 보호
다. 체중지지
라. 팔다리 근육 지레팔 길이 증가
```

① 가, 나, 다   ② 가, 다   ③ 나, 라
④ 라   ⑤ 가, 나, 다, 라

▶ 척추의 기능
- 앞면 : 체중지지(압축력에 대한 저항), 충격 흡수, 운동성
- 뒷면 : 척수 보호, 운동 유도 및 제한, 몸통과 팔다리 근육의 지레팔 길이 증가

09 들숨호흡에 관여하는 근육으로 맞는 것은?

```
가. 가로막           나. 배근
다. 바깥갈비사이근    라. 속갈비사이근
```

① 가, 나, 다   ② 가, 다   ③ 나, 라
④ 라   ⑤ 가, 나, 다, 라

▶ 호흡운동
- 들숨운동 : 가슴우리 상승, 가로막 내림 / 가로막, 바깥갈비사이근, 목빗근, 목갈비근
- 날숨운동 : 가슴우리 내림, 가로막 상승 / 속갈비사이근, 배근

10 무릎을 편 상태에서 앞으로 구부릴 때 작용하는 근육과 수축 형태로 맞는 것은?

① 허리네모근 – 동심성 수축
② 척추세움근 – 편심성 수축
③ 엉덩관절 굽힘근 – 편심성 수축
④ 척추세움근 – 동심성 수축
⑤ 배곧은근 – 편심성 수축

▶ 척추의 편심성 조절
- 중력선이 앞으로 이동 : 폄근에 의해 조절
- 중력선이 뒤로 이동 : 굽힘근에 의해 조절
- 중력선이 옆으로 이동 : 반대쪽 측면 근육에 의해 조절

정답 : 8_③ 9_② 10_②

Chapter 11

보행

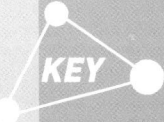

- 이번 chapter에서는 보행에 대해서 다룹니다. 보행은 걷는 모양 혹은 걷는 방법으로 정의되는데, 정상보행의 특징은 안전한 넓은 폭과 자연스러운 보행 속도입니다.
- 보행주기 동안 발이 지면에 닿아 있는 시기를 디딤기, 공중에 들려있는 시기를 흔듦기라고 합니다. 한 다리의 보행주기는 뒤꿈치가 지면에 닿는 시기부터 같은 발이 다시 지면에 닿는 시기까지를 말합니다.
- 보행의 운동학은 머리의 정점, 엉덩뼈능선(장골능), 관절중심, 뼈의 세로축을 표시점으로 하여 움직임을 기록함으로써 알 수 있습니다. 보행을 할 때 시상면에서 보면 머리와 골반의 수직 이동이 일어나고, 이마면에서는 머리와 골반의 가쪽기울임, 가로면에서는 어깨와 골반의 돌림운동이 일어납니다.
- 보행에서의 근육 활동은 근전도(EMG)를 사용하여 보행주기 중 근육이 언제 수축하고 이완하는지 알 수 있습니다. 한 가지를 예로 들면 발목의 발등굽힘근은 뒤꿈치 닿기 직후 편심성 수축을 하고, 흔듦기 때 foot drop 방지하는 작용을 합니다. 이와 같이 보행 시 근육의 작용 시기와 기능에 대해서 잘 숙지해 놓길 바랍니다.

꼭! 알아두기

1. 보행주기
2. 보행의 시상면, 이마면, 가로면에서의 운동
3. 보행 시 근육의 작용

CHAPTER 11 보행

1 보행주기

1 디딤기 (입각기 ; Stance phase)
- 한쪽 다리의 발뒤꿈치가 지면에 닿기 시작한 순간부터 발가락이 떨어질 때까지 시기 (60%)
  (1) 발뒤꿈치 닿기 (heel strike)
  (2) 발바닥 닿기 (foot flat)
  (3) 중간디딤기 (중간 입각기 ; mid stance)
  (4) 발뒤꿈치 떼기 (heel-off)
  (5) 발가락 떼기 (toe-off)

2 흔듦기 (유각기 ; Swing phase)
- 한쪽 다리의 발가락이 떨어진 순간부터 발뒤꿈치가 지면에 닿기 전까지 시기 (40%)
  (1) 초기흔듦기 (early swing)
  (2) 중간흔듦기 (mid swing)
  (3) 말기흔듦기 (terminal swing)

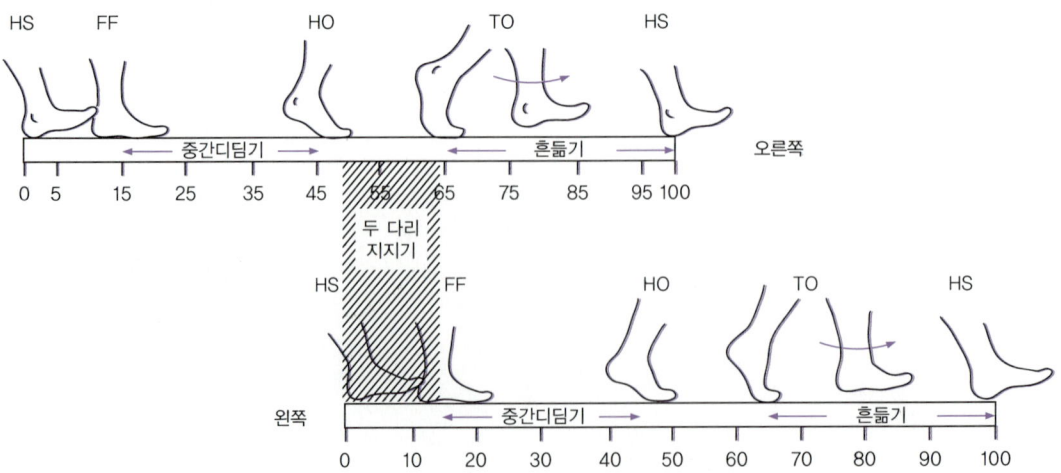

2 보행의 운동학

1 시상면
- 머리 및 골반의 수직 이동 : 5cm
  (1) 엉덩관절
   - 1번의 굽힘과 폄
  (2) 무릎관절
   - 2번의 굽힘과 폄

2 이마면 (전두면)
- 한쪽 다리 디딤기 시 머리와 몸통의 가쪽 이동 및 골반의 가쪽기울임 : 5°

3 가로면 (수평면)
- 어깨 및 골반의 돌림 운동 : 4°

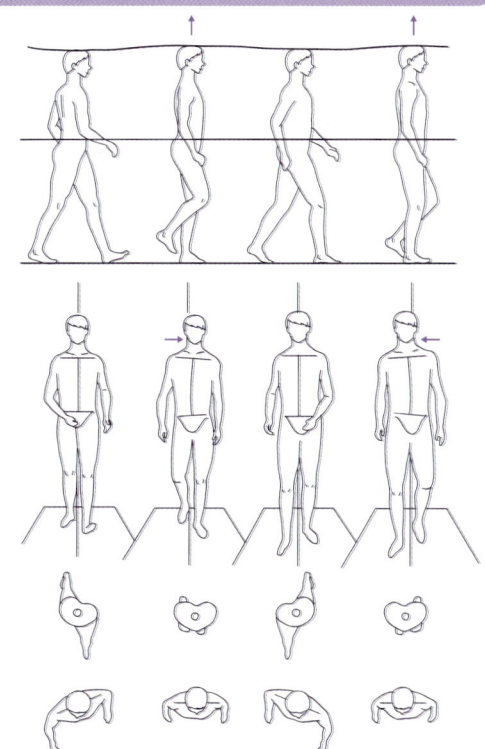

3 보행 시 근육작용

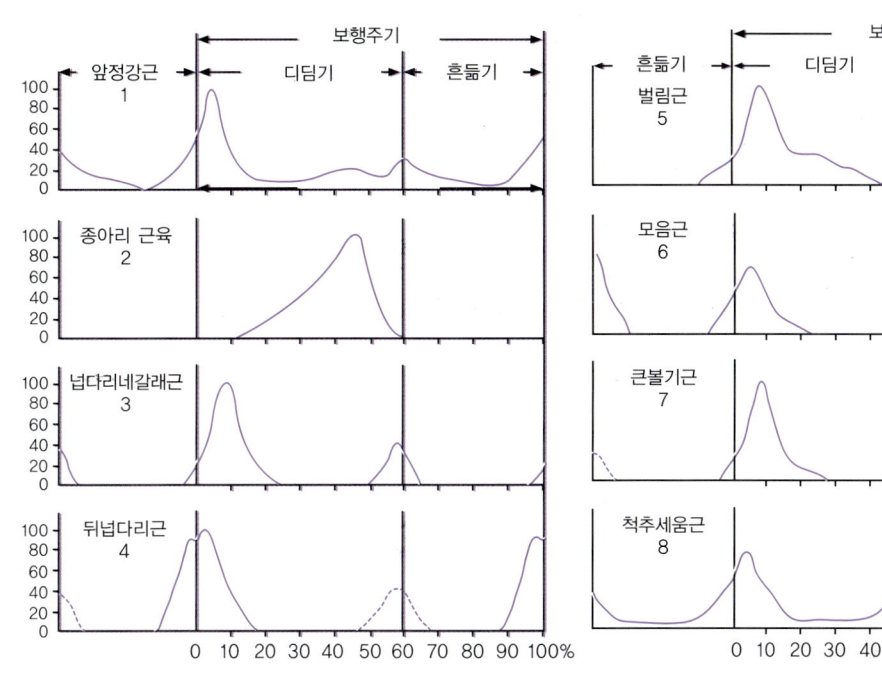

Chapter 11 보행 | 135

(1) 발목의 발등굽힘근
 - 앞정강근, 긴엄지폄근, 긴발가락폄근 : 뒤꿈치 닿기 직후 편심성 수축, 흔듦기 때 foot drop 방지
(2) 종아리 근육군
 ① 장딴지근, 가자미근 : 발바닥 닿기 시 편심성 수축
 ② 뒤정강근 : 뒤꿈치 들기 직후 최대 활동
 ③ 긴발가락굽힘근, 긴엄지굽힘근 : 발바닥 닿기 후, 발가락 들기 직전 최대 활동
(3) 종아리근
 - 뒤꿈치 들기 후 발가락에 체중 지지 시 최대 활동, 발목의 안가쪽 안정성
(4) 넙다리네갈래근
 ① 안가쪽 및 중간넓은근 : 뒤꿈치 닿기 직전~디딤기 초기 15%
 ② 넙다리곧은근 : 발가락 들기
(5) 뒤넙다리근
 ① 반힘줄근, 반막모양근, 넙다리두갈래근 장두 : 흔듦기 후기 시작, 뒤꿈치 닿기 시 최대 활동
 ② 엉덩관절 굽힘과 흔듦기 다리 빠르게 감속
 ③ 넙다리두갈래근 짧은 갈래, 두덩정강근(박근), 넙다리빗근 : 흔듦기 초기 무릎관절 굽힘에 기여
(6) 엉덩관절 벌림근
 - 중간·작은볼기근, 넙다리근막긴장근, 큰볼기근 상부 : 한쪽 다리 지지 시 이마면에서 골반 안정
(7) 엉덩관절 모음근
 - 두덩근, 두덩정강근, 큰모음근, 긴모음근 : 디딤기 초기와 말기에 2번 활동
(8) 큰볼기근 및 폄근
 ① 흔듦기 말기~체중이 발로 이동 시 활동
 ② 엉덩관절 굽힘 방지 → 몸통의 앞쪽 운동 감속
 ③ 큰볼기근 마비 시 디딤기 초기에 몸통을 뒤로 젖혀 엉덩관절 15~20° 폄 유지
(9) 엉덩관절 굽힘근
 - 엉덩허리근, 넙다리근막긴장근, 넙다리빗근, 넙다리곧은근, 긴모음근 : 흔듦기 초기
(10) 몸통근육
 - 가로돌기 가시근, 척추세움근, 허리네모근 : 뒤꿈치 닿기

단원정리문제

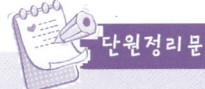

01 다음 중 보행주기에 대한 설명으로 맞는 것은?

> 가. 디딤기와 흔듦기로 나뉜다.
> 나. 디딤기가 40%, 흔듦기가 60%이다.
> 다. 발가락 떼기는 디딤기이다.
> 라. 발바닥이 지면에 닿은 것은 흔듦기이다.

① 가, 나, 다   ② 가, 다   ③ 나, 라
④ 라   ⑤ 가, 나, 다, 라

▶ 보행주기
 1) 디딤기(Stance phase)
  - 한쪽 다리의 발뒤꿈치가 지면에 닿기 시작한 순간부터 발가락이 떨어질 때까지 시기 (60%)
  - 발뒤꿈치 닿기(heel strike), 발바닥 닿기(foot flat), 중간디딤기(mid stance), 발뒤꿈치 떼기(heel-off), 발가락 떼기(toe-off)
 2) 흔듦기(Swing phase)
  - 한쪽 다리의 발가락이 떨어진 순간부터 발뒤꿈치가 지면에 닿기 전까지 시기 (40%)
  - 초기 흔듦기(early swing), 중간흔듦기(mid swing), 말기 흔듦기(terminal swing)

02 보행의 운동학에 대한 설명으로 맞는 것은?

> 가. 골반의 가쪽기울임은 4°이다.
> 나. 시상면에서 수직 이동은 5cm이다.
> 다. 골반의 돌림각도는 5°이다.
> 라. 2번의 무릎관절 굽힘과 폄이 있다.

① 가, 나, 다   ② 가, 다   ③ 나, 라
④ 라   ⑤ 가, 나, 다, 라

▶ 보행의 운동학
 1) 시상면
  - 머리 및 골반의 수직 이동 : 5cm
  - 엉덩관절 : 1번의 굽힘과 폄
  - 무릎관절 : 2번의 굽힘과 폄
 2) 이마면
  - 한쪽 다리디딤기 시 머리와 몸통의 가쪽 이동 및 골반의 가쪽기울임 : 5°
 3) 가로면
  - 어깨 및 골반의 돌림운동 : 4°

정답 : 1_② 2_③

03 보행주기 중 엉덩관절의 굽힘과 폄은 몇 번 일어나는가?

① 1번　　　② 2번　　　③ 3번
④ 4번　　　⑤ 5번

▶ 시상면에서 머리 및 골반의 수직 이동 : 5cm
- 엉덩관절 : 1번의 굽힘과 폄
- 무릎관절 : 2번의 굽힘과 폄

04 앞정강근이 편심성 수축을 하는 시기는?

① 두다리 지지기　　　② 중간디딤기
③ 발가락 떼기　　　　④ 흔듦기
⑤ 발뒤꿈치 닿기

▶ 발목의 발등굽힘근
- 앞정강근(전경골근), 긴엄지폄근, 긴발가락폄근 : 뒤꿈치 닿기 직후 편심성 수축, 흔듦기 때 foot drop 방지

05 흔듦기 때 foot drop을 방지하기 위해 작용하는 근육으로 맞는 것은?

| 가. 긴발가락폄근 | 나. 긴엄지폄근 |
| 다. 앞정강근 | 라. 뒤정강근 |

① 가, 나, 다　　② 가, 다　　③ 나, 라
④ 라　　　　　⑤ 가, 나, 다, 라

▶ 4번 해설 참조

정답 : 3_① 4_⑤ 5_①

06 발목의 안·가쪽 안정성을 유지하기 위해 작용하는 근육은 무엇인가?

① 앞정강근　　② 가자미근
③ 장딴지근　　④ 긴종아리근
⑤ 뒤정강근

07 흔듦기 시 다리의 감속작용을 하는 근육은?

① 넙다리네갈래근　　② 뒤넙다리근
③ 엉덩허리근　　　　④ 하퇴삼두근
⑤ 중간볼기근

08 디딤기 초기에 몸통을 뒤로 젖혀서 걷는다면 어떤 근육의 마비 때문인가?

① 중간볼기근　　② 넙다리네갈래근
③ 큰볼기근　　　④ 궁둥구멍근
⑤ 넙다리빗근

단원정리 문제 해설

▶ 종아리근
- 뒤꿈치 들기 후 발가락에 체중지지 시 최대 활동, 발목의 안가쪽 안정성

▶ 뒤넙다리근
- 반힘줄근(반건양근), 반막모양근(반막양근), 넙다리두갈래근 장두 : 흔듦기(유각기) 후기 시작, 뒤꿈치 닿기 시 최대 활동
- 엉덩관절 굽힘과 흔듦기 다리 빠르게 감속
- 넙다리두갈래근 단두, 두덩정강근(박근), 넙다리빗근(봉공근) : 흔듦기 초기 무릎관절 굽힘에 기여

▶ 큰볼기근(대둔근) 및 폄근
- 흔듦기 말기~체중이 발로 이동 시 활동
- 엉덩관절 굽힘 방지 → 몸통의 앞쪽 운동 감속
- 큰볼기근 마비 시 디딤기 초기에 몸통을 뒤로 젖혀 엉덩관절 15~20° 폄 유지

정답 : 6_④　7_②　8_③

09 넙다리네갈래근의 작용 시기로 맞는 것은?

가. 발가락 들기	나. 디딤기 초기
다. 발뒤꿈치 닿기	라. 흔듦기 중기

① 가, 나, 다   ② 가, 다   ③ 나, 라
④ 라   ⑤ 가, 나, 다, 라

▶ 넙다리네갈래근
- 안가쪽 및 중간넓은근 : 뒤꿈치 닿기 직전
- 디딤기 초기 15%
- 넙다리네갈래근 : 발가락 들기

10 보행 시 근육의 작용으로 맞지 않는 것은?

① 종아리세갈래근 : 발바닥 닿기
② 뒤넙다리근 : 흔듦기 후기
③ 종아리근 : 뒤꿈치 들기
④ 앞정강근 : 입각기 초기
⑤ 엉덩관절 굽힘근 : 흔듦기 후기

▶ 엉덩관절 굽힘근
- 엉덩허리근, 넙다리근막긴장근(대퇴근막장근), 넙다리빗근(봉공근), 넙다리곧은근(대퇴직근), 긴모음근(장모음근) : 흔듦기 초기

정답 : 9_① 10_⑤

참고문헌

신경해부 생리학, 청구문화사, 노민희, 용준환, 김계엽, 김동환
근골격계 생체역학, 영문출판사, 권미지
새용어 사람해부학, 현문사, 한국해부생리학교수협의회
신경과학, 정담미디어, Laurie Lundy-Ekman
임상신경해부학, 현문사, 이한기, 김명훈, 김본원, 김진상, 김철용
기능해부학, 현문사, 신홍철, 정학영 외
인체해부학, 청담미디어, 노민희, 이정수 외
인체생물학, 아카데미서적, 강성구, 강신성 외
해부학, 고려의학, 대한해부학회
생리학, 라이프사이언스, STUART IRA FOX
해부생리학, 영문출판사, Valerie C. Scanlon
질환별 물리치료, 영문출판사, 오셜리반 & 슈미츠
타이디 질환별 물리치료, 군자출판사, Stuart B. Porter
근골격계 질환별 물리치료, 현문사, 박지환
전기치료학, 하늘뜨락, 김순희, 김명훈, 민경옥, 박흥기, 박영한, 오경환
물리치료학 개론, 테라북스, 이인학, 고태성 외 3명
광선치료학, 대학서림, 박찬의, 박래준 외
냉,온을 이용한 물리치료학, 영문출판사, 박래준
수치료의 이론과 실제, 현문사, 박종철
보조기 의지학, 대학서림, 정진우
의지 보조기학, 탑메디오피아, 김장환
운동치료 총론, 영문출판사, 키스너 콜비
물리치료사를 위한 신경재활, 영문출판사, DarcyUmphred, Connie Carlson
고유수용성신경근촉진법, 대학서림, 구봉오, 권미지, 김경태, 김경환, 김명섭
신경물리치료학, 대학서림, 구봉오, 김수민, 권미지, 김상수
휴먼 퍼포먼스와 운동생리학, 대경북스, 정일규, 윤진환
근육검진, 영문출판사, 강세윤
물리치료 진단학, 영문출판사, 이현옥 외
정형도수치료 진단학, 현문사, DAVID J. MAGEE
임상 운동학, 영문출판사, 이현옥 외
근골격계의 기능해부 및 운동학, 정담미디어, 뉴만
재활의학, 한미의학, 박창일, 문재호
공중보건학, 고문사(KMS), 구성회 외 18명
의료기사법, 국가 법령 정보 센터, 법제처
의료법, 국가 법령 정보 센터, 법제처
지역보건법, 국가 법령 정보 센터, 법제처
감염병의 예방 및 관리에 관한 법률, 국가 법령 정보 센터, 법제처

Index

- 측정 및 평가 -

갈란트반응 … 73
공동 운동장애 … 64
교호 운동장애 … 64
궁둥구멍근검사 … 102
깔때기 가슴 … 91
넙다리네갈래근 보행 … 127
놀람반사 … 73
뇌줄기 수준 … 74
다리 ROM … 22
다호흡 … 92
동적 균형 … 65
뒤넙다리근 구축검사 … 101
목 ROM … 22
발달의 법칙 … 72
발목관절 … 121
빈호흡 … 92
손목굴증후군검사 … 101
신생아기 자동반사 … 73
심부 감각 … 62
엉덩관절 폄근 보행 … 127
운동소모증 … 64
움츠림반사 … 73
원통형 가슴 … 91
유각기 … 126
입각기 … 126
자동보행반응 … 73
자동운동 반응 … 76
정적 균형 … 65
조절된 운동성 … 72
중간뇌 수준 … 75
지각 … 62
첨족 보행 … 128
체위별 MMT … 33
총폐활량 … 90
통합 감각 … 63
특수 감각 … 62
파킨슨 보행 … 127
팔 ROM … 21
표재성 감각 … 62
휘돌림 보행 … 127
Allen검사 … 100

Anterior Drawer검사 … 103, 104
Apley Scratch검사 … 98
Apley검사 … 103
Apprechension검사 … 99
Assessment … 15
Beervor징후 … 105
Biot 호흡 … 92
Bounce Home검사 … 103
Brunnel-Littler검사 … 100
Cheyne-Stokes 호흡 … 92
Compression검사 … 105
Distraction검사 … 105
Eye … 44
FIM … 134
Finkelstein검사 … 100
Forehead and Nose … 44
Golfer's Elbow검사 … 100
Hoover검사 … 106
Jebson-Taylor Hand Function test … 135
Kenny Self-care Evaluation … 134
Klein-Bell ADL Scale … 134
Kussmaul 호흡 … 92
Mastication … 45
MBI … 134
McMurray검사 … 102
Milgram검사 … 106
Mouth … 45
Naphziger검사 … 106
Ober검사 … 101
Objective … 15
Patella Apprehension검사 … 104
Patrik검사 … 102
SOAP 노트 … 15
Subjective … 15
Tennis Elbow검사 … 99
Thomas검사 … 101
Tinel검사 … 99
Tompson검사 … 104
Trendelenburg검사 … 102
Valgus Stress검사 … 99, 103
Yergason검사 … 98

Index

- 임상운동학 -

가속도의 법칙 … 26
가지돌기 … 34
곁인대 … 102
골지힘줄기관 … 34
관성의 법칙 … 26
관절면 운동 … 16
관절운동 … 16
궁둥 넙다리인대 … 89
근육둘레띠 … 50
근육방추 … 34
꼬리뼈 관절 … 89
넙다리의 기울임각 … 91
넙다리의 비틀림각 … 92
넙다리의 축 … 91
노쪽손목관절 … 74
뉴턴의 운동 법칙 … 26
닫힌사슬운동 … 15
대항근 … 36
돌림근 … 104
두덩결합 … 88
뒤척추관절 … 126
등뼈 … 127
등세모근 … 49
등장성 수축 … 36
등척성 수축 … 36
말초신경 구조 … 34
말초신경 손상 … 79
먼쪽 노자관절 … 62
목뼈 … 126
몸쪽 노자관절 … 62
무릎관절 굽힘근 … 103
무릎관절 폄근 … 103
무릎관절의 마지막 돌림 … 105
무릎넙다리관절 … 102
문합형 근육 … 37
바닥면 … 26
반달판막 … 102
발의 하중 분포 … 117
발활 … 116
복장빗장관절 … 48

봉우리 밑 관절 … 49
봉우리빗장관절 … 48
분출형 근육 … 37
손가락 바닥쪽면 집기 … 78
손가락사이관절 … 75
손목허리관절 … 75
손허리손가락관절 … 75
시상면 … 14
십자인대 … 103
앞정강근 … 116
앞척추관절 … 126
어깨가슴관절 … 48
어깨세모근 … 49
어깨위팔리듬 … 51
엉덩 넙다리인대 … 89
엉덩관절 … 89
엉덩관절의 축 … 91
엉치엉덩관절 … 88
연접부 … 34
열린사슬운동 … 15
오목위팔관절 … 48
위팔노근 … 63
위팔두갈래근 … 50, 63
이마면 … 14
작용과 반작용의 원칙 … 26
작용근 … 36
정강넙다리관절 … 102
종아리세갈래근 … 115
주먹쥐기식 잡기 … 78
지레 … 27
척추 … 128
축삭 … 34
충돌증후군 … 49
큰가슴근 … 65
팔꿉관절 … 62
팔꿉관절의 닫힌사슬운동 … 65
하반신 마비 … 92
허리뼈 … 127
협동근 … 36

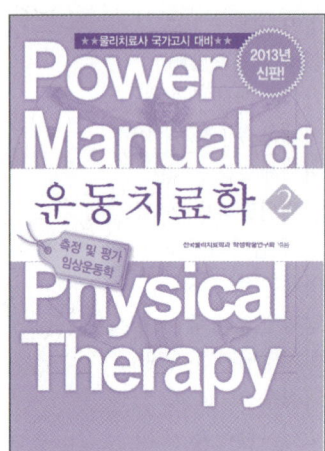

이 책은
yedangbook.co.kr 로도
구매할 수 있습니다.

편 저	전국물리치료학과 학생학술연구회 엮음
발행일	2013년 2월
펴낸이	최경락
펴낸곳	예당북스
신고번호	제 25100-2000-8호
주 소	서울시 강동구 동남로 67길 43, 2층(명일동) Tel : 02)489-2413, 3427-2410 / Fax : 02)2275-0585
ISBN	978-89-6814-008-2 978-89-6814-001-3 (세트)

• 잘못된 책은 본사와 서점에서 바꾸어 드립니다.
• 본사의 허락없이 임의로 내용의 일부를 인용하거나 전재, 복사는 행위를 금합니다.
• 책값은 뒤 표지에 있습니다.